INTRODUCTION AUX SCIENCES HUMAINES ET SOCIÉTALES

Collection ***Cognition et Formation***

Créée par Georges LERBET et Jean-Claude SALLABERRY

dirigée par Jean-Claude SALLABERRY et Jean VANNEREAU

Les situations de formation sont complexes. Elles s'appuient sur des processus cognitifs eux aussi complexes. Appréhender ces situations et ces processus signifie que les sujets (chercheurs, formateurs, "apprenants"...), leurs milieux et leurs relations sont considérés comme des systèmes autonomes en interactions. Cela conduit à mettre l'accent sur une nouvelle pragmatique éducative, développée au fil des volumes de la collection.

Déjà parus[1]

1998 – Vygotsky Lev
Théorie des émotions
1999 – Le Moigne Jean-Louis & Morin Edgar
L'intelligence de la complexité
2003 – Ardoino, Boumard, Sallaberry (coord.)
Actualité de la théorie de l'institution – Hommage à René Lourau
2004 - Sallaberry Jean-Claude
Dynamique des représentations et construction des concepts scientifiques
2005 – Claverie Bernard
Cognitique
2007 – Pages Max
Implication dans les sciences humaines – Une clinique de la complexité
2009 – Claverie, Sallaberry, Trinquecoste (coord.)
Management et Cognition — Pilotage des organisations : questions de représentations
2010 – Claverie Bernard
L'Homme augmenté
2010 – Sallaberry, Vannereau (coord.)
L'émergence des formes d'organisation dans les groupes de formation
2011 – Clermont Philippe
Darwinisme et littérature de science-fiction
2013 – Anciaux, Forissier, Prudent (coord.)
Contextualisations didactiques — Approches théoriques
2015 – De Peretti André
La légende du réel et de la vie
2016 – Gilier Jean-Philippe
L'œuvre au travail

---

[1] Voir en fin d'ouvrage la collection complète

Jean-Claude SALLABERRY
et Bernard CLAVERIE

INTRODUCTION AUX SCIENCES HUMAINES ET SOCIÉTALES

L'Harmattan

5-7, rue de l'Ecole-Polytechnique, 75005 Paris

www.editions-harmattan.fr

ISBN : 978-2-343-14357-6
EAN : 9782343143576

À Francisco,
trop vite disparu.

Introduction

L'idée de départ est que les sciences humaines et sociétales ne peuvent pas ne pas tenir compte de l'évolution de la science au XXe siècle. Quatre grands "événements" sont choisis en tant qu'exemples marquants de cette exigence :

- le mouvement structuraliste (vu son importance de ce côté-ci de l'Atlantique), qui débouche sur la théorie des systèmes
- l'apparition de la physique quantique, qui bouleverse bien des conceptions admises de la physique
- la naissance et le développement des sciences cognitives (et des neurosciences), suite auxquels le substrat de la pensée et de la cognition cesse d'être une "boite noire"
- la complexité.

On pourrait bien sûr élargir ce panorama, mais on peut renvoyer aux travaux qui ont traité (et bien traité) d'autres aspects à ne pas méconnaître (Hofstadter pour les travaux de Gödel, Dupuy pour un apport fondamental allant de la théorie des systèmes et de la théorie des jeux aux apports de la philosophie, en passant par les théories économiques, la sociologie, la pensée de Girard...). Cet ouvrage se situe ainsi "à côté" et en complément de *Gödel, Escher, Bach* (1985) et d'*Introduction aux sciences sociales* (1992).

Un autre "fil rouge" de l'ouvrage est la notion d'invariant. L'hypothèse de Vergnaud (qui reprend le souci piagétien de l'invariant[2]) est que tout concept scientifique est lié à un (ou plusieurs) invariant(s). Elle est d'une pertinence remarquable pour les concepts des sciences physiques. Lorsqu'on observe les critères qui caractérisent la structure (totalité, transformations, autoréglage — Piaget, 1968), on constate que l'invariant se situe dans le fonctionnement (voir le critère d'autoréglage). Il en est de même pour le système. À la réflexion, ces trois critères conviennent trop bien à la cellule (ou de façon plus générale au vivant) pour que Piaget (biologiste de première formation) n'ait pas eu cet exemple en tête. *A posteriori*, on pourrait dès lors s'étonner que l'idée de structure ait émergé dans le domaine de la culture (Propp et les contes russes, Saussure et la langue) et non dans celui de la biologie. Mais ces deux intuitions fondatrices annonçaient le développement

---

[2] Par exemple sous la forme de « principes de conservation » (Piaget, 1970, p.106)

extraordinaire de la biologie d'une part, celui des sciences humaines et sociétales de l'autre[3].
Au fil de l'ouvrage, cette question de l'invariant est reprise, à chaque fois qu'elle paraît pouvoir susciter un commentaire.

Le chapitre premier se charge de la présentation des quatre "événements".
En repérant ensuite les "exigences" pour la modélisation qui découlent de ce souci de prise en compte, on va trouver dans le chapitre II :

- La prise en compte du niveau logique individuel et du niveau logique collectif (de la même façon que centrer son attention sur un couteau particulier — avec ses caractéristiques, sa couleur, son poids... — et penser à l'ensemble des couteaux ne se situe pas au même niveau de pensée, travailler au niveau de l'individu ou au niveau de l'ensemble d'individus que constitue une société ne fait pas forcément appel, *a priori,* aux mêmes outils).
- L'attention à tout ce qui peut articuler ces deux niveaux (tout ce qui s'énonce pour tous — comme une règle, mais se décline aussi pour chaque sujet humain dès lors qu'il est en situation d'appliquer la règle).

---

[3] C'est un peu comme le principe de relativité des référentiels (Galilée), outil majeur pour la science et pour la pensée en général, qui émerge dans le contexte de la découverte de nouveaux continents et dans l'ouverture d'esprit subséquente au passage d'un monde monocentré à un monde polycentré — ce qui caractérise le baroque (référence à André de Peretti), *cf. L'Année de la recherche en sciences de l'éducation,* n° 2017, éditorial, p. 7 note 6 : « Comment ne pas rappeler ce riche échange avec André, à propos du baroque justement, et de ce qui peut le caractériser. André proposait de le définir comme la prise de conscience de la multipolarité : depuis les "grandes découvertes", la planète n'avait plus un seul centre (que ce fût l'*omphalos* des grecs à Delphes, ou plus tard Rome) mais plusieurs. Avec l'advenue de vastes territoires jusque-là inconnus, l'occident ne pouvait pas ne pas percevoir qu'il ne pourrait plus garder bien longtemps l'épicentre de ses références uniquement en Europe. L'un de nous formula alors la remarque que grâce à Galilée le principe de relativité des référentiels venait d'être posé (dans des termes différents de ceux d'aujourd'hui) :
- version rigoureuse — un référentiel fixe dans l'univers étant choisi (par exemple le centre du Soleil comme origine et trois directions 'Soleil-autre étoile' comme axes), tout référentiel en translation par rapport à ce référentiel fixe est qualifié de galiléen ; les équations d'un même mouvement sont identiques si l'on passe d'un référentiel galiléen à un autre (principe de relativité des référentiels) ; Einstein, trois siècles plus tard environ, généralisa ce principe à toutes les lois de la Physique ;
- version soft (idée de la relativité des référentiels) — si nous choisissons comme référentiel le centre du Soleil, la Terre tourne autour du Soleil. Mais si nous choisissons un référentiel lié au sol terrestre, c'est le Soleil qui tourne autour, comme nous pouvons le vérifier chaque jour en regardant notre étoile.
Nous convinmes alors que le baroque, dans le domaine de l'art et de la culture, constituait le pendant, la "traduction" du principe de relativité des référentiels. »

- La question du sens (qui traverse et articule les deux niveaux, puisque ce qui "fait sens" concerne à la fois tout le monde et tout un chacun).
- La prudence qui consiste à poser que les "objets" étudiés (par les sciences humaines et sociétales[4]) sont complexes.

Ces deux chapitres constituent la première partie de l'ouvrage.
La seconde partie peut dès lors se centrer sur les possibilités et les outils de modélisation.

À partir de l'hypothèse que toute forme (tout ce qui organise) articule les deux niveaux logiques, le chapitre III débute la modélisation de cette articulation à l'aide de l'outillage fourni par la théorie de l'institution.
Le chapitre IV développe les apports de la théorie des systèmes ainsi que ceux de la cognitique. Dans les deux cas, il s'agit d'aller au delà de la présentation effectuée au chapitre I, pour insister sur l'outillage théorique ainsi disponible.
Avec ces appuis (ceux des deux chapitres précédents), le chapitre V peut envisager les outils nécessaires pour modéliser le fonctionnement d'une société.
Le chapitre VI s'attaque à la question de la représentation, en signalant toutes les difficultés rencontrées lorsqu'on tente de porter une telle notion (en tant qu'objet "culturel") au concept, et en ouvrant des pistes pour ce travail — notamment celle d'une théorie du champ, c'est-à-dire d'une approche continue.
C'est en s'appuyant sur cette progression que le chapitre VII peut faire un pas de plus dans la modélisation du fonctionnement humain comme du fonctionnement sociétal, tout en reprenant la question de la complexité.

Cette seconde partie montre que si les exigences repérées au chapitre II sont bien présentes, l'outillage théorique fourni par les ensembles théoriques convoqués permet d'y faire face. L'ensemble de ce parcours permet aussi de rappeler ces outillages, ainsi que d'avancer dans la modélisation des "phénomènes" humains et sociétaux.

---

[4] Sociétales, en tant que qualificatif construit manifestement à partir du substantif 'société', et caractéristique de ce substantif.

Première partie

Chapitre premier

Le contexte scientifique du XXe siècle

Ce chapitre a pour objectif de repérer de grands "événements" scientifiques qui ne peuvent manquer d'intéresser (d'interroger) les sciences humaines et sociétales. Il ne cherche pas à être exhaustif — et pourrait donc être complété [1] *— mais à rappeler brièvement des évolutions, voire des bouleversements, dans la façon dont la pensée scientifique tente de concevoir, de comprendre la réalité.*
Bien que cela ne soit pas facile, nous essaierons de mentionner ici ce qui a marqué l'évolution ou la rupture, pour reporter sur les chapitres ultérieurs les ouvertures en termes de modélisation que ces changements apportent.

I – Structuralisme et science des systèmes (structure et invariant, système et invariant)

La présentation de ce paragraphe a deux origines. La première, c'est la reprise de l'hypothèse de Vergnaud (un concept est lié à un invariant) [2], idée féconde non seulement vis-à-vis des concepts de la physique, mais encore dans le processus de construction d'un concept, ou dans toute tentative de pensée, car il est clair que la pensée a besoin de s'appuyer sur des invariants.
La seconde, c'est un cours sur la théorie des systèmes et la complexité, dans le master sciences cognitives appliquées [3] (Université Victor Segalen Bordeaux II). Dès le départ, le souci était de souligner le lien entre la notion de structure et celle de système (à partir des trois critères de Piaget, plus celui de l'énergie pour les systèmes). Au fil des ans, cette perspective a été reliée à la notion d'invariant.
Ainsi, dans ce paragraphe, nous reprenons cette idée. Nous cherchons, tout en présentant ces grands courants de pensée, à repérer la présence de l'idée

---

[1] Nous aurions pu notamment parler du théorème de Gödel. Mais outre le fait que nous ne sommes pas spécialistes de la question, elle a été remarquablement présentée par Hofstadter (1985).

[2] Vergnaud (1985) propose pour tout concept scientifique la structure (S,I,S) — ou Situations, Invariants, Symbolisation. Un concept scientifique est pertinent sur certaines situations, il est lié à un (ou plusieurs) invariant(s), il est souvent symbolisé par une lettre. Vergnaud prend ses exemples en math ; Sallaberry (2004b) et Fleury (2012) appliquent cette idée aux concepts des sciences physiques.

[3] Plus précisément, il s'agit de l'option 'Éducation et cognition' de ce master, option créée par les deux auteurs, dans le cadre d'une collaboration entre l'Université Bordeaux II et l'IUFM d'Aquitaine, pour former les enseignants ; elle a fonctionné durant 6 années, à partir de la rentrée 2004, pour les enseignants stagiaires qui s'y sont inscrits.

d'invariant (et les formes qu'elle prend) dans les démarches structurales et systémiques.

I – 1 L'apport de Propp, les critères de Piaget

Certains pensent que "tout commence avec Saussure". Rendons à César ce qui est à César... En ce qui concerne la réflexion sur (et la modélisation de) la langue, on trouve chez Locke (énoncés mais non schématisés, p. 324-325) les trois "sommets" de ce que Eco nomme le "triangle sémiotique" [4]— en faisant d'ailleurs remonter son origine à Platon et Aristote. Pour ce qui est du structuralisme, Propp, avec sa morphologie des contes, met en avant la notion de structure à peu près à l'époque où Saussure publie ses travaux.

Dans une réalité qui se présente comme foisonnante, celle des contes et de leurs multiples versions, Propp (1928) cherche à repérer les invariants.

Prenons juste un peu de temps pour signaler que la tâche est rude. Si nous choisissons deux contes (par exemple parmi les six albums des éditions la Farandole, images de I. Bilibine), L'oiseau de feu et Vassilissa la-très-belle, posons la question de ce qui peut être repéré d'invariant entre les deux. Si on résume outrancièrement le premier, il raconte comment Ivan tsarévitch (Ivan fils du tsar) part, à la demande de son père, chercher l'oiseau de feu qui dévore les pommes d'or du verger. Après moult aventures, et avec l'aide du Loup gris, Ivan ramène non seulement l'oiseau de feu, mais aussi un cheval à la crinière d'or et la princesse Hélène-la–Belle, qu'il épousera. Vassilissa la-très-belle devient, à huit ans, orpheline de sa mère, qui lui donne une poupée avant de mourir. Le père se remarie avec une femme plus jeune, qui a déjà deux filles. Toutes trois vont tourmenter notre héroïne et profiter d'un voyage du père pour l'envoyer chez Baba Yaga la sorcière, qui lui donne aussitôt des tâches de plus en plus difficiles. Vassilissa la-très-belle surmontera ces épreuves grâce à sa poupée. Après diverses péripéties qui la débarrassent des trois pestes, elle est recueillie par une vieille femme de la ville, file et tisse une pièce de tissu si belle qu'elle en fera des chemises pour le tsar, qui voudra la rencontrer et l'épousera.

A part la présence de l'agent magique (loup gris ou poupée), il n'y a pas grand chose de commun entre les deux histoires... La variété des contes russes est redoublée, au moment où Propp se met à l'œuvre, par une grande diversité des tentatives de classification, dont aucune ne le satisfait. Il va élaborer sa propre interprétation.

Il n'emploie pas directement la notion d'invariant [5], mais l'indique clairement :

---

[4] Voir plus loin (§I – 2) la présentation de ce triangle sémiotique.

[5] En revanche, Mélétinski, qui commente, dans le même ouvrage, le travail de Propp, l'emploie (p.203).

“1. *Les éléments constants, permanents, du conte sont les fonctions des personnages, quels que soient ces personnages et quelle que soit la manière dont ces fonctions sont remplies. Les fonctions sont les parties constitutives fondamentales du conte.*
2. *Le nombre des fonctions que comprend le conte merveilleux est limité.* » (p.31)

Sa thèse fondamentale tient en deux propositions (ou hypothèses) :
“3. *La succession des fonctions est toujours identique.*
4. *Tous les contes merveilleux appartiennent au même type en ce qui concerne leur structure.*“ (p.32-33)

Pour autant, la notion de structure n’est pas définie aussitôt[6]. En avançant un peu, le conte se présente ainsi :

- une situation initiale (a), suivie par un petit nombre de fonctions repérées par les premières lettres de l’alphabet grec (de β à θ) [7]
- une succession d’autres fonctions (de VIII (ou A) à XXX (ou U)) [8].

---

[6] Mélétinski propose de considérer que ce sont les invariants (découverts par Propp) et leur corrélation dans la composition du conte qui constituent la structure.

[7] 1 un des membres de la famille s’éloigne de la maison — éloignement (β)
2 le héros se fait signifier une interdiction — interdiction (γ)
3 l’interdiction est transgressée — transgression (δ)
4 l’agresseur essaye d’obtenir des renseignements — interrogation (ε)
5 l’agresseur reçoit des informations sur sa victime — information (ζ)
6 l’agresseur tente de tromper sa victime pour s’emparer d’elle ou de ses biens — tromperie (η)
7 la victime se laisse tromper et aide ainsi son ennemi malgré elle — complicité (θ)

[8] VIII L’agresseur nuit à un des membres de la famille — méfait (A)
IX La nouvelle du méfait est divulguée, on s’adresse au héros — médiation, moment de transition (B)
X Le héros accepte ou décide d’agir — début de l’action contraire (C°
XI Le héros quitte sa maison — départ (Î)
XII Le héros est soumis à une épreuve préparatoire à al réception d’un auxiliaire magique — première fonction du donateur (D)
XIII Le héros réagit aux actions du futur donateur — réaction du héros (E)
XIV L’objet magique est mis à la disposition du héros — réception de l’objet magique (F)
XV Le héros est transporté, conduit ou amené près du lieu où se trouve l’objet de sa quête — déplacement dans l’espace entre deux royaumes, voyage avec un guide (G)
XVI Le héros et son agresseur s’affrontent dans un combat — combat (H)
XVII Le héros reçoit une marque — marque (I)
XVIII L’agresseur est vaincu - victoire (J)
XIX Le méfait initial est réparé ou le manque comblé — réparation (K)
XX Le héros revient — retour (I)
XXI Le héros est poursuivi — poursuite (Pr)
XXII Le héros est secouru — secours (Rs)
XXIII Le héros arrive incognito chez lui ou dans une autre contrée — arrivée incognito (O)

En outre, il ne faut pas tenir compte, pour définir les fonctions, de l'identité de celui qui les accomplit. On ne doit pas non plus tenir compte de la manière dont elles sont remplies. Pour étudier la répartition des fonctions entre les personnages (on peut aussi considérer qu'il s'agit de rôles [9]), Propp fait appel à la notion de sphère d'action (celle de l'agresseur (ou du méchant), celle du donateur, celle de l'auxiliaire, celle de la princesse, celle du mandateur, celle du héros, celle du faux héros). Mais l'invariant est à rechercher dans la structure, qui schématise le déroulement global. Ainsi, à partir de la situation initiale, le schéma du conte s'écrit :

H J
ABCIDEFG { I } KIPr-Rs OLQEx TUW°
M N

La structure n'étant pas définie autrement que par cette notion de déroulement global, il est intéressant de regarder si elle vérifie les trois critères proposés par Piaget (1968) pour caractériser la structure :

- critère de totalité ("quelque chose" est "plus" que la simple addition des éléments)
- critère de transformation (le "quelque chose" se transforme)
- critère d'autoréglage (malgré les transformations, un type de fonctionnement se conserve).

Les trois critères n'ayant pas été formulés du temps de Propp, on ne peut pas, bien sûr, lui demander d'en avoir tenu compte. Mais il est possible de chercher si "l'idée" d'un critère est présente.
L'idée de totalité se retrouve tout au long de l'ouvrage et est formulée dans le titre du chapitre 9 : "Le conte comme totalité".
L'idée de transformation réside dans l'observation que les "formes particulières" ne mettent pas en cause la structure (par exemple, il peut y avoir absence d'une fonction, mais l'ordre des fonctions est toujours le même). Le chapitre 8 commence d'ailleurs par une citation de Goethe : « l'étude des formes est l'étude des transformations ».

XXIV Un faux héros fait valoir des prétentions mensongères — prétentions mensongères (L)
XXV On propose au héros une tâche difficile — tâche difficile (M)
XXVI La tâche est accomplie — tâche accomplie (N)
XXVII Le héros est reconnu — reconnaissance (Q)
XVIII Le faux héros ou l'agresseur, le méchant, est démasqué — découverte (Ex)
XXIX Le héros reçoit une nouvelle apparence — transfiguration (T)
XXX Le faux héros ou l'agresseur est puni — punition (U)
XXXI Le héros se marie et monte sur le trône — mariage (W°

[9] Cf.p.206.

Si l'ordre des fonctions est toujours le même, c'est que le fonctionnement se conserve (une fonction appelle en quelque sorte la suivante).
On voit donc qu'en prenant les précautions précédentes on retrouve "l'idée" de chaque critère dans ce que nous propose Propp.

I – 2 L'apport des autres travaux sur la structure

L'apport de Greimas

Greimas reprend les sept personnages de Propp (ou les sept "rôles", comme préfère les nommer Mélétinski)) et les appelle des "actants". Ils définissent des positions corrélatives (des positions qui n'existent jamais l'une sans l'autre). Pas de sujet sans un objet auquel il est relié, pas d'objet sans sujet.
Greimas distingue les états et les transformations. Les premiers relèvent de l'être (ou de l'avoir), les secondes du faire. On passe ainsi d'un état à un autre à l'aide d'une transformation.
Le programme narratif est constitué d'une suite d'états et de transformations qui s'enchaînent sur la base d'une relation sujet-objet et de sa transformation.

Saussure

Même si ce n'est pas dit comme cela, lui aussi travaille la question de l'invariant. « La préoccupation de Saussure est de découvrir le principe d'unité qui domine la multiplicité des aspects où nous apparaît le langage. » (Benveniste, 1974, p. 47). En considérant la langue en tant que système, il fonde ce que l'on nomme la linguistique structurale.
Il semble méconnaître Peirce et ce que Eco nomme le triangle sémiotique (dont les sommets caractérisent le signifiant, le signifié, le référent) [10]. Il faut dire que le principe de l'arbitraire du signe, qu'il pose, l'amène sans doute à laisser tomber le référent.
Le triangle sémiotique conçoit l'entité sémique (tout objet convoyeur de sens) selon une triade "*signifiant-signifié-référent*" [11]— définis ici à partir de la position des sémiologues (*cf.* Cuny, 1982) :

---

[10] Pour plus de détails, voir Sallaberry 1996

[11] Eco (1984) nomme ce schéma le triangle sémiotique (p.66). Il signale que ces idées sont déjà repérables chez Platon et Aristote. On les retrouve aussi chez Locke (1751). On doit à Peirce (1885) d'avoir repris et formalisé cette conception ternaire. Dans sa modélisation, les trois instances sont l'objet (réel, imaginable ou inimaginable), le représentamen (image sonore ou visuelle), l'interprétant (image « mentale » associée) (tr.fr. 1978, p.229).

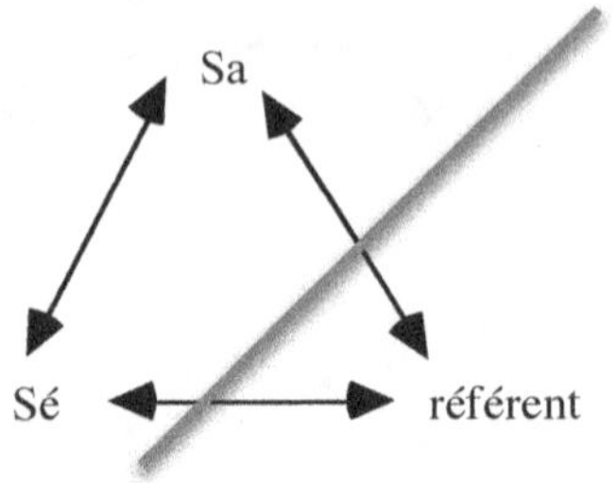

(Principe de l'arbitraire du signe)

- Le signifiant (Sa) constitue *l'aspect de saisie perceptive* (pour "comprendre" qu'il s'agit d'une pomme, par exemple, il faut saisir — au sens informatique — le mot 'pomme', ou une image, une photo...).
- Le signifié (Sé) est *l'aspect production de sens* : à partir du moment où le sujet humain a "perçu" qu'il est question d'une pomme, il va créer du sens. Ce sens dépend de son humeur, de sa culture, de ce qu'il a vu et vécu le matin... On peut voir que si le Sa est un élément du code (de la langue si c'est le code utilisé), le Sé "appartient" en quelque sorte au sujet (qui parle, construit des représentations).
- Le référent est l'objet que désigne le mot.

Le principe de l'arbitraire du signe coupe en quelque sorte ce triangle en deux : il sépare le référent. Et lorsque Saussure "laisse tomber" les objets, il est cohérent avec ce principe [12].

En affirmant que la langue doit être étudiée en tant que système — ce serait une erreur de chercher à éclaircir le lien entre un terme et sons sens, ce serait l'isoler du système dont il fait partie — l'accent est mis sur le critère de totalité (qui n'a pas encore été formulé).

Pour ce qui nous intéresse, à savoir l'idée d'invariant, on peut considérer qu'elle se retrouve à deux niveaux :

- En se désintéressant de l'évolution (diachronique) de la langue, pour se centrer sur son fonctionnement (synchronique), il cherche manifestement à se libérer de cette variation diachronique et à braquer le projecteur sur l'aspect invariant qu'est le fonctionnement du système.
- A "l'intérieur" du fonctionnement du système, l'invariant est à chercher dans le principe de son fonctionnement, à savoir un rapport d'opposition (entre les lettres [13], entre les mots [14]) — ce que Saussure appelle le "principe de différenciation" [15]

[12] Ce qui est étonnant, c'est que Saussure fait passer le principe de l'arbitraire du signe entre le Sa et le Sé. — il faut dire que sans doute, pour lui, c'est comme si les objets étaient déjà écartés, son souci étant d'établir la langue en tant que système. Baudrillard (1972, p.183) signale que Benveniste (1966, p.52) corrige Saussure, en plaçant le principe de l'arbitraire entre le signe et l'objet qu'il désigne.

[13] Ce qui spécifie la lettre 'l', par exemple, c'est de n'être aucune des 25 autres lettres.

Ce qui nous ramène à la caractérisation de Piaget, quand nous repérons que l'idée d'invariant est à chercher dans le troisième critère, celui d'autoréglage.

Lévi-Strauss et l'anthropologie

Il reprend l'approche de la linguistique structurale pour l'appliquer à l'anthropologie. L'idée d'invariant est bien présente ; l'objectif, par delà la variété des événements et formes observés, est bien de dégager quelque chose de constant, de permanent. Par exemple, à propos des sociétés « dualistes », il s'agit pour Lévi-Strauss de « retrouver, derrière le chaos des règles et des coutumes, un schème unique, présent et agissant dans des contextes locaux et temporels différents. » (1958, p.35)

On oppose souvent Lévi-Strauss à Radcliffe-Brown sur la question de la "place" de la structure : pour ce dernier, elle serait "dans" la réalité, alors que pour LS c'est plutôt la fin du travail de modélisation du chercheur. C'est donc aussi la question de la plus ou moins grande "réalité" de la structure que est posée (est-ce la carte ou le territoire ?) — voir Sallaberry, intro de *Le darwinisme dans la littérature de science-fiction* [16]. Marin, dans l'introduction à l'ouvrage de RB, suggère que ce qui oppose les deux anthropologues, c'est plutôt la « science modèle » : linguistique structurale pour LS, méthode expérimentale (telle qu'elle est formalisée par Claude Bernard) pour RB. Nous reprendrons plus loin cette question.

Il reste que l'importance accordée aux groupes de substitution et/ou de transformation (*cf.* par exemple p.152, quand Lévi-Strauss commente l'œuvre de Propp) fait la part belle à une conception très mathématique de la structure — de l'avis même de Piaget (1968), Lévi-Strauss s'appuie sur les mathématiques structurales plutôt que sur la linguistique.

La gestalt

Il serait difficile de ne pas consacrer quelques instants à la théorie de la forme, puisqu'elle fait référence à la notion de structure. L'idée qu'avancent les promoteurs de ce paradigme [17], outre le projet d'élaborer une psychologie à l'image de la physique, est que penser peut se modéliser

---

[14] Comme disait un collègue de lettres, "quand je dis 'cou' je ne dis pas 'cul' " — il caractérisait ainsi "la pertinence du son 'ou' ".

[15] "Appliqué à l'unité, le principe de différenciation peut se formuler ainsi : les caractères de l'unité se confondent avec l'unité elle-même. Dans la langue, comme dans tout système sémiologique, ce qui distingue un signe, voilà tout ce qui le constitue. C'est la différence qui fait le caractère, comme elle fait la valeur de l'unité." (1972, p.167-168)

[16] Ouvrage dont l'auteur est Philippe Clermont ; Paris, L'Harmattan, 2011, collection Cognition et Formation.

[17] Pour plus de détails voir Sallaberry 2004b, le chap sur les paradigmes de l'apprentissage. La théorie de la forme sera à nouveau évoquée au chap IV.

comme la reconnaissance d'une forme, ou comme la restructuration (l'amélioration) d'une forme. Ainsi, les oiseaux qui vont manger des graines à un endroit précis qui constitue une figure géométrique reconnaîtraient cette figure. Ainsi, le grand singe qui ne parvient pas à attraper les bananes accrochées au plafond de sa cage (trop haute, donc forme insatisfaisante ou déséquilibrée, puisque la distance singe-bananes est trop grande), améliore la forme (ou la rend plus équilibrée) en montant sur une caisse et en utilisant un bâton (il réduit la distance).
La forme apparaît ici comme un invariant que l'on reconnaît (premier exemple), ou comme un invariant que l'on saisit pour le transformer, fût-ce un peu (second exemple). Nous trouvons là l'idée que pour penser nous avons besoin de nous appuyer sur des invariants, quitte à les travailler et à les transformer à certains moments.

Les mathématiques structurales
Plus connu sous le terme de théorie des ensembles, ce point de vue structural sur les mathématiques est élaboré par un groupe de normaliens qui prend le sobriquet de Bourbaki. Ce travail, qui reprend ceux de Galois et de Cantor, considère par exemple que l'ensemble des entiers (qui regroupe tous les nombres entiers) est structuré par des opérations (internes) comme l'addition, la soustraction (définie comme inverse de l'addition), la multiplication, la division (définie comme inverse de la multiplication). Opérations internes puisque l'addition, par exemple, appliquée à des nombres entiers quelconques, ne peut donner que des nombres entiers. Ces opérations ont des propriétés. L'addition, par exemple, est commutative (a +b = b + a), associative (a + b) + c = a + (b + c), possède un élément neutre, le zéro (tel que a + 0 = a) et permet d'associer à un nombre son symétrique (si nous sommes toutefois dans l'ensemble des entiers relatifs, celui qui rassemble les entiers positifs et négatifs), tel que la somme des deux donne l'élément neutre (a' = - a ; a + a' = 0).
L'objet de cet ouvrage n'étant pas de présenter cet important travail théorique, nous nous contenterons de préciser que les Bourbaki distinguent les structures algébriques, les structures topologiques, les structures d'ordre.

Les niveaux logiques
Profitons de ces rapides considérations sur les ensembles pour rappeler que Russel et Whitehead soulignent l'importance qu'il y a à bien distinguer l'élément de l'ensemble (de la classe). Un stylo, par exemple, ce n'est pas la même chose que l'ensemble des stylos — qui d'ailleurs n'est pas un stylo. Il n'y a que l'ensemble des ensembles à être un ensemble, c'est-à-dire à être membre de lui-même !
Le stylo est au niveau logique de l'élément, l'ensemble des stylos est au niveau logique de la classe. Appliquée à une société, cette distinction repère

le niveau logique individuel (niveau logique de l'élément) et le niveau logique collectif (celui de l'ensemble des individus, donc celui de la société). Cette distinction importante est reprise par les systémiciens, nous la retrouverons régulièrement dans le parcours proposé par cet ouvrage.

I – 3 Interprétation structurale d'un texte

Lorsqu'un auteur indique qu'il mène une interprétation qu'il qualifie de structurale, on peut se demander ce qui caractérise une telle interprétation. On ne peut se contenter du critère du "sens", car toute lecture a par définition comme objectif de dégager le sens (d'un texte, d'une œuvre...) — et il serait difficile d'avancer qu'avant le souci de discerner, dans un récit, l'auteur et le narrateur, par exemple, les lecteurs étaient dans l'incapacité d'accéder au sens... Prenons comme exemple l'interprétation des textes d'Hésiode (Les travaux et les jours, ainsi que la Théogonie [18]), puisque non seulement deux auteurs (Goldschmidt et Vernant) prétendent utiliser la « méthode structurale » (dans la lecture des textes, littéraires ou philosophiques) mais encore expriment des désaccords sur « les conditions d'un emploi valable » de cette méthode [19].

Une première lecture du texte remarque la succession 'hommes d'or, hommes d'argent, hommes de bronze, héros, hommes de fer'. En faisant référence à la valeur des différents métaux, il est alors possible de lire le texte comme une évocation de la dégradation (de la valeur des hommes et de leurs conditions de vie) au cours du temps — ou plutôt au cours des âges, car Vernant fait remarquer que la conception du temps d'Hésiode n'est pas la nôtre — sa référence est celle d'un temps cyclique : « les âges se succèdent pour former un cycle complet qui, achevé, recommence... »(p.17)

Vernant, dans une approche qu'il qualifie de structurale, fait remarquer :

- qu'on peut discerner deux plans — deux grandes époques (passées) ; celles des hommes d'or puis des hommes d'argent d'une part, celle des hommes de bronze puis des héros d'autre part ; l'époque des hommes de fer concernant les vivants.
- qu'à chacune des étapes on peut repérer la mise en regard de deux valeurs, ou de deux attitudes opposées, l'*hubris* et la *dikè* [20].

Il pense donc que ce qui structure ce texte, c'est l'opposition *hubris/dikè*, celle qui oppose la démesure à la justice. Au demeurant, Vernant signale qu'Hésiode résume la leçon qu'il adresse, avec ce poème, à son frère Persès,

---

18 Plus précisément, il s'agit d'interpréter le premier, tout en faisant référence au second.

19 Cf. Vernant JP et Vidal-Naquet P, 1990, La Grèce ancienne, Seuil, p.85.

20 En se référant au Bailly, υβρισ (*hubris*) signifie "tout ce qui dépasse la mesure" (orgueil, insolence comme sentiment, fougue, emportement (comme attitude), outrages, sévices comme action) ; δικη (*dikè*) signifie règle, droit, justice...

dans la formule : « écoute la justice, *dikè*, ne laisse pas grandir la démesure, *hubris*. » (p.13)
Goldschmidt s'appuie sur deux remarques (le tableau d'une humanité vouée à la déchéance semble peu convaincant vis-à-vis des « vertus de la *dikè* et des dangers de l'*hubris* »(p.14), et l'insertion des héros dans la succession des races constitue une anomalie, sauf si on regarde plus la destinée posthume que l'existence terrestre) pour proposer une interprétation qualifiée elle aussi de structurale. La présence des héros serait indispensable pour compléter le tableau des êtres divins (à côté des *theoi*, dieux proprement dits, les démons, les héros, les morts [21]). L'aède aurait condensé un mythe généalogique des races et une division structurale du monde divin. « Le mythe des âges nous offrirait alors l'exemple le plus ancien d'une conciliation entre le point de vue de la genèse et celui de la structure, d'une tentative de faire correspondre terme à terme les stades d'une série temporelle et les éléments d'une structure permanente. » (Vernant, op.cit.p.16)
Vernant maintient son interprétation en soulignant que :
- Ce n'est pas un ordre de déchéance continu qui structure l'ensemble du cycle. « La troisième race n'est pas « pire » que la seconde... Le texte caractérise les hommes d'argent par leur folle démesure et leur impiété, ceux de bronze par leurs œuvres de démesure. En quoi y a-t-il progrès dans la déchéance ? »(p.18)
- L'opposition *hubris/dikè* structure chaque opposition entre deux races (chacune des deux grandes "époques" — chacun des deux plans). « Quand Hésiode veut établir une différence de valeur entre deux races, il la formule explicitement et toujours de la même façon : les deux races sont opposées comme la *dikè* à l'*hubris*. Un contraste de ce genre est souligné entre, d'une part, la première et la seconde race ; d'autre part, la troisième et la quatrième. Plus exactement, la première race est à la seconde, du point de vue de la « valeur », ce que la quatrième est à la troisième. »(p.18)
En poussant plus loin la discussion entre les deux auteurs, on découvre que si l'idée directrice (on pourrait dire structurante) de Goldschmidt est la référence à la structure ternaire du "monde divin" des non-dieux pour les grecs, celle de Vernant est la référence à une autre structure ternaire, celle que repère Dumézil dans la culture indo-européenne : souveraineté, guerre,

---

[21] Les hommes d'or et d'argent deviennent, après leur mort, des démons (*daimones*) — épichtoniens pour les premiers, hypochtoniens pour les seconds. Les hommes leur rendent des honneurs (honneur royal pour les premiers, honneur moindre pour les seconds). Les hommes de bronze, morts, deviennent, dans l'Hadès, des anonymes (νωνυμνοι, *nonumnoi*). Quant aux héros, si la plupart une fois morts partagent ce sort commun, quelque privilégiés échappent à l'anonymat : transportés dans l'île des bienheureux, ils y poursuivent une vie libre de tout souci.

fécondité [22]. Et Vernant de faire remarquer que dans chaque cas, il faut adapter l'organisation en quatre races pour établir une correspondance entre une série à quatre termes (les quatre races) et une série à trois termes… L'invariant, même s'il n'est pas si simple que cela, semble se lire plus facilement que la trentaine de fonctions de Propp.

I – 4 De la structure au système

D'une prétention…

La linguistique structurale a servi de science modèle (*cf. supra*) à l'anthropologie structurale, et certains auteurs ont pensé qu'elle constituait non seulement **la** science modèle pour les sciences humaines, mais encore qu'elle représentait la caution, ou la condition, de leur "scientificité". Marin, reprenant dans un ouvrage de 1994, nombre de ses articles plus anciens, exprime bien ce point de vue. Après avoir formulé un jeu de questions sur les sciences de l'homme, du type « Qu'est-ce qu'un modèle comme représentation d'un donné ? Quelles sont les règles de construction d'un modèle ?… » il précise : « Mais, à son tour, ce jeu de questions se trouve conjoncturellement déterminé par un fait historique qui a sans doute une signification transcendantale : en ce qui concerne les sciences de l'homme, les processus de structuration de l'expérience par les modèles sont dominés par le modèle d'une science humaine particulière, la linguistique, et cette position paradigmatique se trouve en quelque sorte inscrite dans la réflexion sur le langage comme science. Autrement dit, les modèles construits depuis près d'un siècle par la linguistique vont fonctionner comme modèles en un autre sens : ils vont proposer des hypothèses, des concepts, des processus opératoires aux autres sciences de l'homme — ethnologie, sociologie, psychanalyse, voire biologie. »(p.12) Marin relaye ainsi, par sa généralisation, la critique formulée par Levi-Strauss vis-à-vis de l'histoire. « La distinction entre ces deux disciplines, selon Levi-Strauss, se situerait donc entre la science empirique qu'est l'histoire d'un côté et la science conceptuelle qu'est l'ethnologie de l'autre. Or, seule cette dernière peut accéder aux strates inconscientes de la société humaine. » (Delacroix, Dosse, Garcia, 1999 p.169) [23]

Il s'agit d'une sorte d'OPA sur les sciences humaines et sociétales…

… A sa critique

Lefebvre publie en 1971 *L'idéologie structuraliste.* Chez un philosophe marxien, il est clair que le terme d'idéologie est péjorant ! Il désigne

---

[22] Vernant la désigne ainsi : "Pour moi, cette structure était celle du système de tripartition fonctionnelle — souveraineté, guerre, fécondité — dont Georges Dumézil a montré l'emprise sur la pensée religieuse des indo-Européens." (p.86)

[23] Cette critique obligera Braudel à organiser la défense de l'histoire, en proposant le modèle structure/conjoncture/événement (Delacroix, Dosse, Garcia, 1999 p.174).

justement ce qui n'est pas scientifique... Lefebvre distingue soigneusement la notion de structure (« La notion de *structure* a un champ de validité. La connaissance (la science) ne peut se passer d'elle. » p.68) du structuralisme, qui, « ... sur la notion de structure, greffe une idéologie » (p.68). Pour lui, la volonté d'abandonner tout point de vue diachronique entraîne l'abandon de l'histoire comme discipline [24]. Il reproche notamment à Levi-Strauss de mener « l'attaque... contre l'histoire comme science. » (p.63), comme de promouvoir une méthode qui « postule une correspondance formelle entre la structure de la langue et celle des systèmes qu'étudient l'anthropologue et le sociologue. » (p.64). Braudel prendra la défense de l'histoire (*cf.* note 21), Bourdieu celle de la sociologie (*cf. infra* chap II). Il faut dire ici que si la conception que l'on se construit de l'invariant le rend immuable, quel que soit le contexte, on peut effectivement penser que la perspective diachronique ne sert pas à grand chose. Saussure ne va pas jusque-là [25]. Nous verrons plus loin avec quels outils il est possible de modéliser l'évolution de formes au cours du temps. Pour l'instant, soulignons que dans la généralisation opérée par Piaget, l'invariant est dans le fonctionnement (critère d'autoréglage).

Le passage du témoin

Si l'ouvrage de Lefebvre ponctue la fin d'une sorte d'hégémonie (du moins de ce côté-ci de l'Atlantique), si c'est plutôt la théorie des systèmes qui va constituer, dès la décennie soixante dix, l'outillage de modélisation disponible pour diverses disciplines, notre propos vise plus à replacer ces deux grands courants dans leur statut d'outil pour la modélisation, justement. Ce point de vue amène à souligner les aspects de continuité, avec notamment la place occupée par la notion d'invariant.

Piaget (1968) généralise la notion de structure et, s'il ne tente pas une définition, la caractérise à l'aide des trois critères. Dans son œuvre, il emploie les termes de système ou de structure de façon indifférenciée. Lerbet (1986) consacre un ouvrage au lien structure-système. Pour l'essentiel, un système est lui aussi caractérisé par les trois critères de totalité, transformation, autoréglage, mais il faut ajouter le critère d'énergie (ou de gestion de l'énergie) [26] — en quelque sorte, le structuralisme aurait oublié la question de l'énergie.

---

[24] Il note que Marc Bloch tenait compte des structures et systèmes agraires et commente la « position structuraliste » de Bloch en ces termes : « Malgré ce structuralisme déjà formulé, il faisait œuvre d'historien et de grand historien. » (p.34).

[25] S'il maintient que pour modéliser le système langue il faut privilégier l'approche synchronique, il envisage, à côté de la linguistique synchronique, une linguistique diachronique (Cinquième partie, chapitre premier).

[26] Le Moigne propose, pour certains systèmes, d'élargir ce 4e critère à l'information.

Le Moigne (1990), en rappelant l'histoire de la notion de système, dit bien que la théorie des systèmes se fonde d'une part sur le structuralisme, d'autre part sur la cybernétique. Pour présenter cette notion de système, il a recours à la métaphore de l'ours blanc. Le système, c'est "quelque chose", qui, dans un environnement actif, semble poursuivre un but. Exemple d'environnement actif, une région polaire ; exemple de but, survivre ; exemple de système, l'ours blanc. Des précisions sur la théorie des systèmes seront rappelées plus loin *(cf.* chap IV).

I – 5 Le point sur l'invariant

En ce qui concerne l'idée d'invariant, elle sous-tend la modélisation systémique comme la modélisation structurale. Il s'agit, dans les deux cas, de chercher à comprendre (à modéliser) une réalité qui apparaît mouvante, foisonnante (et/ou complexe), en cherchant, sinon ce qui est constant, du moins ce qui est permanent (ou repérable). Rappelons le statut de l'invariant pour un concept de base de la physique, celui de masse. Dans notre vie courante, la quantité de matière se conserve. En achetant des légumes ou des céréales, par exemple, sur la base de la masse (sur la base d'un prix du kilogramme), nous savons que la quantité de matière ne variera pas durant le transport[27]. Cette conservation justifie le concept de masse. Dans cet exemple, l'invariant a un caractère statique.

Si on veut repérer plus précisément la "place" occupée par l'invariant, pour une structure ou pour un système, elle est plutôt dans le critère d'autoréglage. Que l'on prenne deux exemples de systèmes très simples tels qu'un thermostat ou un régulateur de Watt (régulateur à boules, dans les machines à vapeur), il s'agit de réguler dans un cas la température, dans l'autre la vitesse (plus précisément le régime — la vitesse de rotation). Dans des systèmes plus complexes, ce critère d'autoréglage concerne non plus une variable précise mais le fonctionnement global du système[28]. Il s'agit donc bien d'un invariant au niveau du fonctionnement — un invariant dynamique.

C'est le moment aussi de rappeler — puisque nous pensons que nous avons besoin d'invariants pour réfléchir — l'utilisation passée (elle semble en effet aujourd'hui tombée quelque peu en désuétude) de l'expression « il est constant que... », en tant que preuve, sinon de démonstration. On peut la trouver dans les dialogues que l'on doit à Crébillon. Robert Merle, dans sa série Fortunes de France et sa tentative de restituer le parler des XVIe et

---

[27] Même dans les réactions chimiques, la variation de masse existe, mais n'est pas mesurable.

[28] Piaget souligne l'importance de l'autorégulation : « ...l'autorégulation semble bien constituer à la fois l'un des caractères les plus universels de la vue et le mécanisme le plus général qui soit commun aux réactions organiques et cognitives... » (1970, p.72)

VIIe siècles, l'utilise couramment. On la repère aussi chez Malebranche[29], ainsi qu'aujourd'hui encore dans le discours juridique[30]. A la réflexion, ce point de vue reste présent dans la démarche scientifique, témoin le souci de Ullmo (1967) à propos de la « relation répétable »(p. 624-625).

II Physique quantique

Il n'est bien sûr pas question ici de présenter la théorie quantique [31]. Seuls certains aspects, qui nous semblent particulièrement marquants — et par suite difficiles à ignorer pour les sciences humaines et sociétales — seront évoqués. Nous parlerons ainsi de l'opération de mesure, de la question de la détermination (qui amènera à parler du déterminisme dans le chapitre II), puis du principe de non-séparabilité.

II – 1 La mesure et l'interaction

La mécanique quantique (qui deviendra la physique quantique), dès les années 20, bouleverse bien des habitudes de pensée, et notamment la position du chercheur : toute tentative de mesure installe en fait une interaction entre le chercheur (ou l'appareil de mesure) et l'objet que l'on veut mesurer (Bohr, Lévy-Leblond, Prigogine & Stengers).

La question est posée à partir du principe d'incertitude d'Heisenberg (on ne peut connaître avec exactitude et la position et la vitesse d'une particule). Une première interprétation serait de penser que les appareils de mesure se perfectionnant, la situation s'améliorera. Une seconde interprétation consiste à concevoir toute tentative de mesure comme une interaction avec ce que

---

29 « Il est constant que la source générale de nos erreurs, comme nous l'avons dit déjà plusieurs fois, c'est que nos jugements ont plus d'étendue que nos perceptions. » (Œuvres complètes, 1837).

30 « Il est constant que la consignation faite par le sieur Bertrand n'a pas été précédée d'offres réelles, ni même ordonnées ou autorisées par la justice… »

31 Ce qualificatif, quantique, provient du travail de Planck sur l'émission de rayonnement par la matière. Reprenant la théorie du "corps noir" (corps idéal capable d'absorber toute fréquence — tout rayonnement), il émet l'hypothèse que l'énergie d'un oscillateur de fréquence ν ne varie pas de façon continue, mais par nombre entier de quanta d'énergie, le quantum d'énergie étant h ν — h est la constante de Planck, qui va se révéler fondamentale dans le développement de la Physique. Cette expression de l'énergie $E = h.\nu$ contient (ou amène) l'idée de la dualité onde-corpuscule. Car avec l'apport d'Einstein $E = m.c^2$, ou $E = p.c$ puisque p, la quantité de mouvement est définie par m.v (ici m.c pour des photons), $h.\nu = p.c$, $h = p.\ c/\nu$, et comme la longueur d'onde est $\lambda = c.T$ (T est la période) ou $\lambda = c/\nu$, $\lambda = h/p$; les deux expressions équivalentes $E = h.\nu$ ou $\lambda = h/p$ conviennent à l'aspect corpuscule puisque donnant la quantité de mouvement et à l'aspect onde puisque contenant la fréquence. De Broglie généralisera cette dualité à tout corpuscule. Dès lors, tout photon possède une quantité de mouvement, de même qu'à toute particule (autre qu'un photon) est associée une fréquence.

l'on veut mesurer [32] — interaction entre l'appareil de mesure et l'objet, le phénomène à mesurer, mais aussi interaction entre le phénomène et le chercheur, puisque c'est bien ce dernier qui choisit le "langage" utilisé, ou si l'on préfère la "question" qu'il pose à la réalité [33]. Prigogine et Stengers en profitent pour évoquer le principe de complémentarité posé par Bohr (et repris par son école, l'école de Copenhague) : « Le physicien ne découvre pas une vérité donnée, que taisait le système, il doit choisir un langage, c'est-à-dire l'ensemble des concepts macroscopiques en termes desquels il sera demandé au système de répondre. C'est précisément cette idée de choix que Bohr exprimait avec le principe de complémentarité. Aucun langage, c'est-à-dire aucune préparation du système qui permet de le représenter par une fonction propre de l'un ou l'autre opérateur, ne peut épuiser la réalité du système ; les différents langages possibles, les différents points de vue sur le système sont complémentaires... Ce caractère irréductible des points de vue sur une même réalité, c'est très exactement l'impossibilité de découvrir un point de vue de survol, un point de vue à partir duquel la totalité du réel serait simultanément visible. »(p.232) [34]

Cela change radicalement la position épistémologique du chercheur ! Il ne peut plus avoir l'illusion de la précision, ou pire de l'exactitude ! Sa conception de l'objectivité va aussi en être transformée... Cet aspect, comme d'autres, sera repris plus loin.

II – 2 La question de la détermination

Dans l'univers de la dynamique classique, les transformations sont réductibles au mouvement de la matière dans l'espace, ce mouvement pouvant être décrit en termes de trajectoires (Prigogine & Stengers). Dans le cas simple de deux corps en interaction, il faut, pour prévoir les trajectoires, disposer d'une loi générale comme le principe fondamental de la dynamique

---

32 Un bon exemple peut en être donné par l'effet Compton : si l'on "envoie" un photon sur un électron, ce dernier est propulsé par le choc photon-électron.

33 « Niels Bohr... soulignait que la constante de Planck définit comme non décomposable l'interaction entre un système quantique et un instrument de mesure. C'est donc le phénomène quantique résultat de l'opération de mesure qui peut se voir attribuer les grandeurs dont nous mesurons les valeurs numériques. » (Prigogine &Stengers, p.251)

34 Rappelons qu'à toute grandeur physique de la mécanique classique correspond en mécanique quantique un opérateur (l'énergie, par exemple, devient l'opérateur hamiltonien). Les valeurs numériques que la grandeur physique peut prendre sont les valeurs propres de l'opérateur. C'est grâce à cet outillage que le formalisme quantique peut rendre compte de l'aspect "discret" (de la quantification) des valeurs qu'une grandeur peut prendre. Par exemple, dans un atome, seuls certains "niveaux d'énergie" (certaines valeurs de l'énergie pour le système noyau-électron) sont permis (sont observés — proposée par Bohr, c'est la seule interprétation admise à l'émission, par un atome excité, de certaines fréquences lumineuses bien précises, qui produisent après dispersion de la lumière émise par un prisme ou un réseau un spectre de raies, caractéristique de l'élément chimique, c'est-à-dire du type d'atome).

($\Sigma F = m.\gamma$ — la somme des forces appliquées à un corps est proportionnelle à l'accélération de ce corps (les *ital* désignant des vecteurs)) et connaître les forces appliquées sur les deux corps ainsi que les vitesses "initiales" de ces corps — l'état dans lequel on "observe" le système des deux corps étant considéré comme l'état initial [35]. En généralisant : « Pour définir une trajectoire, il faut connaître simultanément ... la loi générale de la trajectoire, la loi qui détermine le passage du système entre deux états successifs, n'importe lesquels, et... la description complète de l'état instantané du système, n'importe lequel. » ((Prigogine & Stengers, p.199)
Et, plus loin : « La loi dynamique est une loi réversible... Le futur et le passé jouent, en dynamique, exactement le même rôle, c'est-à-dire pas de rôle du tout. La définition d'un état instantané en termes de positions des particules qui le constituent et des vitesses de ces particules, contient le passé et le futur du système. »
Dans le domaine quantique, l'idée de "trajectoire déterministe" ne pourra être maintenue. « L'idée de détermination des conditions initiales de la trajectoire n'est plus compatible avec les implications de la loi dynamique. » (p.200)
Nous devrons retenir que les trois caractéristiques de la dynamique classique (déterminisme, légalité, réversibilité) sont réservées à la description de systèmes simples (pendule, oscillateur, mouvement planétaire), dont la description constitue « le modèle de la dynamique du XIXe siècle » (p.258).

II – 3 Séparabilité et non-séparabilité

La position classique en physique est :

- De penser que la réalité "extérieure" existe (ce que nous désignerons plus loin comme hypothèse ontologique) et qu'elle est connaissable ; cette réalité est supposée avoir des propriétés définies (qu'elles soient observables ou non par l'homme).
- De considérer les objets comme indépendants les uns des autres, donc séparables.

[35] En utilisant la relation fondamentale de la dynamique (Newton), qui lie la force à l'accélération par la formule $F = m.\ \gamma$ (où les lettres en ital désignent des vecteurs) et la loi de la gravitation universelle $F = F' = G\ .\ m\ .m'\ /\ r^2$ (m et m' sont les masses des deux corps en interaction, r la distance netre ces deux corps), on parvient au bout d'une page de calcul à la troisième loi de Képler — les lois de Képler étant obtenues à partir de l'observation et des mesures effectuées sur les planètes du système solaire. On démontre ainsi que l'un des deux corps va décrire une trajectoire elliptique autour de l'autre, ce dernier occupant l'un des foyers de l'ellipse. Il faut rappeler que les ennuis commencent dès que l'on prend en considération trois corps et qu'au-delà on ne sait pas résoudre le système d'équations différentielles produit par la méthode précédente.

D'Espagnat (1984) propose de nommer « principe de séparabilité » cette position. En s'appuyant sur les expériences d'Aspect [36], il montre qu'en physique quantique il n'est plus possible de tenir ce principe.
Il se trouve qu'une conséquence (ou une application) du principe de séparabilité consiste à étudier un système en fixant toutes les variables sauf une — donc en posant un principe de séparabilité des variables. Or, si on ne peut plus considérer que les objets sont séparables, il semble difficile de concevoir que les variables le seraient... La méthode de séparation des variables fait dès lors place à un principe de non-séparabilité des variables. Ce virage de la science reste encore aujourd'hui largement ignoré dans le domaine des sciences humaines et sociétales. Or, si le critère pour qualifier de quantique une situation physique est clair (l'énergie est de l'ordre de h) [37], nous pensons que la prudence la plus élémentaire, en sciences humaines et sociétales, consiste à poser l'hypothèse qua la situation relève plutôt de l'outillage de la mécanique quantique que de la mécanique classique [38]... Quant à la non-séparabilité des variables (ou leur intrication, si l'on préfère), elle nous a toujours semblé caractériser les situations humaines.

II – 4 La question de l'invariant

Si une variable (par définition) peut prendre des valeurs différentes (variées), son existence, en physique classique, ne pose pas de problème et sa définition lui assure des bords nets [39] — une formule mathématique verrouille cette netteté des bords (on sait où commence et où s'arrête la grandeur ainsi définie). Si le système des unités de la physique s'est appelé système MKSA (mètre, kilogramme, seconde, ampère) avant d'être désigné par SI (système international), c'est qu'en définissant quatre unités on définit toutes les autres, tant il y a de relations (formules mathématiques) qui relient les grandeurs physiques entre elles.
Prenons la loi d'Ohm dans sa formulation la plus simple, $u = R\,i$ (la tension électrique est égale au produit de l'intensité du courant électrique et de la résistance du conducteur ainsi traversé). Il est clair que pour un même conducteur (R constant), la variation de u entraîne celle de i. Ce qui est invariant est la définition de chaque grandeur, ainsi que la loi qui les relie.
Ce qui précède donne les conditions pratiques de la séparation des variables.

---

[36] *Cf.* "Au crible de l'expérience" (interview d'Alain Aspect), in *Le monde quantique*, s/d Deligeorges.

[37] $h = 6{,}62.10^{-34}$ J.s, est la constante de Planck. Ce sont Balibar et Levy-Leblond qui proposent ce critère.

[38] Au demeurant, l'énergie correspondant à un changement de polarité au niveau d'une synapse n'est pas grande...

[39] Cette netteté des bords luis donne le statut d'une représentation rationnelle (R2) impeccable — voir la catégorisation des représentations proposée par Sallaberry (1996, 2004, 2015a).

Avec la physique quantique, une variable importante, comme l'énergie, va devenir un opérateur (dans le cas de l'énergie, l'opérateur hamiltonien H) qui, "appliqué" à la fonction d'onde Ψ qui décrit le système, va entrer dans l'équation de Shrödinger $H \Psi = E \Psi$ (équation qui doit permettre de calculer les valeurs E possibles pour l'énergie).
Si admettre que toute tentative de mesure constitue une interaction met en cause la "pureté" de la mesure ainsi que sa précision, la non-séparabilité (des "objets" comme des variables) bouscule l'idée de séparation des variables et questionne les habitudes quant à ce qui est invariant. Elle questionne aussi, au passage, l'hypothèse ontologique, ou tout au moins la version courante que nous en élaborons (en percevant des objets séparés).

III Sciences cognitives, science de la cognition, cognitique

Outre les auteurs référencés, nous nous appuierons fortement, dans ce paragraphe, sur Claverie (2005) et Sallaberry (2004).
Dupuy (1994) considère que c'est la cybernétique qui est à l'origine des sciences cognitives — elles partageraient en quelque sorte cette origine avec la théorie des systèmes.
Puisqu'il est ici surtout question de la cognition, de la pensée (et de l'organe ou des machines qui en sont le support), nous commencerons par décrire le contexte dans lequel ces nouveaux outillages émergent : celui des diverses modélisations de l'apprentissage — en effet, apprendre, ou connaître, est *a priori* synonyme de penser[40].

III – 1 Apprentissage : les premiers paradigmes du XXe siècle

Nous nommons paradigme une théorie suffisamment élaborée, formalisée en tant que "logique" de modélisation[41]. Au cours du siècle, on peut alors repérer, lorsqu'il s'agit de modéliser la situation d'apprentissage, une succession de paradigmes différents, s'opposant, se recadrant, ou s'inscrivant dans des logiques (de modélisation) disjointes.

---

40 « Les modes de compréhension de l'apprentissage sont liés à des conceptions diverses de la cognition. La question "qu'est-ce qu'apprendre ?" est en effet très liée à la question "qu'est-ce que connaître ?". Cette dernière engage en fait une troisième question, qui peut s'énoncer "qu'est-ce que penser ? » (Sallaberry, 2004) Il doit être clair que les philosophes ont, de tout temps, travaillé cette troisième formulation. Nous ne présentons ici que les tentatives de réponse qui se veulent scientifiques — sans que cette présentation, qui veut camper un contexte, ait prétention à être complète.

41 L'expression "logique de modélisation" exprime à la fois le sens de *paradeigma* (παραδειγμα , modèle) et la conception du paradigme que propose Kuhn (1962), pour caractériser un mouvement scientifique « établi » (institutionnalisé). Dans le domaine de la mécanique, on peut ainsi parler du paradigme de la mécanique classique (que le formalisme adopté soit newtonien ou lagrangien), du paradigme de la mécanique relativiste, du paradigme de la mécanique quantique.

Comment, au cours de la première moitié ou des deux premiers tiers du XXe siècle, les modes de compréhension ou de conception de l'apprentissage et/ou de la cognition se sont-ils précisés et ont-ils évolué ?
Ce qui nous intéresse ici est que concevoir (ou modéliser) l'apprentissage revient à concevoir (ou modéliser) la connaissance, l'intelligence, la pensée.

1 - 1 Le paradigme « associassionniste »

Au début du siècle, la psychologie outre-atlantique est dominée par un courant nommé behaviorisme[42]. Sa logique consiste à étudier la liaison entre les éléments d'une situation et les réponses d'un sujet — d'où le schéma S-R [43] [44]. En ce qui concerne l'apprentissage, ce courant s'appuie sur un empirisme associationniste[45]. Dans cette logique de modélisation, un sujet construit l'idée de cercle à partir de l'observation des divers objets ronds qu'il rencontre, et par **association** de ces différents objets.
Pour Thorndike par exemple, l'apprentissage consiste à établir une relation entre une situation — ou un stimulus — S (le chat est dans la cage et a faim) et la réponse (appuyer sur le loquet de la grille, ce qui permet d'atteindre la nourriture). Les expériences ainsi menées mettent le plus souvent en scène des animaux, dans une situation où ils doivent soit obtenir une gratification (nourriture), soit éviter une souffrance (décharges électriques), en agissant sur un élément du dispositif (levier, pédale...). On constate régulièrement une diminution de la durée écoulée entre le stimulus (la mise en situation) et la réponse lorsqu'on répète l'expérience. La conclusion habituelle est qu'il y a apprentissage, assorti d'un « renforcement » dû aux répétitions. L'application directe de cette théorie au sujet humain a produit

---

[42] La science du XIXe siècle, se référant au positivisme, ne peut étudier que des objets positifs, c'est-à-dire réels. Ce caractère de réalité, pour la psychologie, présente une difficulté : si le siège de la pensée et du psychisme semble bien être le cerveau, le fonctionnement de ce dernier reste opaque (d'où l'expression de « boite noire »). La psychologie pense alors pouvoir se constituer en tant que science en étudiant le comportement (*behavior*) — conçu comme objet réel, observable, du psychisme.

[43] « C'est à B.F.Skinner, l'un des chefs de file du behaviorisme américain, spécialiste du conditionnement opérant, que l'on doit d'avoir formulé de la façon la plus nette les principes de base et de les avoir étayés d'arguments expérimentaux solides. » (Richelle,1968, p.117)

[44] « La première orientation est celle des théories de l'apprentissage que l'on qualifie souvent de théories stimulus-réponse ou situation-réponse ou S-R. Un lien associatif de plus en plus étroit (liaison conditionnelle, habitude) se forme entre un stimulus et une réponse dont la conjonction s'accompagne plusieurs fois d'un événement agréable, essentiellement la réduction d'un besoin (renforcement). Avec beaucoup de nuances, cette orientation est celle de Thordike, celle de Pavlov, et celles de behavioristes comme Watson... » (Reuchlin, 1977, p.147)

[45] « Ce rôle considérable et essentiel joué dans l'évolution de la vie psychologique par l'association, sa liaison étroite avec l'habitude, facteur capital de l'adaptation biologique, nous aident à comprendre comment certains psychologues appelés pour cela associationnistes ont eu l'idée d'expliquer par l'association toute la vie psychologique ; » (Rey, 1919, p.122)

l'enseignement programmé, qui préside encore à la conception de la plupart des logiciels d'apprentissage.
Dans une telle conception, un sujet construit l'idée de causalité en associant deux phénomènes qu'il observe habituellement en tant que successifs — le caractère de nécessité viendrait de l'expérience, autrement dit de l'environnement[46].

1 – 2 La théorie de la forme — le paradigme « gestaltiste »

Une école (germanique) fonde un autre paradigme, nommé gestalt-theorie (théorie de la forme). Ses expériences sont également animalières, mais privilégient des primates plutôt que des rats. Un grand singe se trouve par exemple dans une cage, au « plafond » de laquelle est accroché un régime de bananes. L'animal bondit énergiquement pour décrocher la nourriture. La hauteur ayant été réglée pour que les fruits soient hors d'atteinte, il n'y parvient pas. Et puis soudain, après avoir repris son souffle, le singe utilise des une caisse et un bâton placés dans la cage depuis le début. Il décroche alors l'objet convoité. Le caractère soudain de la solution amène les tenants de ce paradigme à rejeter toute hypothèse d'association, qui s'inscrit dans la durée.

Pour reprendre l'exemple du cercle, le paradigme gestaltiste prend le contre-pied du précédent. C'est parce que le sujet possède la « forme » cercle qu'il reconnaît les objets ronds. En ce qui concerne la causalité, il faut que "l'idée de cause" existe ***a priori*** chez un sujet pour qu'il établisse un lien de causalité entre deux événements[47]. Ainsi, pour les psychologues qui se rattachent à l'école de la Forme, « le problème est une structure, la solution une autre structure. Résoudre le problème consiste à passer d'une structure à l'autre par une restructuration, une réorganisation qui concerne essentiellement le champ perceptif. » (Reuchlin, 1977, p.214). Les données de l'environnement ne s'imposent pas au sujet sous forme d'éléments, mais lui apparaissent d'emblée structurés, organisés dans des formes — qui ne sont pas réductibles à la somme des éléments. Lorsqu'il y a restructuration (du champ de perception) cette réorganisation est brusque (*insigth*).

1 - 3 La théorie (et le paradigme) opératoire

Piaget pense que la théorie associationniste est une genèse (il y a construction de la connaissance) sans structure (du sujet), et que la théorie de la forme s'appuie sur des structures (les formes), mais sans genèse (les formes sont là). Il va tenter de synthétiser (ou de recadrer) les deux théories,

---

[46] De ce point de vue, les théories associassionistes assument une filiation vis-à-vis de l'empirisme, mais aussi de la théorie de Lamarck.

[47] Les théories aprioristes sont alors à référer non seulement à Kant, mais aussi à un néodarwinisme (l'adaptation est « endogène »).

en avançant que le sujet interagit avec l'environnement à l'aide de structures, qu'il complexifie et perfectionne au fur et à mesure de ces interactions. Il développe le concept de **structure** au point d'en proposer la généralisation (1968)[48]. S'appuyant sur la notion de **schème**[49], la théorie opératoire qu'il bâtit est sans doute ainsi nommée pour l'importance qu'elle accorde, à juste titre, aux opérations que le sujet fait subir aux objets. Chaque fois qu'un sujet fait rentrer un objet dans l'un de ses schèmes d'action — processus d'assimilation de l'objet — on peut considérer que l'objet subit une opération[50]. Mais il est possible de justifier ce qualificatif par la conception opératoire, ou opérationnelle, que ce paradigme propose de l'intelligence. En effet, penser cette dernière comme capacité d'action sur les objets, c'est faire accéder la notion au stade de concept[51], par opposition à l'imprécision d'autres définitions[52], par opposition au caractère immanent des soi-disant critères auxquels renverraient les significations courantes du terme. La conséquence immédiate d'une telle définition est la possibilité de penser une intelligence en actes, capacité d'action sur des "objets" concrets. Établir une correspondance terme à terme pour vérifier l'égalité de quantités de deux séries d'objets — vérifier en mettant "face à face" des boules rouges et des boules blanches “qu'il y en a autant“ — correspond bien à l'intelligence. De même la capacité à varier des déplacements pour atteindre le même point dans l'espace.

Au cours de son développement, il y a un moment où le sujet n'a plus besoin de “faire“, d'agir concrètement pour penser — le moment par exemple où il peut penser les déplacements, sans les réaliser, pour en tirer des conclusions. Le sujet, alors, peut “agir en pensée“. Il se représente les objets et ses actions

---

48 *Cf. supra* §I.

49 Rappelons que le plus simple pour définir un schème est de le considérer comme une série d'actions permettant d'atteindre un objectif. Par exemple, le schème de nidation chez les oiseaux comprend la série d'actions qui sont nécessaires à l'élaboration d'un nid. Vergnaud (1995, p.66) en donne une définition plus structurale, en proposant de la considérer comme “l'organisation invariante de la conduite pour une classe de situations donnée.”

50 Schématiquement, une opération est une "action plus la réversibilité" — une action pensée comme étant réversible.

51 Un concept rassemble tous les sens du terme, en les dépassant. Il permet de concevoir ce qui jusque là était seulement évoqué, approché (Lefebvre, 1980). Ici, l'une de ses caractéristiques essentielles est d'avoir des bords nets : possibilité de repérer clairement ce qui est ou n'est pas décrit par le concept, possibilité de connaitre les situations concernées — *cf.*Sallaberry,1996.

52 Concevoir l'intelligence comme capacité d'adaptation, comme on l'entend souvent, est intéressant mais moins opérationnel. Les situations pouvant varier, sinon à l'infini, du moins beaucoup, à quel type de situation fait-on référence quand on parle d'adaptation ? Par ailleurs, on peut aussi se demander de quel type d'adaptation il s'agit ou, plus précisément, quels sont les critères qui permettent de classer les adaptations possibles. Ne dépendent-ils pas, en fait, des situations ?

sur ces objets et peut agir sur ses représentations. Et toute la puissance conceptuelle de la définition opératoire de l'intelligence tient dans ce renvoi symétrique qui est aussi une oscillation de notre fonctionnement cérébral, de notre pensée : "penser en agissant" et "agir en pensée". Ainsi, la complexification des structures du sujet l'amène à passer d'une intelligence "concrète" (sensori-motrice) à une intelligence abstraite (fondée sur les représentations), puis à une intelligence formelle (fondée sur les représentations et les opérations). Le sujet construit son savoir tout en perfectionnant ses structures — au niveau théorique comme au niveau épistémologique, il s'agit d'un **constructivisme**.

1 - 4 Les théoriciens de la médiation (paradigme constructiviste-interactionniste)

Le reproche le plus courant adressé à Piaget est celui d'une théorie qui décrit un sujet au développement "isolé" — ce dont Piaget se défend. Il est vrai que si les structures du sujet se complexifient à partir de leur interaction avec l'environnement, on ne voit guère intervenir d'autres personnages, en "chair et en os".

Les positions de Wallon, Vygotsky, Bruner vis-à-vis de la théorie de Piaget convergent sur l'importance de l'intervention des autres, et notamment des adultes, dans le développement de l'enfant[53].

Certains auteurs, comme Doise et Mugny, en s'appuyant sur la théorie opératoire tout en tenant le plus grand compte de l'interaction sociale, vont privilégier le « conflit socio-cognitif »[54].

La position de Vygotsky, même si elle peut être considérée comme proche puisqu'il s'agit toujours d'un « interactionnisme social »[55], est plus radicale,

---

[53] On peut ainsi, de ce point de vue, considérer ces trois auteurs comme des "théoriciens de la médiation".

[54] « Nous ferons l'hypothèse... que c'est au travers de conflits de centration que s'effectue cette élaboration cognitive. L'idée d'un conflit socio-cognitif comme processus par lequel s'actualiserait le développement cognitif relève d'une conception à la fois interactionniste et constructiviste : c'est en effet à partir d'expériences cumulatives et progressives que les sujets élaborent des instruments cognitifs nouveaux, au travers d'interactions lors desquelles le sujet est essentiellemnt actif... Le progrès cognitif, qui a été décrit comme un processus de décentration, serait surtout suscité par la nécessité de coordonner des centrations opposées dans une action commune. » (Doise, Deschamps, Mugny, 1978, p.255)

[55] « Cette idée de la *genèse sociale de la pensée*, héritée à la fois de Spinoza et du marxisme, et déjà présente dans un article de 1924, est sans doute l'élément nodal de la pensée de Vygotsky, et celui par lequel il se distingue radicalement d'auteurs comme Piaget :
- le concept central de la psychologie est celui *d'activité*, définie comme l'unité d'analyse intégrant caractéristiques sociales-interactives et individuelles-cognitives des conduites ;
- la coopération sociale dans l'activité se réalise au moye *d'instruments*, au rang desquels les *signes verbaux* jouent un rôle primordial ; c'est par l'intériorisation progressive de ces instruments de coopération que se construit la pensée consciente, qui prend en charge et

puisque pour lui « la vraie direction du développement ne va pas de l'individuel au social, mais du social à l'individuel » (1934)[56]. Son hypothèse est ainsi que la pensée « collective » précède la pensée « individuelle », puisque vis-à-vis de la situation d'apprentissage un concept existe déjà au niveau collectif lorsqu'il est proposé à la construction par un sujet. Il construit la notion de « *zone proximale de développement* »[57], pour repérer la différence entre le développement « déjà réalisé » et celui qui devient possible dès lors que l'adulte aide l'enfant[58]. Si l'activité est centrale, elle est non seulement « individuelle-cognitive » mais aussi « sociale-interactive ». Il considère aussi que cognition et émotion sont indissociables (1998).
Pour Wallon et Bruner, l'acte est également central, mais il est conçu en boucle, l'effet produit — dans le contexte qui est celui de l'acte — ayant un rôle « organisateur » sur l'acte [59]. Plus récemment, Bruner insiste, outre sur l'importance de la médiation d'autrui (1987), sur le caractère structurant de la culture pour la pensée comme pour le développement (1996), en prônant une « psychologie tournée vers la culture » (1997, p.34).

III – 2 Les nouveaux paradigmes de la cognition [60]

C'est dans ce contexte (si les écrits de Vygotsky ne sont connus que plus tard, Wallon est un collègue de Piaget, Bruner a travaillé avec Piaget et publié avec lui[61]), du moins de ce côté-ci de l'Atlantique, que de nouveaux

---

"régule" les autres fonctions psychiques. Au terme de ce processus, la conscience devient "un contact social avec soi-même".
Il résulte de ces thèses fondatrices de *l'interactinonisme social* que les instruments sont des moyens de contact avec le monde extérieur aussi bien qu'avec soi-même (avec sa propre conscience) et que c'est donc au travers de leur étude que se réalisera l'unification de la psychologie. » (Bronckart, 1985, p.14).

56 « Chaque fonction psychique supérieure apparaît deux fois au cours du développement de l'enfant : d'abord comme activité collective, sociale et donc comme fonction interpsychique, puis la deuxième fois comme activité individuelle, comme propriété intérieure de la pensée de l'enfant, comme fonction intrapsychique. » (Vygotsky, 1985, p.111)

57 1985, p. 107.

58 « Ce que l'enfant est capable de réaliser avec l'aide de l'adulte délimite sa zone proximale de développement. » (1985, p.109).

59 « ... Bruner... soutient que l'effet, c'est non seulement le résultat empirique et la sanction extrinsèque que celui-ci apporte à l'activité, mais aussi (et surtout) la transformation de l'acte lui-même, transformation au terme de laquelle l'acte « se trouve bientôt supplanté par une nouvelle configuration d'action qui peut fort bien avoir pour composante l'acte qui vient d'être maîtrisé. » » (Deleau, 1983, p.23).

60 Parler de sciences cognitives, ou de science de la cognition, ou de cognitique, entraîne des choix, ou des positions qui peuvent se révéler très différents. Ces nuances seront explicitées plus loin. Nous parlerons pour l'instant de sciences de la cognition.

61 *Cf.* Bruner 1958 et Piaget 1958. Bruner (1958) décrit la perception comme fondamentalement liée à un acte de catégorisation (si on veut résumer grossièrement, la perception correspondrait à représentation plus catégorisation). Piaget semble avoir une

outils de modélisation de la cognition, et donc de la pensée vont apparaître. Quant au contexte outre-atlantique, nous l'évoquerons brièvement en citant Bruner.

2 – 1 Paradigme cognitiviste (fort)

Un paradigme radicalement nouveau prend sa source dans le mouvement cybernétique[62]. Son hypothèse fondatrice peut s'énoncer : « Connaître, c'est effectuer, sur des représentations, des manipulations réglées. » (Dupuy, 1994, p.22) [63]. Reprise par Newell et Simon (1972), par tout un pan de la recherche en psychologie — tendance bien représentée par Richard (1990) — elle correspond actuellement au "paradigme cognitiviste fort", l'un des deux grands courants des sciences de la cognition. A partir du constat que trois diodes[64], suivant leur montage, peuvent réaliser les fonctions logiques élémentaires (telles que "et", "ou"...), il semble possible de modéliser le fonctionnement du cerveau et de la pensée. Cela, en poussant plus ou moins loin la comparaison avec le fonctionnement de l'ordinateur, comparaison qui, pour le confort, devient la "métaphore de l'ordinateur"[65]. Cette logique de modélisation ('penser revient à manipuler des informations', conception étendue à 'penser c'est computer des représentations'), qui s'est propagée de manière remarquable en dehors des sphères de la recherche, est devenue banale — les écrits s'adossant à la comparaison *cerveau-ordinateur*, ou *pensée-traitement de l'information* ne se comptent plus.

---

position plus nuancée, tout en s'appuyant sur Bruner. Ce dernier rapproche perception et représentation, puisqu'il va jusqu'à accorder une " fonction représentative " à la perception. Piaget (1958) prend en compte ce point de vue. (*cf.* Sallaberry 2015c).

62 Cela ne signifie pas, bien entendu, qu'il n'y ait pas de lien ou de contact entre la cybernétique et le structuralisme. Témoins l'intérêt de Piaget pour les travaux de Simon, ainsi que l'émergence de la théorie des systèmes dont Le Moigne (1990) souligne la double origine : cybernétique et structuralisme.

63 Dupuy précise (p.22) : « L'essentiel, c'est la nature logique des manipulations et des règles en question... L'époque qui précède immédiatement l'histoire que nous allons conter (il s'agit de celle des conférences Macy) a produit des modèles mathématiques tant du système nerveux que des circuits électriques. Il aura cependant fallu le génie de McCulloch et Pitts d'un côté, de Shannon de l'autre, pour comprendre que la modélisation pertinente était en fait de type logique — donc que l'on pouvait décrire en termes logiques le fonctionnement de certains systèmes matériels, mais qu'inversement ces systèmes matériels pouvaient se représenter comme réalisant, voire incarnant la logique, cette forme supérieure de la pensée. »

64 Ce composant pouvant pour le courant être "passant" ou "non passant", il peut exhiber deux états (qui peuvent être codés par 0 et 1) et peut donc être considéré comme neurone "formel" (ou artificiel).

65 Combien de recherches, avant de s'appuyer sur l'hypothèse de l'existence de deux types de mémoire — mémoire à court terme et mémoire à long terme — se posent sérieusement la question de la probabilité de repérage expérimental des supports neuronaux correspondants, au vu des recherches actuelles en neurosciences animale ou humaine ?

Dans cette perspective, un courant de l'intelligence artificielle s'est développé ; à partir de cette conception, les "représentations" (utilisées dès lors pour être "calculées"), doivent, bien entendu, répondre aux règles de la logique formelle[66]. On ne peut donc travailler avec des propositions du genre "je veux a mais aussi non-a". Par ailleurs, la tentative de réalisation de systèmes experts montre qu'il est bien difficile de bâtir un logiciel d'efficacité comparable à celle d'un expert en chair et en os.
Nous avons signalé l'apparition de ce paradigme dans le contexte européen. Pour ce qu'il en est du contexte outre-atlantique, et de la "comparaison - assimilation cerveau/ordinateur" que nous avons signalée, nous laissons la parole à Bruner, qui critique vivement : « On a très vite identifié les processus cognitifs aux programmes que l'on pouvait faire "tourner" sur un ordinateur… Ce nouveau réductionnisme a autorisé un libéralisme étonnant. Les partisans de l'ancienne théorie de l'apprentissage par stimuli-réponses, ceux de la mémoire par associations, tous ont pu trouver place dans la révolution cognitive ; il leur a suffi d'appliquer à leurs vieux concepts la terminologie en vogue, empruntée au traitement de l'information. Il n'était même pas nécessaire d'adopter les concepts de "signification" ou "d'opérations mentales" ; on remplaçait "stimulus" par "entrée" et "réponse" par "sortie" ; on gommait tout ce qu'il y a d'affectif en évoquant "le feed-back contrôlé des sorties du système" ; et le tour était joué. Tout programme informatique devenait un "esprit". » (1997, p.22). Il faut rappeler que ce qui a été désigné par la "métaphore de l'ordinateur" s'appuie sur une idée féconde de Turing, qui estimait que l'on pouvait comparer deux systèmes qui exécutent une tâche similaire. Ainsi, l'ordinateur est capable d'effectuer des calculs, le cerveau aussi. Nous pensons, à la suite de Turing, qu'il est tout à fait pertinent de comparer, sur cette base, cerveau et ordinateur. Mais comparer n'est pas identifier…

2 - 2 Paradigme connexionniste

Un second courant des sciences de la cognition met l'accent sur les connexions entre neurones— d'où son appellation de connexionnisme. L'apprentissage correspond à des modifications du réseau liées au degré d'activité corrélée entre les neurones. Si deux neurones s'activent au même moment, leur lien est renforcé ; dans le cas contraire, il est diminué — cet énoncé correspondant au principe de Hebb.

---

[66] Repérable à ses trois principes :
- identité : a est a
- non-contradiction : si p est une proposition et non-p sa contradictoire, p et non-p ne peuvent être ni toutes les deux vraies ni toutes les deux fausses dans le même système logique
- tiers exclus : si on peut comparer la proposition q à p, ou bien q = p, ou bien q = non-p

Dans cette logique de modélisation, on peut observer, à partir d'un certain niveau de complexité d'un réseau), des propriétés émergentes [67]. Avec une telle interprétation, la cognition est l'émergence d'états globaux d'un réseau de composants simples (neurones naturels ou formels). La conscience, le langage, la pensée, sont alors des propriétés émergentes du fonctionnement du système nerveux. Conséquence immédiate, ces propriétés sont relativement "distribuées" (et non "localisées")[68]. Elles sont à concevoir comme résultant de l'interaction entre "agents" (neurones ou réseaux de neurones) [69].

Des précisions, ainsi que des points de vue plus récents, seront apportés par le chap IV. Mais il est clair que neurosciences et science de la cognition amènent des points de vue nouveaux sur la question de la cognition et de l'apprentissage — points de vue qui ne peuvent être ignorés par les sciences humaines et sociétales.

IV – Complexité

La notion de complexité, enfin, apparaît de façon décisive (incontournable). Elle est caractérisée notamment par les travaux de Le Moigne, de Morin, d'Atlan.

IV – 1 Travail de caractérisation

Le Moigne (1990) outille et caractérise la complexité à partir de l'opposition compliqué/complexe, ainsi que celle des deux processus décomposition/composition. En le résumant outrancièrement, on peut dire que ce qui est compliqué est décomposable (et que la science classique vise, en le décomposant, de passer du compliqué au simple), tandis que le complexe non seulement ne se décompose pas, mais au contraire est fondé sur le processus de composition — on ne peut que le modéliser.[70]

---

67 Pour plus de détails, on se reportera à Dupuy (1994), Andler (1992), Edelman (1992), Varela (1989).

68 « En accord avec la manière dont nous avons envisagé la genèse et la stabilisation des assemblées de neurones, il paraît au contraire plus raisonnable d'envisager que la "trace" des objets de mémoire se trouve *distribuée* sur *l'ensemble du cortex* et, pourquoi pas, sur une grande partie de l'encéphale. » (Changeux, 1983, p. 224)

69 On peut concevoir un agent comme assumant un rôle fonctionnel (il assure une fonction). On peut généraliser en le considérant comme un sous-système, par définition moins complexe que le système global. Cette idée d'interaction ou de coopération (entre sous-systèmes), déjà présente chez Gazzaniga (même s'il reste très influencé par la première cybernétique puisqu'il ne peut concevoir qu'il n'y ait pas de sous-système de pilotage) est notamment développée par Minsky (1988).

70 Il mène également un important travail au niveau épistémologique, en fondant clairement une épistémologie constructiviste, englobant une épistémologie positiviste (1995).

Morin (1990) mène lui aussi un travail de caractérisation important, en posant notamment les trois “principes“ :

- principe dialogique,
- principe de récursion organisationnelle,
- principe hologrammatique (p. 98, 99, 100).

Nous avons toujours envie d’ajouter, à ces trois principes, celui de non-séparabilité des variables.
On peut considérer que ces deux auteurs mènent ainsi le travail de caractérisation nécessaire à toute tentative d’élaboration d’une définition[71].

IV – 2 La question de la définition

En physique, le mouvement habituel consiste, une fois qu’elle est caractérisée, à définir une grandeur. Une première tentative de définition est due à Nicolis et Prigogine, une seconde à Castoriadis (à partir des travaux de Barel et Castoriadis). Comme ces deux tentatives amènent des outils de modélisation, nous les décrirons plus loin (chapitre VII).

IV – 3 L’apport d’Atlan

Atlan parle surtout d’auto-organisation. Dans une première tentative de caractérisation, il note : “Si, sous l’effet de... perturbations aléatoires, le système, au lieu d’être détruit ou désorganisé, réagit par un accroissement de complexité et continue de fonctionner, nous disons alors que le système est auto-organisateur.“ (1979, p.167)
A partir d‘une œuvre importante qui s’étend sur plus de quatre décennies, Atlan précise peu à peu cette notion d’auto-organisation, qui apparaît très proche de celle de système autopoiétique, ainsi que de celle de complexité. Mais il serait par trop simpliste de tenter d’identifier complexité et auto-organisation, même si les deux notions semblent fort liées. Retenons pour l’instant, de l’apport d’Atlan, l’appui à la notion de système, ainsi que le lien à celle de complexité (*cf. infra* chap VII).

Ce panorama d’événements scientifiques qui, à notre avis, ne sauraient être négligés par les sciences humaines et sociétales, amène des exigences en termes de démarche de recherche, en termes de position du chercheur vis-à-vis des “objets“ qu’il étudie (cf. infra *chap II), mais apporte aussi des outils de modélisation remarquables* (cf. infra *seconde partie).*

---

71 Ils co-signent d’ailleurs un ouvrage commun sur la question, *L’intelligence de la complexité* — 1999, Paris, L’Harmattan (Cognition et Formation).

Chapitre II

Conséquences en termes de modélisation (pour les SHS)

Une fois décrits (fût-ce brièvement) les quatre grands "domaines", ou "événements" dont il faut, à notre avis, tenir compte, il convient de préciser les conséquences qui apparaissent inévitables pour les sciences humaines et sociétales. On pourrait dire que ces conséquences constituent les conditions, ou une partie des conditions, de ces dernières.

I – La question du déterminisme

I – 1 La présence des termes — donc de l'idée — en SHS

L'idée de détermination (à travers le substantif ou le qualificatif, "déterminé") se trouve au sein de maints écrits dans le domaine SHS.
Chez Ardoino, par exemple, dans la description du troisième moment de la dialectique appliquée à l'institution : « *Le moment de la singularité* : la signification singulière, comme négation de la négation, dans le processus dialectique s'énonce en sa *morphologie* et en *sa positivité* structuro-événementielle, comme chronologiquement et spatialement située, déterminée, localisée. On se réfère à des formes sociales visibles, tangibles. »(1977, p.167), ou dans un texte plus récent de *L'aventure psychosociologique* : « Le sujet, (individuel ou social) se caractérise au moins autant par sa *négatricité* (capacité pour chacun de pouvoir déjouer par ses propres contre-stratégies les stratégies dont il se sait être l'objet), que par les déterminismes plus globaux qui l'affectent et auxquels il se révèle également soumis. » (1997, p. 128)
Chez de Gaulejac (1997), dans le paragraphe intitulé « Déterminismes sociaux, déterminismes psychiques », on trouve : « L'individu est multidéterminé. » (p. 159) et, plus loin, à propos justement de « la question du sujet », la contradiction est bien énoncée : « Quelle place pour un sujet autonome et libre face aux déterminations sociales et intrapsychiques ? » (p.161). Parlant de « mécanismes sociaux » ou de « déterminants sociaux », de « surdéterminations institutionnelles », l'auteur semble reprendre une position courante en sociologie, citant Dubet (1995) à propos de la place du sujet dans la sociologie classique (« Connaître, c'est montrer comment là où les acteurs croient être des sujets, ils ne sont au fond que les supports de mécanismes sociaux qui les dépassent et qu'ils ignorent... »), à laquelle il (Dubet) oppose la « sociologie de l'expérience ». Si nous comprenons bien, de Gaulejac considère que le sujet a tout de même une « marge de manœuvre »(p. 163) — ce qui constitue le contraire d'être déterminé.

Ansart (1990), résumant les différents courants de la sociologie, cite la critique de Boudon et Bourricaud (1982, *Dictionnaire critique de la sociologie*) sur « l'importance excessive donnée aux conflits dans une large tradition sociologique. » (p.148) Il rappelle « les entités prises, à tort, comme des unités d'action et donc d'analyse. » Il s'agit surtout de critiquer les théories qui transforment des « agrégats » « (classes, groupes, nations) en sujets actifs, porteurs de stratégie, de volonté commune, et dont les comportements seraient l'explication du déroulement des conflits. » Il signale qu'est « particulièrement visée dans cette récusation la vulgate marxiste faisant de la lutte des classes le moteur de l'histoire. » Ce sont les « visions holistiques » qui sont critiquées, en ce qu'elles « supposent que les situations, les structures déterminent complètement les agents et établissent ainsi des schèmes de causalité où les comportements sont l'effet mécanique des conditions. » (p.148-149)

Nous comprenons mieux la difficulté de nos auteurs. D'un côté, toute une tradition (marxiste comme sociologique) campe sur un déterminisme. De l'autre, ils considèrent que le sujet humain a des marges d'action (ou d'autonomie). Ils prennent alors le terme 'déterminé' dans un sens relatif (ce qui est contraire à sa signification) : il y aurait des déterminations mais le sujet pourrait jouer sur leur diversité (ou leurs éventuelles contradictions ?) pour se ménager une marge d'autonomie. Nous reprendrons cela avec l'exemple de Bourdieu, un peu plus loin.

I – 2 La contradiction pour les SHS

La mécanique classique constitue l'exemple princeps du déterminisme. La force (ou la somme des forces) appliquée à un objet détermine son accélération, donc modifie sa trajectoire si cet objet avait une vitesse initiale (non parallèle à l'accélération), ou provoque pour cet objet un mouvement rectiligne uniformément accéléré si sa vitesse initiale (sa vitesse lorsque la force s'applique) était nulle.

Dans un album d'Astérix, ce dernier, fait prisonnier, va être précipité du haut d'une falaise. A son "géolier" qui lui dit à peu près "Gaulois, montre nous comme tu voles bien ; va un peu par ici, et puis par là…", il répond "ne vous inquiétez pas pour la trajectoire, elle est toute tracée !" Cette réponse exprime bien le caractère déterministe de la situation.

Passer d'une cause antécédente (la causalité classique : une cause entraîne un effet) à une cause finale ("quelque chose" est fait pour "faire ceci ou cela", l'exemple d'un programme informatique étant devenu banal) n'y change rien. Que la détermination se situe en amont ou en aval ne modifie en rien l'absence d'imprévu, l'impossibilité d'une marge d'initiative des éventuels acteurs — il n'est qu'à voir la difficulté (voire l'impossibilité) pour les informaticiens, fussent-ils spécialistes d'intelligence artificielle, à introduire l'éventualité d'un imprévu dans un programme.

Si l'on concède quoi que ce soit au déterminisme, il n'y a plus d'espace pour des sciences humaines et sociétales. La notion marxienne de “surdétermination“ n'y change rien. Toute hypothèse déterministe constitue un obstacle rédhibitoire à une possible modélisation des phénomènes humains et sociétaux.
Au demeurant, nous avons souligné (chap I §II) que dans le domaine quantique, la notion de “trajectoire déterministe“ ne pouvait être maintenue. Si en physique on est obligé d'abandonner le déterminisme, les sciences humaines et sociétales auraient bonne mine de lui maintenir la tête hors de l'eau.

I – 3 L'exemple de Bourdieu

La notoriété de Bourdieu et la dimension de son œuvre d'une part, l'ambigüité de sa position d'autre part, méritent que l'on s'y arrête un peu. En relisant *l'Esquisse d'une théorie de la pratique* (précédée des trois essais d'ethnologie kabyle), on peut s'interroger : pourquoi donc ce chercheur patenté, ce grand intellectuel, s'embarrasse-t-il de cette question du déterminisme ? Trois éléments de réponse se profilent :

- cette question hante la sociologie à cette époque (et peut-être encore de nos jours)
- sa position peut être qualifiée de nuancée ou d'ambiguë
- son objectif principal dans cet ouvrage n'est pas le déterminisme, mais la défense de la sociologie contre une vulgate structuraliste (*cf. supra* chap I).

Pour le premier élément, l'intervention d'Ansart (1990), citée au § I –1, fournit la réponse. Pour le deuxième, la position de Bourdieu mérite une lecture attentive. Ainsi, « Lors même qu'elles apparaissent comme déterminées par le futur, c'est-à-dire par les fins explicites et explicitement posées d'un projet ou d'un plan, les pratiques que produit l'habitus en tant que principe générateur de stratégies permettent de faire face à des situations imprévues et sans cesse renouvelées, sont déterminées par l'anticipation implicite de leurs conséquences, c'est-à-dire par les conditions passées de la production de leur principe de production, en sorte qu'elles tendent toujours à reproduire les structures objectives dont elles sont en dernière analyse le produit. » (p.175) Cette phrase est remarquable : commençant par exclure une téléologie simple (causalité finale), elle nous apprend que l'habitus permet de faire face à des situations imprévues. On pense à une marge d'initiative du sujet. On apprend alors que les pratiques générées par l'habitus sont déterminées (paf !), mais par l'anticipation de leurs conséquences... Et si on pense à nouveau à une stratégie (autonome) du sujet, on est aussitôt corrigé, les pratiques ne peuvent que reproduire les structures objectives... dont elles sont le produit (pif !). Autrement dit, il écarte un déterminisme pour le remplacer par un autre. C'est peut-être

énoncé plus clairement un peu plus loin (p.178) : « C'est dire qu'il faut abandonner toutes les théories qui tiennent explicitement ou implicitement la pratique pour une réaction mécanique, directement déterminée par les conditions antécédentes... Mais, le refus des théories mécanistes n'implique aucunement que, selon l'alternative obligée de l'objectivisme et du subjectivisme, on accorde à un libre arbitre créateur le pouvoir libre et arbitraire de constituer dans l'instant le sens de la situation en projetant les fins visant à le transformer..." » Ansart confirme cette position ambiguë : « Refusant donc de considérer les agents comme de simples reflets de structures objectives, et refusant non moins radicalement d'interrompre la recherche de déterminants, P. Bourdieu repose le problème en termes de genèse. » (évocation d'un "structuralisme génétique" (p.41)).
Enfin, Bourdieu, dans cet ouvrage, s'engage dans le même travail que Lefebvre et Braudel (*cf.* chap I §I - 4). Il défend la sociologie, ainsi que l'ensemble des sciences humaines et sociétales, face à l'entreprise totalitaire initiée par certains structuralistes. Qualifiant « d'objectivisme »[1] la position de la linguistique et de l'anthropologie structurales, il en mène une critique frontale : « ... la linguistique saussurienne privilégie la *structure* des signes, c'est-à-dire les rapports qu'ils entretiennent entre eux, au détriment de leurs *fonctions pratiques* qui ne se réduisent jamais, comme le suppose tacitement le structuralisme, à des fonctions de communication ou de connaissance... »... « La construction saussurienne ne permet de constituer les propriétés du message comme telles, c'est-à-dire comme système, qu'en se donnant un émetteur et un récepteur impersonnels et interchangeables, c'est-à-dire quelconques, et en faisant abstraction des propriétés fonctionnelles que chaque message doit à son utilisation dans une certaine interaction socialement structurée. » (p. 168) L'évocation de la notion

---

[1] Dupuy (1992, p.245) cite ce passage de Bourdieu, en précisant qu'il « distingue trois modes de connaissance *théorique* du social :

- le mode *phénoménologique*, qui "explicite la vérité de l'expérience première du monde social", comme "monde naturel et allant de soi "...
- le mode *objectiviste*, qui construit des relations objectives et structurales du monde social et établit "la vérité objective de l'expérience première comme privée de la connaissance explicite de ces structures ";
- le mode praxéologique, enfin (c'est-à-dire la théorie de la pratique), qui entre en rupture avec le mode objectiviste, sans pour autant en revenir au mode de connaissance phénoménologique, comme le prônerait une certaine critique humaniste exigeant que l'on colle au "vécu". Cette rupture et ce nouveau dépassement résultent d'une interrogation sur les conditions de possibilité, et donc les limites, du point de vue objectif et objectivant "qui saisit les pratiques du dehors, comme fait accompli, au lieu d'en construire le principe générateur en se situant dans le mouvement même de leur effectuation".

On aura reconnu dans cette dernière formulation la caractéristique même par laquelle nous distinguions, en commençant, les processus de totalisation qui sont l'objet même de notre recherche : ni artefacts, ni exécution d'une structure-partition toujours déjà là, donc processus de morphogenèse et d'auto-organisation. »

d'interaction nous intéresse au premier chef (*cf. infra* §III) ! Mais la critique s'approfondit : « Mais s'il n'est rien qui manifeste mieux l'insuffisance de la théorie de la pratique qui hante le structuralisme linguistique (et aussi ethnologique) que son impuissance à intégrer dans la théorie tout ce qui ressortit à l'exécution, comme dit Saussure, il reste que... l'objectivisme construit une théorie de la pratique (en tant qu'exécution) mais seulement comme un sous-produit négatif ou, si l'on peut dire, comme un déchet, immédiatement mis au rebut, de la construction des système de relations objectives. » (p.169) Et encore : « Bref, faute de construire une pratique autrement que de manière négative, c'est-à-dire en tant qu'exécution, l'objectivisme est condamné soit à laisser entière la question du principe de production de régularités qu'il se contente alors d'enregistrer, soit à réifier des abstractions, par un paralogisme consistant à traiter des objets construits par la science, qu'il s'agisse de "culture", des "structures", des "classes sociales", des "modes de production", etc., comme des réalités autonomes, douées d'une efficace sociale... »[2] Castoriadis (1993) enfoncera le clou, comme nous le verrons au chap VII.

II – La représentation

L'exemple de la notion de représentation est intéressant, et même typique des questions que l'on rencontre pour la modélisation, des difficultés qui surgissent lorsqu'on tente de la porter au concept. Ce qui suit en donne un aperçu rapide.

Lefebvre (1980, p.14) souligne que les significations courantes du mot, renvoyant à des contextes différents, sont au nombre de six:

a - scientifique (au sens, par exemple, où une courbe représente un phénomène),

b - politique (un député représente les citoyens),

c - mondaine (se faire représenter à une cérémonie),

d - commerciale (représentant de commerce),

e - esthétique (un tableau représente une scène [3], une troupe de théâtre donne des représentations...),

f - philosophique, qui devrait donner la clef des autres.

Il faudrait ajouter un sens "cognitif" pour tenir compte du lien représentation-connaissance.

---

[2] Il est intéressant de rappeler ici que l'une des "choses" qui oppose Lévy-Strauss à Radcliffe-Brown, c'est le statut de la structure : produit final du travail de recherche pour le premier, elle est pour le second dans la réalité.

[3] L'ouvrage de Marin (1994), *De la représentation*, outre des apports fort intéressants sur la position structuraliste (voir note de lecture), traite surtout, à partir de la peinture, de cet aspect de la représentation.

A cette première difficulté s'ajoute une complexité qui se décline en quatre axes :
a) Triade processus-produit-processeur
La représentation désigne à la fois un **processus** et un **produit**. Processus au sens où chaque sujet élabore et modifie sans cesse ses représentations de la réalité environnante, produit au sens où, à un instant donné, les contours d'une représentation peuvent être tracés à partir de sa description. La représentation fonctionne également comme **processeur** (ce que le sujet humain pense va déclencher des processus).
b) *Triade signifiant-signifié-référent*
Comme tout objet convoyeur de sens — à l'instar d'un mot, notamment — la représentation est structurée selon la triade "**signifiant-signifié-référent**" (*cf. supra* chap I)

c) *La dynamique sujet-objet*
Une représentation est toujours à la fois représentation d'un **objet** (par un sujet), mais aussi représentation du **sujet**.

d) *La dynamique intérieur-extérieur (ou dynamique individuel-collectif)*
Un sujet humain a l'impression de construire des représentations originales des objets qu'il découvre ou des œuvres d'art qu'il apprécie. Mais on peut aussi penser qu'il est largement influencé par la culture dans laquelle il baigne. La question de la priorité au niveau logique individuel ou au niveau logique collectif, dans la construction d'une représentation, mérite travail et discussion et fait l'objet de débats.

On commence à percevoir que tenter de construire un concept valide et pertinent pour la notion de représentation va exiger non seulement de modéliser l'articulation des deux niveaux logiques, mais encore de concevoir la représentation dans cette articulation. Ce sera l'objet du chapitre VI, qui devra reprendre l'outillage théorique que les chapitres III, IV, V vont proposer et montrer leur pertinence. L'idée centrale, pour construire ce concept, est que la représentation "véhicule" l'interaction entre deux sujets humains — on peut aussi dire qu'une telle interaction s'établit à partir de, ou par l'échange de représentations.

III – La question de l'interaction
Le choix de fonder la définition du concept de représentation sur l'interaction [4] — notion qui peut sembler "aller de soi" pour un physicien ou pour tout chercheur ayant fréquenté les "sciences dures" — permet d'avancer, mais il vient un temps où la question de la conception (sinon de la caractérisation,

[4] *Cf.* Sallaberry 1986, 1996, 2007, 2015. *Cf. infra* chap VI.

voire de la définition) de cette notion se pose. Elle se pose d'autant plus que l'énoncé 'interaction sociale' se retrouve fréquemment dans certaines publications.
On pourrait être tenté de définir un terme par l'autre et réciproquement — après tout, on pourrait définir, en physique, la résistance à partir de l'intensité du courant et de la tension, la loi d'Ohm servant de définition[5]. Ce serait oublier que tout concept s'appuie sur un invariant (hypothèse féconde de Vergnaud, qui se révèle très pertinente pour les concepts des sciences physiques [6]) et que, dans l'analogie hydraulique où le fil conducteur est comparé au tuyau dans lequel le fluide s'écoule, l'invariant est le diamètre du tuyau. Or, quand on passe du domaine de la matière à celui du vivant, l'invariant change en quelque sorte de statut, puisqu'il est à chercher dans le fonctionnement (*cf. supra* chap I). La question s'élargit dès lors ! Elle devient celle de la modélisation (ou de la possibilité de modélisation) d'un système sociétal (ou plus largement d'un système "avec culture"). Autrement dit, la question est l'une de celles qui traverse cet ouvrage. Ce paragraphe constitue donc une première approche (ou un début d'approche), que la suite de l'ouvrage devra compléter.

III – 1 Interaction en Physique

Physique classique

La notion d'interaction, en Physique, apparaît comme liée aux actions à distance. Lorsque, par exemple, un objet va heurter un autre objet, on parlera plutôt de choc. Quand une force s'exerce directement sur un corps, on parle d'action (ou de force) de contact. Mais si deux corps éloignés l'un de l'autre exercent l'un sur l'autre des forces, c'est à la notion d'interaction que l'on fera appel.
Dans l'exemple du poids d'un corps A, qui est une force (*F*)[7] exercée sur lui par la Terre (B), on posera que la Terre subit de la part de ce corps une force (*F'*) égale et opposée à *F* (principe de l'égalité de l'action et de la réaction) [8].

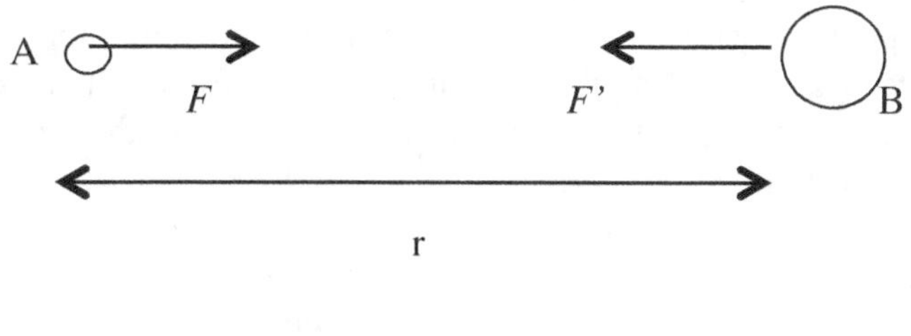

[5] La relation U = R.I peut permettre de définir R si I et U le sont.

[6] *Cf.* Sallaberry 2004, Fleury 2015.

[7] Les vecteurs sont indiqués en ital.

[8] *Cf.* Bruhat, 1961, Mécanique, p. 45.

Ce principe « s'applique aux forces électriques et aux forces magnétiques... deux charges électriques ou deux masses magnétiques exercent l'une sur l'autre deux forces égales et directement opposées. » (Bruhat, 1967, p.45). L'interaction entre A et B est ainsi caractérisée (par cette réciprocité des actions et le caractère égal et opposé des deux vecteurs force). Lorsqu'il y a contact (choc, par exemple), on peut néanmoins généraliser l'interaction, puisque dans le cas d'une attraction il peut arriver que les corps se rapprochent jusqu'à se toucher.

La notion de champ (de forces) est liée à celle d'interaction. Dans l'exemple précédent, on parle de champ de gravitation et d'interaction gravitationnelle. Si les deux objets A et B sont des charges électriques, le champ sera qualifié d'électrique (et l'interaction sera électromagnétique). Le calcul des forces F et F' est permis par la loi de la gravitation universelle dans le premier cas, par la loi de Coulomb dans le second (avec m et m' les masses, q et q' les charges, r étant la distance entre les deux objets) :

$F = F' = G\ m.m'/r^2$ $\qquad\qquad$ $F = F' = k\ q.q'/r^2$

Le champ désignant une zone d'espace dans laquelle s'exercent les forces, mais aussi un vecteur champ (noté *g* pour le champ de pesanteur, *E* pour le champ électrique), qui sera défini comme proportionnel à la force :

$F = m.\,g$ $\quad$ $(g = G.\ m'/r^2)$ $\qquad$ $F = q.\,E$ $\quad$ $(E = k.\ q'/r^2)$

On peut remarquer l'analogie structurale établie (par les équations ci-dessus mais aussi par bien d'autres) entre la mécanique et l'électricité.

Physique des particules, physique quantique.
Ce lien entre interaction et champ va se retrouver dans la physique des particules. « On peut décrire l'interaction de particules en faisant appel à la notion de *champ* de forces. Ainsi, au lieu de dire que telle particule agit sur telle autre, on peut dire qu'elle crée un champ ; toute autre particule se trouvant dans ce champ sera soumise à une certaine force. En mécanique classique, le champ n'est qu'un moyen de description du phénomène d'interaction des particules. » (Landau & Lifchitz, 1966, *Théorie du champ*, p. 57)
Ce monde des objets très petits va confronter les chercheurs à des résultats étonnants[9], va amener la construction de la mécanique ondulatoire, que l'on

---

[9] La fin du XIXe siècle avait vu une sorte de victoire de l'interprétation ondulatoire (la lumière considérée comme une onde — une vibration qui se propage) sur l'interprétation corpusculaire (la lumière considérée comme des particules (les photons) qui se déplacent. Les expériences d'interférences et de diffraction s'interprètent en effet à partir de l'hypothèse

va vite nommer mécanique quantique [10] — on parlera ensuite de physique quantique, et même de « quantique » (Lévy-Leblond & Balibar, 1984).
Si bien que le terme d'interaction va se généraliser[11] : « Ces « forces », ou interactions comme on dit aujourd'hui, peuvent d'après nos connaissances actuelles, se ranger en plusieurs catégories » (Lévy-Leblond & Balibar, p.21) — ces catégories étant, en résumé : fortes, électromagnétiques et faibles, gravitationnelles. Les mêmes, plus loin, reviennent sur le "à distance". « C'est en particulier ainsi qu'est décrite théoriquement *l'interaction « à distance » entre particules*, éminemment difficile à comprendre. Plutôt que comme une influence directe, sans intermédiaire, on la conçoit au contraire comme médiatisée par un champ. Engendré par la première particule, ce champ se propage, puis agit sur la seconde. Naturellement, la seconde agit sur la première par le même mécanisme, de sorte que cette deuxième particule est aussi « source » de champ. » (p. 49) Ici, il faut rappeler que dans la mécanique classique, on ne se pose pas la question du temps de propagation de l'interaction. Ce qui revient à admettre que dès qu'un objet (ici, une particule) est placé à un endroit, le champ qu'il induit est installé — autrement dit, que la vitesse de propagation du champ est infinie. On a dû admettre qu'il y a bien une vitesse (non infinie) de propagation des interactions. La lumière (onde électromagnétique) se propageant (dans le vide) à la vitesse (ou célérité) $c = 3.10^8$ m/s, cette valeur donne la vitesse (ou vitesse limite) de propagation des interactions. Comme le précisent Landau & Lifchitz (1966, p. 8-9) : « Le principe de relativité auquel on a associé la limitation de la vitesse de propagation des interactions est appelé *principe de relativité d'Einstein* (il a été énoncé par A. Einstein en 1905), par opposition au principe de relativité de Galilée, qui supposait l'infinité de la vitesse de propagation des interactions. » [12]

---

ondulatoire. Dès le début du XXe, retournement : l'interprétation de l'effet photoélectrique (Einstein) fait appel à l'hypothèse corpusculaire. De même, l'effet Compton ne peut s'interpréter que comme le choc d'un photon (incident) et d'un électron (impacté) : l'électron est propulsé comme s'il était heurté par une particule "matérielle". Il faut attendre 1930 pour que De Broglie propose la dualité onde-corpuscule (la lumière est à la fois onde et corpuscule, et en généralisant tout objet en mouvement peut être considéré aussi comme un onde).

[10] En évocation **de** l'hypothèse des *quantas* (Planck) — de la même façon qu'il y a (dans la nature) un grain de charge électrique (e, charge d'un proton, ou - e, charge d'un électron), il y a un grain d'énergie élémentaire (ou *quantum*), de valeur hν (où h est la constante de Planck, et ν la fréquence de (ou associée à) la particule, **et de** la quantification des niveaux d'énergie du système électron-noyau dans l'atome (cette énergie ne peut avoir que des valeurs **discrètes** (discontinues, ou si l'on préfère précises) — ce qui est le contraire de continues).

[11] Il s'agit toujours de physique des particules dites "élémentaires" et des forces qui s'exercent entre elles.

[12] « Il existe des systèmes de référence dans lesquels le libre mouvement des corps, c'est-à-dire le mouvement des corps non soumis à l'action de forces extérieures, s'effectue avec vitesse constante. De tels systèmes de référence sont dits d'*inertie* ou *galiléens*. » (Landau & Lifchitz (1966, p.7)

Lévy-Leblond & Balibar précisent (p. 50-51) : « L'interaction entre deux particules s'effectue par l'intermédiaire du champ qu'elles engendrent, qui se propage et exerce une force sur chacune. » Puis, plus loin : « La matière, en termes classiques, doit donc être conçue comme constituée à la fois de particules et de champs. » Et, un peu plus loin : « Nous allons maintenant décrire des situations, conflictuelles du point de vue de la physique classique, où la dichotomie particule-champ perd sa validité, soit qu'un phénomène ondulatoire (du moins reconnu comme tel par la physique classique) manifeste des propriétés discrètes, soit que des objets traditionnellement étiquetés « particules » manifestent un comportement incompréhensible dans le cadre de la mécanique classique. » C'est ainsi qu'ils nommeront ces « nouveaux objets » des « quantons ».
La notion de champ permet d'élargir la modélisation aux systèmes à N particules.
Avant de laisser le point de vue de la physique, rappelons l'idée du "messager quantique". « En physique classique, la transmission à distance des forces exercées par une particule sur une autre est médiatisée par un champ (onde) — c'est même là le rôle essentiel de ce concept : le champ, engendré par une particule, se propage, puis agit sur l'autre. La quantique ne connaît plus que des êtres d'une seule espèce, les quantons. Elle transcrira donc ce schéma en l'idée que les forces qui s'exercent entre deux quantons A_1 et A_2 sont transmises par l'échange d'un quanton de type B, correspondant si l'on veut à la « quantification » du champ classique. » (ibid. p.120) Dans la figure qui illustre cette idée, le quanton B est qualifié de « virtuel ».[13]

III – 2 Conception de l'interaction en SHS

2 – 1 Repérage des caractéristiques

Avant toute importation, bilan du concept de la physique

Retenons tout d'abord du § I plusieurs caractéristiques de l'interaction :

- La réciprocité.
- Le principe de l'égalité (de l'action et de la réaction) qui, s'il peut sembler inadapté aux échanges entre humains, mérite d'être médité.
- Le lien (ou même l'identité) entre champ et interaction.
- Le caractère "incontournable" : il s'agit d'action (ou de force), qui produit un effet.

[13] Cf. Sallaberry (1996, p.25), où cette idée est notée en tant que pré-notion vis-à-vis de la proposition de définir la représentation comme véhiculant une interaction.

Nous nous appuierons sur le dernier caractère pour affirmer que l'interaction n'a rien à voir avec la communication – ou tout au moins avec le caractère euphémisé qu'on lui donne trop souvent : un responsable politique qui annonce des mesures (des décisions) qui sont mal reçues aurait commis une erreur de "com", ou aurait "mal géré sa com" (d'où les fameux "éléments de langage" inventés par la sarkosie ; d'où les formations à la communication (pour éviter les fameuses erreurs), d'où les médias (qui trustent la communication)...). L'interaction entre deux sujets humains peut prendre la forme d'un coup de poing ou d'une gifle (ou bien pire !). Et lorsqu'on respecte les interdits de la civilisation, remarquons qu'une représentation peut faire autant de mal, sinon plus, qu'un coup de poing ou de pied — même lorsqu'elle n'est pas énoncée ! Dans le cas de figure de la représentation, le temps de propagation peut être aussi bref que celui d'un coup de poing, mais il peut être beaucoup plus long (le temps qu'elle soit comprise, dans tous ses attendus et prolongements éventuels). Un concept ou une notion d'interaction en sciences humaines et sociétales ne peut être pertinent qu'à la condition — entre autres — d'inclure cette possibilité de violence (physique (concrète) ou symbolique).
Nous retrouvons de fait la même difficulté qu'en physique avec l'interaction à distance (sans contact). Et là encore, on peut considérer le contact comme un cas limite de l'interaction à distance.

Les propositions (ou tentatives) de caractérisation
Sans chercher à être exhaustifs, essayons de repérer les auteurs qui utilisent la notion d'interaction, ou tentent de la caractériser — ou, mieux, de la définir.

Citons d'abord l'ouvrage de Marc et Picard (1989), qui constitue un bon travail universitaire, tentant de recenser les apports variés. Il sera souvent question "d'autre chose" que d'interaction ; des notions telles la relation, l'influence, la communication bien sûr, seront examinées (sans pour autant être définies). Trop souvent, aussi, les notions sont regroupées dans un même énoncé, entraînant un "mélange" peu propice à une caractérisation, *a fortiori* à une définition ! Par exemple (p. 36) : « La communication s'est révélée n'être pas seulement une relation entre un émetteur et un récepteur, mais plus fondamentalement l' « établissement d'une certaine forme du rapport psychosocial entre deux personnes » (Rimé, 1984, p.420). Par rapport psychosocial, il faut entendre une rapport déterminé par l'identité sociale des interactants... et par la positon respective et le type de relation qui relie ces identités les unes aux autres. » Cette phrase constitue une vraie performance : communication, relation, rapport psychosocial, identité sociale, interactants... difficile de faire mieux pour brouiller les cartes !

Retenons plutôt les apports qui, faute de la définir vraiment, amènent une caractéristique à la notion. Nos deux auteurs s'appuient sur l'étymologie du terme pour « suggérer » « l'idée d'une action mutuelle, en réciprocité » (p. 12). Ce n'est pas si mal que ça, il est dommage que cela ne serve pas de base à la suite.
Dans le même paragraphe, ils citent Maisonneuve (1968, p. 51) : « L'interaction a lieu lorsqu'une unité d'action produite par un sujet A agit comme stimulus d'une unité réponse chez un autre sujet B et vice versa. » Si l'on ne tient pas trop compte du caractère behavioriste de l'outillage utilisé, nous retrouvons l'action et la réciprocité. Ils se réfèrent aussi (p.13) à G. de Montmollin (1977, p.21) : « c'est la réciprocité, la conduite en retour, qui donne aux conduites à l'égard d'autrui leur caractère d'interaction », puis « dans la mesure où la perception du sujet percevant est modifiée par l'attente d'une réciprocité, il y a interaction sociale... » On retrouve le caractère de réciprocité, avec il est vrai les deux notions de conduite et de perception, qui seraient à définir pour avancer vers une possible définition de l'interaction. L'évocation de Goffman (1974, p.7) permet de distinguer *interaction* de *relation* ou de *lien*, grâce au critère de co-présence (p.13). L'apport de Moscovici (Faucheux et Moscovici, 1971, p.9) s'interroge plus sur le qualificatif social et insiste sur le contexte, tout en évoquant l'articulation des deux niveaux logiques (avec d'autres mots).
Ensuite, la première partie de l'ouvrage s'intitulant « Interaction et communication », la première phrase indique le programme : « L'interaction sociale apparaît d'abord comme un processus de communication. » (p. 19) On ne peut dès lors considérer l'interaction qu'à travers le prisme de la communication. Les apports de la théorie des systèmes (indiqués comme « approche systémique »), du principe de totalité au principe de causalité circulaire en passant par l'opposition symétrique/complémentaire, la notion de régulation et d'autres, constituent un rappel sans impact de caractérisation sur la notion d'interaction. Dans le cadre de l'interactionnisme symbolique, un apport de G. Mead (1963, p. 155) évoque le "double mouvement" (l'expression est de nous, *cf. infra*) qui caractérise les systèmes "à culture", en des termes moins précis que l'énoncé suivant qui est notre (mais l'idée y est) : d'une part, les interactions entre humains reconstituent en permanence la culture ; de l'autre, la culture structure les interactions. Cet aspect, crucial, fera partie de l'outillage théorique développé plus loin (*cf. infra* chap V).
La deuxième partie (« Situations et codes sociaux ») et la troisième partie (« Domaines de recherche »), traitent d'apports intéressants, mais sans avancée substantielle de caractérisation de l'interaction.
Notons que Kerbrat-Orecchioni (1990) parle « d'interaction verbale » (p.17), en posant que les « participants » d'un « échange communicatif quelconque... exercent les uns sur les autres un réseau d'*influences mutuelles* ».

Revenons sur l'apport de Goffman (qui structure "l'approche interactionniste"), notamment avec la notion de *place* (dans la conversation)[14] et toute une approche qui, tenant compte du contexte, des *normes sociales*, montre qu'une démarche purement linguistique (fût-elle "pragmatique") reste incomplète. A première vue, ce travail, malgré son intérêt, reste trop "prisonnier" de la mise en scène (de la vie quotidienne) : si cela correspond à l'un des sens de la représentation[15], la difficulté demeure la prise en compte de tous les autres. Cela dit, la centration sur l'interaction va dans notre sens, surtout quand elle se différencie de la communication (*cf.* La communication en défaut, 1993). Mieux, Nizet & Rigaux, commentant l'œuvre de Goffman, soulignent que son travail vise à « mettre en évidence les règles sous-jacentes qui structurent les interactions sociales » (2005, p.35) et caractérisent sa « manière de voir » en écrivant que « tout en constituant un ordre social, les règles de l'interaction remplissent dans le même mouvement une autre fonction : celle de constituer une identité individuelle sacrée. » (ibid. p.100). Une telle position argumente clairement ce que nous appellerons justement le "double mouvement" *(cf. infra)*.
La reprise récente de cette centration, en considérant l'identité comme résultat des interactions (Bagur et Portocallis, 2017), présente un double intérêt. *D'une part*, elle converge avec l'un des derniers textes de Vernant (1997)[16]. Dans une magistrale relecture de l'Odyssée, il commence par poser une question simple. Lorsque qu'Ulysse accoste enfin sur Ithaque, comment se fait-il que l'histoire, au lieu de finir, rebondisse ? Comment se fait-il qu'il doive se cacher, ruser encore, élaborer des stratégies ? Ce rebond est-il un artifice de l'aède, ou a-t-il un sens plus profond ? En résumant fortement le propos, la réponse est qu'il doit redevenir Ulyssse dans le regard des autres (et notamment dans celui de Pénélope) — autrement, dit, être reconnu, aux deux sens du terme. Vernant, en nous restituant ainsi certaines de nos racines, énonce une hypothèse forte sur la représentation et l'identité. Cette dernière pourrait bien n'être que représentation. Et malgré le caractère intime attaché à sa conception, non seulement représentation de soi mais aussi représentation construite par les autres. Plus précisément, la représentation de soi semble s'autoriser des représentations construites par les autres. L'identité est clairement un produit de l'interaction (ce qui rejoint Goffman), même si cela n'est pas formalisé. *D'autre part*, manifester ce choix de l'interaction plutôt que celui de l'identité, c'est choisir une approche continue, par opposition à une approche par les éléments (par les sujets humains), c'est-à-dire une approche discontinue. Ce choix, sur lequel

---

[14] Bignalet-Cazalet (2015) utilise également cette notion, dans le cadre du fonctionnement d'un groupe.

[15] *Cf. supra* § II, et pour plus de précisions Lefebvre 1980 et Sallaberry 1996.

[16] *Cf.* Frontisi-Ducroux & Vernant, 1997.

nous allons revenir amplement (*cf. infra* chap VI et VII), nous semble le plus pertinent (le seul possible ?).

L'ouvrage collectif *Sur l'interaction* (1977, Watzlawick & Weakland dir.) parle bien sûr d'interaction, mais strictement dans le cadre des thérapies familiales, ce qui ne l'amène pas à des propositions précises de caractérisation de la notion.

Deux exemples
La série d'ouvrages *Fortune de France*, de Robert Merle. Plus précisément le Tome III (*Paris ma bonne ville*). Le personnage principal, le jeune Siorac, rencontre dans les couloirs du Louvre Quéribus, proche du Prince qui n'est pas encore Henri III. Les deux hommes, qui ne se connaissent pas, ont en commun, outre leur jeunesse, de venir du pays d'Oc (Siorac du Périgord, Quéribus d'Ariège), d'être de petite noblesse, d'être cultivés. Siorac porte un pourpoint qui a subi sur la manche une déchirure, réparée par une reprise. Il est accompagné de Miroul, son valet. Lorsque Quéribus et deux de ses compagnons les croisent, il confie à voix mi-haute à ses compagnons : "ces rustres parlent d'oc". Relevant la provocation, Siorac rappelle l'étymologie de rustre (*rus, ruris*) et en profite pour plaisanter sur la parenté entre rat des villes et rat des champs. L'agressivité de l'interaction monte à mesure que les réparties s'échangent (dynamique symétrique au sens de Palo Alto[17]), jusqu'au moment où Quéribus évoque, ou suggère, la possibilité d'un duel. Entre hommes d'honneur, cela ne peut se refuser. Ce qui est remarquable dans cette scène, c'est que dès l'acceptation par Siorac du principe du duel, l'agressivité tombe d'un coup et l'échange devient quasi cordial — accepter de risquer sa vie (ou participer d'un code de l'honneur qui évoque celui de la chevalerie) vaut reconnaissance.
La suite est rapide. L'épisode a été entendu et rapporté aussitôt au Prince, qui convoque illico les deux contrevenants (il a interdit expressément tout duel). À la question du Prince « Monsieur de Siorac, est-il constant que vous soyez rentés en querelle en la cour du château avec M. de Quéribus ? »[18], la réponse de Siorac est "oui". La question suivante était prévisible : « Et qui de vous deux est à l'origine de ce différend ? » Sommés de narrer l'incident, nos deux héros marquent un bref instant d'hésitation — apnè, époché... Siorac, constatant d'un coup d'oeil que Quéribus, toute superbe disparue, est plus décomposé que lui-même, décide de minimiser au maximum l'agressivité de la séquence, plaisantant et attribuant l'intervention de

---

17 *Cf.* Watzlawick.

18 (Merle, 1992, p.340). Remarquons au passage l'utilisation du terme 'constant' au sens de "vrai", de "vérifié" — c'est-à-dire de quelque chose sur quoi on peut s'appuyer, ce qui est la fonction d'un invariant, et nous ramène à cet usage du qualificatif 'constant' signalé au chap I.

Quéribus au « déprisement d'un pourpoint reprisé » (1992, p. 340)[19]. Questionné à son tour, Quéribus souligne que l'interprétation de Siorac le décharge à souhait. Et lorsque, sur l'exigence du Prince, il commence à présenter publiquement ses excuses, Siorac l'interrompt pour échanger avec lui une « forte brassée » (une embrassade). Nos deux héros, réconciliés, deviendront les meilleurs amis du monde.

Le film de Truffaut *La femme d'à côté*. Le film commence par une ambulance qui fonce, gyrophare tournant, vers le fond d'une petite vallée. Dans l'une des deux maisons qui se font face, de part et d'autre de la route, un homme et une femme, allongés l'un sur l'autre, sont morts. Le film raconte, en "*flash back*", ce qui précède ce moment. Une petite famille vit dans l'une des deux maisons. Le jour où un autre couple aménage dans la maison d'en face, l'homme de la première maison s'aperçoit que la femme qui vient d'arriver "à côté" est non seulement une de ses anciennes liaisons, mais que la relation qu'il a établi avec elle lui "a fait baver des ronds de chapeaux" — on songe à la "Mathilde" de Brel. Ces deux-là vont redémarrer leur relation brûlante, jusqu'à la chute finale. Une de leurs connaissances commente : "ces deux-là, c'est ni avec toi ni sans toi". Le film se termine sur la reprise de la séquence du début, l'ambulance.

Truffaut, dans une interview qui a suivi, soulignait : "les coups que l'on se donne, en amour, sont terribles". Il ajoutait : "je ne pourrais plus, aujourd'hui, tourner *Jules et Jim*". Il est vrai que *Jules et Jim* (tiré d'un roman, d'un auteur anglais qui a écrit, outre cette histoire d'une femme aimée par deux hommes, *Deux anglaises sur le continent*, qui met en scène la situation symétrique : deux sœurs aiment le même homme — Truffaut en a aussi fait un film) montre deux amis amoureux de la même femme, le trio vivant ensemble, mais sa structure étant un couple plus un célibataire à côté — malheureux, mais doucement... Content d'être près des gens qu'il aime. Une amour adolescente (ou en tout cas non-possessive), pour laquelle les "choses" (et les "bords") sont un peu flous, où le fait de ne pas "avoir à soi" la femme qu'on aime est cruel mais pas insupportable.

Caractéristiques repérables

Si nous proposons de nommer interaction l'échange qui peut s'établir entre deux êtres humains, c'est que lorsque l'intensité de cet échange est forte, chacun peut en "sortir" abimé ou grandi. Bien entendu, nous vivons bien souvent des échanges à faible intensité, dans lesquels l'engagement est minimum. Un achat de pain assorti de quelques mots échangés avec une vendeuse ou un autre client, le plus souvent ne prête pas à conséquence, comme on dit. Même des rencontres plus longues et plus régulières peuvent s'établir avec un investissement d'énergie (psychique) relativement faible.

19 "Priser" quelque chose ou quelqu'un, c'est l'apprécier. Dépriser, c'est le contraire.

Le risque précédent semble alors écarté. C'est seulement lorsque l'engagement, lorsque l'investissement en énergie est important que l'on risque prendre des coups réels ou abstraits puisque fondés sur des représentations, mais nous avons déjà souligné qu'ils pouvaient faire aussi mal. A propos du niveau d'investissement énergétique engagé par un sujet humain, Leclaire (1975, p.35) souligne que l'énergie déployée par le champ de forces de l'inconscient est sans commune mesure avec celle engagée par le champ de forces du conscient.
En résumé, un échange à intensité faible ((à investissement énergétique faible) constitue une rencontre "mineure", à risque mineur. Une rencontre à intensité forte (à investissement énergétique fort) constitue une rencontre "majeure", le risque est lui aussi majeur : l'être humain peut en "sortir" abimé ou grandi.
Ces "effets" possibles renvoient à ce qui a été nommé plus haut le "caractère incontournable", qui est celui de la confrontation à des forces.
Le caractère de réciprocité est bien présent lui aussi. Dans une interaction (dans une rencontre), même celui qui est immobile et se tait "envoie des messages". Bien entendu, le principe d'égalité de l'action et de la réaction, qui, appliqué à notre rencontre entre deux humains, semble vérifié dans les cas où les deux sont dans une dynamique symétrique (il rappelle aussi fortement les règles de l'échange soulignées par l'anthropologie), ne semble pas pouvoir être généralisé. On trouve des interactions à dynamique "dominant-dominé", où en tout cas l'un semble agir, parler, décider plus que l'autre. Il faut d'abord se méfier des apparences. Ce n'est pas forcément celui qui parle tout le temps, par exemple, qui est dans une position dominante ou plus assurée. Cette profusion de paroles, ces interventions réitérées peuvent être l'indice d'une position qui cherche à s'affermir. Mais en admettant que l'on peut discerner le "profond" sous la "surface" et qu'il semble bien y avoir déséquilibre entre les forces exercées, nous maintenons qu'il est judicieux de méditer sur le principe précédent.
Le lien entre champ et interaction exige, pour être exploré, la prise en compte de la culture.

Intervention du niveau logique collectif
Même si, dans certains cas, les deux sujets en interaction ont l'impression d'être "seuls au monde", leur interaction est structurée par la culture (de leur société) et s'accompagne de multiples autres interactions — d'une distribution[20] des interactions.

---

20 Cette notion de distribution vient de la science de la cognition. Evoquée au chap I (§III –2-2), elle est reprise au chap IV (§II).

***Structuration par la culture, l'exemple du* nif**

Bourdieu (1972) décrit fort bien, dans son premier essai d'ethnologie kabyle, la "logique" de l'honneur dans cette culture. « Si toute offense est défi, tout défi, on le verra, n'est pas outrage et offense. La compétition d'honneur peut se situer en effet dans une logique toute proche de celle du jeu ou du pari, logique ritualisée et institutionnalisée. Ce qui est en jeu, alors, c'est le point d'honneur, le *nif*, volonté de surpasser l'autre dans un combat d'homme à homme. » (p. 23) Cette référence à l'honneur n'est pas sans rappeler l'interaction décrite par Robert Merle. Dans toute culture, un ensemble de règles et de normes (de penser, de se conduire...) structure les situations et les interactions.

Distribution

De même que les modélisations les plus récentes proposent qu'une "représentation", ou une "action", ou une fonction psychique supérieure ne soit pas localisée à un endroit précis du système nerveux, mais distribuée sur un grand nombre de neurones (une cartographie neuronale pour Edelman), de même que dans un groupe la fonction de conduite de réunion, par exemple, puisse être répartie, distribuée sur les membres du groupe (et non centralisée sur une personne), les interactions, dans une société, sont distribuées. On peut considérer qu'elles forment un réseau, ou un système, ou plus généralement un ensemble ou un espace. Nous retrouvons une situation analogue aux systèmes physiques à interactions multiples (systèmes à N particules par exemple).

2 – 2 Conséquences pour la recherche

Théorie du champ

La prise en compte du niveau logique collectif amène à relativiser telle ou telle interaction précise (locale). Simultanément, une modélisation adéquate pour un espace des interactions est une théorie du champ (une tentative d'approche continue). Nous retrouvons donc, ici, le lien interaction-champ — *cf. infra*.

Relation d'incertitude et rapport à l'action

Comme indiqué précédemment (chap I §II), la relation d'incertitude ne permet plus de tenir l'idée d'une "mesure pure". Toute tentative de mesure, d'observation, constitue une interaction avec l'objet étudié. Si la physique doit l'admettre pour tous les objets dont l'énergie est de l'ordre de h (Constante de Planck), une prudence élémentaire amène à l'adopter pour les sciences humaines et sociétales. Dès lors, tout mépris pour les recherches "trop" ancrées dans le terrain, pour la démarche clinique, pour la recherche action... devient purement idéologique.

Conclusion partielle
La proposition est donc de nommer interaction la rencontre entre deux personnes, qui déclenche l'échange de forces et de représentations. L'élargissement de la perspective au système à interactions multiples (à interaction distribuée) que constitue une société exigera une théorie du champ (*cf. infra* chap VI et VII).

IV - Exigences pour la modélisation

IV – 1 Les deux niveaux logiques
Que l'on veuille modéliser l'humain en tant que sujet (en tant que personne), ou que l'on veuille le modéliser au sein d'une société, au sein d'une culture, il va falloir prendre en compte le niveau logique individuel (le niveau qui est celui de tout sujet humain) et le niveau logique collectif (celui de la culture, celui de la société). De la même façon que l'on ne peut penser l'ensemble des stylos comme on conçoit un stylo, on ne modélise pas une société comme un "individu" (un atome[21] social).

IV – 2 L'articulation des niveaux
Une règle par exemple, concerne le niveau collectif (elle est valable pour tout le monde) mais aussi le niveau individuel (lorsqu'il faut l'appliquer). Il devient donc indispensable d'observer, de repérer et de concevoir ce qui articule — ou ce qui est susceptible d'articuler — les deux niveaux.

IV – 3 La question du sens
Lorsque quelque chose (un événement, une idée...) "fait sens", c'est que chacune et chacun se sent concerné, et tout le monde aussi — tout le monde et son père, comme diraient La Fontaine et Brassens. Le sens traverse ainsi les deux niveaux (il est transcendant), et donc les articule. Le sens constitue donc une question fondamentale.

IV – 4 La complexité
Il serait difficile de ne pas prendre en compte la complexité — la moindre des prudences consiste en effet à poser *a priori* l'hypothèse de la complexité... Conséquence (quelle que soit la définition de la complexité que l'on adopte), il faut abandonner la prétention à tout savoir d'un "objet", il faut se contenter de certains "éclairages" (certaines modélisations partielles) obtenus à partir de certains outils (provenant de certains paradigmes). Pour cette raison, il semble plus pertinent de ne pas parler d'un

---

21 'atome', qui nous vient du grec, signifie la même chose que le terme 'individu', repris du latin : insécable, indivisible.

paradigme de la complexité, mais de la collaboration (de l'intervention) de différents paradigmes, conçus comme complémentaires. Complémentaires au sens qu'Ardoino donne à la multiréférentialité, ou au sens du principe de complémentarité proposé par Bohr.

On commence à percevoir (et cela va continuer) que les exigences formulées à partir des perspectives scientifiques (évoquées au chap I) ouvertes au XXe siècle s'accompagnent d'outils de modélisation qui vont se révéler précieux.

Seconde partie

Chapitre III

Les formes et l'articulation des deux niveaux logiques

La première exigence que nous avons formulée est celle de la prise en compte des deux niveaux logiques — niveau logique individuel et niveau logique collectif. Cela, non pour opposer de manière systématique les modélisations correspondantes, mais pour les questionner, non pour centrer notre attention en permanence sur ce qui sépare ces deux niveaux, mais plutôt pour travailler ce qui les articule, et ce qui est susceptible de modéliser cette articulation.

Ce qui fait sens, notamment, "participe" des deux niveaux. Ce qui fait sens est suffisamment important pour me concerner, me transporter, mais pour concerner et transporter les autres. Ce qui fait sens est transcendant. La question du sens est fondamentale : « Aucun individu, aucun groupe et pas une société ne peuvent se passer — durablement — de produire du sens. Du sens, c'est-à-dire un horizon discernable, un système de références, un fondement... » (Barel, 1987). Dans cet ouvrage, Barel remarque que dans toute civilisation le sens procède d'abord du mythe — de la transcendance, ou de l'hétéroréférence. Mais il note qu'une société qui veut produire du sens dispose d'une autre technique, qui consiste à se référer à elle-même comme source de son propre sens — voie de l'immanence, ou de l'autoréférence. Son hypothèse est que chacune de ces « techniques » ne peut fonctionner seule jusqu'au bout. « Quand on choisit la transcendance, il faut faire sa place à l'immanence et à l'autoréférence. Et, quand on se veut autoréférentiel, il est impossible d'exorciser l'ombre de l'hétéroréférence et de la transcendance » (p.11). Revenons à nos deux niveaux logiques : du "point de vue des niveaux", le caractère transcendant du sens montre que ce "faire sens" fonctionne à la fois au niveau individuel et au niveau collectif, et mieux, les articule.
Ce qui est vrai pour le sens l'est également pour le vivre ensemble — le commun, le vivre en société. Car ce "commun" concerne à la fois chacune et chacun, mais aussi l'ensemble des éléments de la société — l'ensemble des citoyennes et des citoyens dans le cas de nos sociétés modernes.

I - L'articulation des deux niveaux logiques

I - 1 Les hypothèses de la forme

Pour transcrire en termes de modélisation les considérations précédentes sur le sens, on peut reprendre (Sallaberry 2014, p.274) les "hypothèses de la forme" (deux hypothèses et une proposition de définition) :

- H_1 : ce qui fait sens est ce qui est susceptible d'articuler les deux niveaux.
- Proposition de définition : on appellera forme ce qui organise (la vie collective, notamment et, conséquence, la vie individuelle aussi).
- H_2 : ce qui articule les deux niveaux, ce sont les formes.

Une forme étant ainsi, par définition, ce qui organise[1], on doit donc trouver une grande diversité de formes. Les formes dont nous parlons concernent le collectif, expriment, ou réalisent, l'idée ou l'expérience du collectif — on peut parler, ainsi, de formes collectives. Elles participent au vivre ensemble, l'organisent, et sont ainsi partie prenante du commun[2].

I – 2 Premiers exemples de formes

Les deux caractéristiques d'une forme étant :
- d'organiser (la vie collective, mais aussi la vie individuelle),
- d'articuler les deux niveaux logiques,

on doit pouvoir vérifier, pour chaque exemple de forme, l'existence d'un "résultat" au niveau logique collectif comme au niveau logique individuel.
Une règle constitue un exemple simple de forme. Toute règle met en place une structuration de l'espace du possible, en séparant ce qui est permis de ce qui est interdit. Nous verrons plus loin comment on peut modéliser le fonctionnement de toute règle. Mais pour l'instant il nous faut observer l'aspect organisationnel de la règle. D'un point de vue systémique, elle a un statut analogue à celui d'un processeur — une action étant assimilable à un processus, la règle peut agir sur le déclenchement ou le non-déclenchement de ce processus. Elle a bien un versant individuel — qu'un sujet humain applique la règle ou non, il est concerné, et un versant collectif — dans un lieu et un temps qui constituent son domaine d'application, elle concerne tout le monde.
Un exemple plus compliqué est celui de la forme scolaire. Que les enfants, à partir d'un certain âge, soient regroupés, à certaines heures, dans un lieu commun (!), sous la coordination d'adultes, pour investir des activités précises, semble "normal". Mais il n'en a pas toujours été ainsi, il n'en va pas de même partout, et sur l'exemple de la France on peut constater que cette forme n'est pas restée identique depuis le début de sa mise en place. En

[1] Le sens premier (cf. Bailly, μορφη (*morphè*), 1- forme du corps, figure, extérieur) renvoie à une forme d'organisation fondée sur la dynamique contenant/contenu. Car si, comme on va le voir, il est difficile de concevoir une forme sans les éléments qu'elle organise, nous avons tendance à penser que la forme contient les éléments, au moins en première approximation.

[2] Bailly (Jean-Christophe) cite le terme grec de *xunon* (le Bailly — le dictionnaire — donne ξυνοσ, η, ον, avec comme premier sens 'commun, ce qui est en commun'), dans *La medesima strada* (Aillaud G., Bailly JC, Grüber K M, 1989) et dans *La Comparution* (1991).

tout cas, elle concerne bien chaque enfant individuellement, tout en les concernant tous.
Une représentation est aussi une forme. Sur l'exemple de la représentation qu'un homme politique, candidat à l'élection présidentielle, par exemple, propose quant au fonctionnement de la démocratie, quant aux relations et au partage des tâches entre président et gouvernement, entre gouvernement et parlement... on voit bien qu'un représentation organise... Et il ne s'agit pas que des politiques. *"L'american way of life"* est bien la représentation d'un style de vie, et possède un potentiel organisateur certain.
D'une façon plus générale, toute institution (le §III va en donner une définition plus précise) constitue une forme.

I – 3 Les formes "générales" (les macro-formes, les formes élémentaires)

Les religions
Les débats actuels à propos de l'Islam sont intéressants en ce qu'ils remettent à l'ordre du jour ce que nous avons oublié : une religion – en tout cas un religion solidement installée — porte avec elle une prétention à règlementer et régler non seulement la vie quotidienne, mais aussi la vie intime, la vie spirituelle, donc la pensée ! Ce qui est en contradiction flagrante avec la position de tout penseur, justement, de tout intellectuel, qui considère qu'il doit non pas se vivre comme athée ou agnostique nécessairement, mais qu'il lui faut mettre à distance (mettre en veilleuse) ses croyances pour pouvoir construire une pensée digne de ce nom. Bachelard, par exemple, en expliquant que tout humain, s'il veut penser, doit mettre en question tout ce qu'il a pensé auparavant, illustre bien cette contradiction — double, car contradiction avec la position religieuse, mais contradiction personnelle, intime aussi, puisque pour penser il faut justement oublier ce qui a été pensé avant l'instant présent.
Les religions, de même que les idéologies à prétention similaire, peuvent être considérées comme des "macro-formes", puisque voulant tout organiser.

Les formes élémentaires
De la même façon qu'à partir du grain de matière qu'est l'atome se construisent des corps chimiques et des objets – des objets dont les composants sont formés de molécules ou de cristaux qui correspondent à des substances chimiques, peut-on trouver des formes élémentaires à partir desquelles se construisent les formes que l'on peut repérer dans nos sociétés ?
Girard (1961, 1978) émet l'hypothèse que la pulsion mimétique (ou le mimétisme) est une (ou la) forme élémentaire de nos sociétés. "Le mimétisme, c'est-à-dire le fait que les hommes s'imitent dans leur désir, le fait que l'on ne désire que les objets qui nous sont désignés par d'autres, le

fait que le désir soit toujours l'imitation d'un autre désir, désir du même objet." (Dupuy et Dumouchel, 1979, p.11) Dupuy (1982) souligne que les lois de l'économie ne seraient que le "résultat" de cette dynamique mimétique : "La modernité s'est constituée en opposition à la logique du sacré, elle n'a su la remplacer que par la logique de l'économie." (p. 146) Nous aurions donc là, si nous suivons l'hypothèse girardienne, une forme générale (les lois de l'économie) qui se serait construite à partir d'une forme élémentaire (le mimétisme).
Est-ce la pulsion mimétique qui constitue la forme élémentaire (la forme élémentaire principale) de la société ? Est-ce plutôt la coopération et l'entraide ? Ou au contraire la compétition ? Ce n'est pas l'objet de cet ouvrage de répondre à ces questions. Il nous suffit de concevoir qu'il peut exister des formes élémentaires.

La représentation
Lorsqu'un humain veut rénover sa demeure (ou seulement l'une des pièces), les processus (de déplacements de meubles, de peinture, d'aménagements…) qu'il va engager sont pilotés par la représentation qu'il construit de sa demeure (ou de la pièce) future. Une telle représentation organise, c'est donc une forme. Il en est de même pour la pensée. La représentation qu'un sujet élabore (ou emprunte) par rapport aux étrangers, par rapport aux autres en général, va organiser, fût-ce en partie, ce qu'il pense de la vie en société… Quant à l'articulation des deux niveaux par les représentations, cela pose la question des représentations "collectives" et des représentations "individuelles". Cette question sera abordée au chapitre VI.

II - Fonctionnement d'une règle

Commençons par l'exemple de la règle des feux tricolores, qui équipent nombre de carrefours, même si la mode du rond-point en diminue le nombre.
À l'origine, la règle pouvait s'énoncer ainsi :

- tout véhicule peut passer lorsque le feu est vert,
- doit s'arrêter lorsque le feu est rouge,
- lorsque le feu est orange, le véhicule doit freiner pour s'arrêter au feu si les conditions le permettent (si la distance de freinage n'excède pas la distance qui le sépare du feu).

Ce qui est intéressant, c'est que l'énoncé initial (la conception initiale) de la règle prévoit une marge, symbolisée par le feu orange et due à l'inertie des objets mobiles (aucun véhicule en mouvement ne peut s'arrêter instantanément).
Il y a une autre marge, c'est celle que l'usager s'accorde par rapport à la règle. Surpris par l'extinction du feu vert et l'allumage du feu orange, il décide de traverser le carrefour, soit dans des conditions normales de

sécurité s'il est au niveau du feu lors de ce changement de teinte, soit de façon plus "tendue" s'il se trouve alors à quatre ou cinq mètres du feu, soit dans des conditions limites s'il passe "à l'orange sanguine" (extinction du feu orange et allumage du rouge).
C'est sans doute pour empêcher ce dernier cas de figure que la règle a été modifiée, indiquant à présent que l'on doit "s'arrêter à l'orange". Eu égard à l'inertie du véhicule et à la durée du réflexe, cette nouvelle formulation est aussi problématique que la précédente... Mais ce qui nous intéresse c'est la question de la marge, et cette tentative de la réduire et même de la nier.
Prenons comme nouvel exemple celui d'une règle très simple. Dans un lycée ou dans un collège, les cours commencent à 8h. Si on observe l'application de la règle par les enseignants, on pourra constater un étalement des arrivées. Certains collègues arrivent nettement à l'avance, d'autres arrivent quelques minutes peu avant 8h, quelques uns "sur la barre" (8h pile), d'autres encore avec un peu de retard, pour finir par ceux qui sont "carrément" en retard... On obtient une dispersion des arrivées, c'est-à-dire des pratiques. On retrouve-là la question de la marge, et l'hypothèse qu'un sujet a besoin de négocier une **marge** par rapport à la règle. Plus précisément, la négociation de cette marge constitue un processus d'appropriation de la règle : en quelque sorte, cette dernière ne lui est plus imposée de l'extérieur, il a eu son mot à dire. Cette marge peut être pensée comme un jeu, au sens mécanique où deux pièces entre lesquelles il n'y a pas de jeu grippent, mais aussi au sens ludique.

Le fonctionnement d'une règle s'organise en trois "moments" (voir schéma I) — cette modélisation est fournie par la théorie de l'institution[3].
- Le moment de l'Universalité (ou de l'Universel) est celui où une règle s'énonce en tant que la même pour tous : tous les citoyens sont assujettis à l'impôt, nul n'est censé ignorer la loi, toutes les voitures s'arrêtent au feu orange...
- Le moment de la Particularité (ou du Particulier) est celui où je dois appliquer la règle : où moi qui suis si libre, si décontracté... , il va falloir que je me soumette à cette chose que je n'ai pas décidée...
- Le moment de la Singularité (ou du Singulier) est produit par l'interaction des deux premiers moments.

---

[3] Le principe de cette modélisation en trois moments est décrit par Lourau (1970, p.90), qui signale adapter ainsi la dialectique de Hegel à l'objet institution. Il s'appuie aussi, notamment pour l'opposition de l'instituant et de l'institué, sur Castoriadis (Cardan, 1965 — Cardan fut le nom de Castoriadis dans la Résistance et la clandestinité, durant l'Occupation). L'adaptation de ces propositions sous forme du schéma I est à référer à Sallaberry, 1986 et 1996).

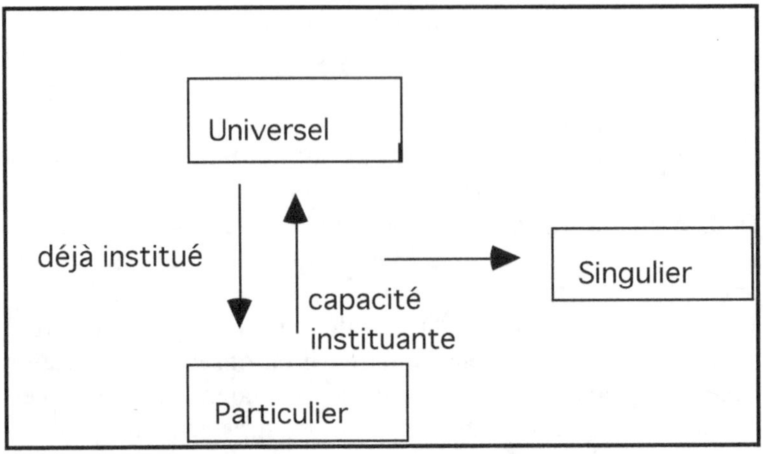

(schéma I)

Le caractère universel d'une loi, d'une règle, c'est de prétendre concerner chacun de la même façon. La loi, la règle, sont censées être les mêmes pour tous. Le cas contraire constitue un régime de privilèges...

A l'autre bout de la chaîne, en quelque sorte, un sujet ne peut accepter d'appliquer la règle "au cordeau", comme un automate : il se renierait en tant que sujet ! D'où la "négociation" d'une marge.

On pourrait aussi caractériser le premier moment comme celui du *nomos* (νομοσ) — celui de la "règle théorique", et le deuxième comme celui du *topos* (τοποσ) — celui de la règle "sur le terrain", celui de l'application pratique de la règle.

Pour bien comprendre le troisième moment, il faut revenir sur l'interaction qui articule les deux premiers moments. La flèche descendante est celle qui caractérise le "**déjà institué**". Le déjà institué, c'est ce qui situe un sujet humain en tant qu'être social, appartenant à une culture, qui "fait" que partout où il arrive (quand il naît, quand il arrive à l'école, quand il débute dans une nouvelle organisation...) il y a déjà du sens — ou si l'on préfère une façon d'organiser le sens : des règles, des habitudes, des façons de nommer et de penser les choses.

Proposer une modification même minime, s'accorder une marge qui n'est pas celle des autres, peut être perçu comme un changement outrecuidant et non comme un détail... La flèche ascendante, qui représente une **capacité instituante**, n'est ainsi pas forcément facile à installer. On voit bien que négocier une règle revient à en proposer une autre, au moins de manière potentielle, revient à enclencher de fait une modification. Cette interaction du déjà institué et de la capacité instituante[4] caractérise la culture humaine. Si pour une société démocratique, c'est sans doute clair, un régime totalitaire

[4] Ou des capacités instituantes.

est également concerné ; la coercition alors constatée étant l'indice qu'il est impossible d'asservir complètement les sujets[5] humains.
Le moment de la Singularité peut alors être compris comme celui d'un **institué éventuellement nouveau** (par rapport au précédent) — de l'émergence d'une règle éventuellement modifiée. Éventuellement, car le fonctionnement décrit permet tout à fait la reproduction d'une règle identique ou quasi-identique.

III - Généralisation à l'institution, retour sur le troisième moment

III - 1 La notion d'institution

Il est possible de modéliser de la même manière le fonctionnemnt d'une norme. Une norme ressemble à une règle, mais diffère d'elle sur plusieurs aspects. Son objet d'abord (nous parlons ici des normes sociétales, celles qui organisent la vie en société) : qu'elle concerne la façon de s'habiller, ou encore la façon d'entrer en relation avec quelqu'un, on voit que les “objets“ concernés ne sont pas tout à fait le mêmes que pour une règle. Sa difficulté d'énonciation ou de définition, ensuite : décrire une norme d'habillement ou une norme de prise de contact va demander plus de phrases, plus de précisions que l'énoncé d'une règle, et malgré ce plus grand nombre de mots gardera une part de flou. On pourrait dire qu'un norme est plus insidieuse qu'une règle, ou qu'une norme ressemble à une règle implicite. Qu'elle organise et fasse sens, qu'elle puisse donner lieu à débat apparaîtra évident avec l'exemple du foulard ou du voile islamique.
Le terme institution, en français (Lourau, 1970), peut prendre plusieurs sens, dont le plus courant est celui d'organisation. Quand on entend parler de l'institution Saint Joseph, on comprend qu'il s'agit d'une organisaiton, qui se trouve être problablement un établissement scolaire privé, catholique sans doute. Ici, institution désigne non seulement une forme, mais encore le type-même de la forme — de ce qui organise, de ce qui articule les deux niveaux logiques. Une définition possible sera celle “d'ensemble de normes, qui tend à se reproduire en tant que dominant“.
Le schéma en trois moments modélise bien entendu le fonctionnement de toute institution, le troisième moment étant celui où émerge une institution éventuellement remaniée, éventuellement nouvelle. Pour illustrer cette modélisation, on peut prendre l'exemple de l'institution ‘conscription’ (plus couramment nommée service militaire). Au cours de son histoire relativement brève, puisque supprimée en 1997, la règle de la conscription connaît des variations, des aménagements, notamment en ce qui concerne le statut des objecteurs de conscience. De même, l'institution mariage apparaît

---

[5] Le terme "sujet", utilisé de nos jours pour caractériser voie active et capacité créatrice, renvoie, dans son sens médiéval, à un homme assujetti.

d'abord dans notre culture sans son inverse (le divorce). La Révolution française institue le divorce, la Restauration le supprime... Aujourd'hui, en France, l'inverse du mariage est possible, mais est moins facile, techniquement, que le mariage lui-même.

III - 2 Les deux interprétations du troisième moment

Il est tentant de faire du troisième moment celui de l'institutionnalisation (Hess-Savoye,1981, p.56[6]). Une telle interprétation est d'ailleurs dans la “logique“ hegelienne (l'opposition entre thèse et antithèse se résout dans la synthèse). Une telle interprétation est en contradiction relative avec celle que nous venons de développer. Non par l'aspect stable, durable, d'un nouvel institué, puisque l'interaction avec la capacité instituante peut fort bien le laisser inchangé. Mais parce que si le troisième moment est celui de l'institutionnalisation, cela signifie que nécessairement le nouvel institué doit durer. La notion d'émergence d'un état global du système (Varela) peut être reprise avec profit pour interpréter le troisième moment, celui de la Singularité ou du Singulier — le moment de l'unité négative, car si le moment du particulier constitue la négation du premier moment (l'idée même d'un point de vue particulier nie le caractère universel), le moment du Singulier réalise en quelque sorte la synthèse de toutes les particularités. Le troisième moment devient alors celui de l'émergence d'un état global de la règle — lorsqu'il s'agit d'une règle. Dans le cas général, il devient de moment de l'émergence d'une forme collective (d'une forme de socialité : nouvelle formulation de la règle, nouvelle façon de la vivre et de l'appliquer, nouvelle représentation collective)[7].

Cela dit, il n'est pas sûr que la forme qui émerge soit pérenne. On peut penser, au contraire, que non seulement les formes vont devoir être investies, recevoir de l'énergie et des soins pour survivre, mais encore que bien des formes ne seront qu'évanescentes, parce que non repérées par les acteurs qui pourtant les font émerger. C'est ce que l'on peut observer au niveau des groupes, c'est aussi ce que l'on peut observer au niveau des états — tous les changements de régime politique ne « réussissent » pas... Pour qu'une forme dure, il faut qu'elle soit non seulement repérée, mais nommée, investie, décrite, outillée. Il a fallu trois années, de 1789 à 1792, pour que la forme république puisse se construire et s'instituer — et on pourrait considérer avec Furet (1978, p.15-16) qu'il a fallu un siècle pour qu'elle se mette vraiment en place, dans les difficultés que l'on sait, notamment quant au fait que ce sont les adversaires du changement qui reviennent au pouvoir

---

[6] « Quant au troisième moment, celui de la singularité, la négation de la négation, autrement dit c'est l'institutionnalisation. »

[7] Cette émergence d'une forme a un fort caractère imaginaire, souligné par Castoriadis (1975).

à la chute de l'Empire. Ce n'est que lorsqu'elle dure qu'une forme assume le risque de se scléroser et que l'on va pouvoir observer les effets de l'institutionnalisation — avec "l'intervention" de l'effet Mülhmann (*cf. infra* chap V § II-2-3).

III - 3 Les deux interprétations de l'interaction instituant-institué

Schématiquement, on peut considérer que l'interaction déjà-institué/capacité instituante est dynamique. Conséquence : à partir du schéma en trois « moments », on peut imaginer des périodes de « glaciation » et de « réchauffement ». Dans l'interprétation la plus immédiate, les premières correspondraient à une domination de la capacité instituante par le déjà institué, tandis que les secondes représenteraient le cas de figure inverse.

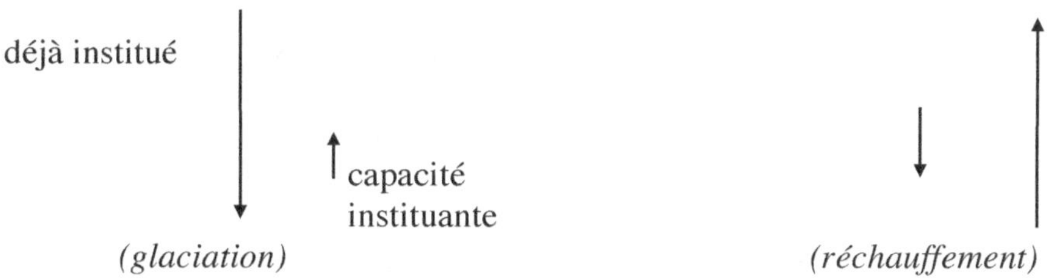

Nous venons de voir que dans le cas de figure où une forme s'institue pour longtemps — s'institutionnalise — elle court le risque de se scléroser et de devenir obsolète (effet Mülhmann). Sa meilleure chance de rester vivante est d'être investie par les acteurs, d'être le prétexte à échanges, voire à luttes, en un mot de « faire sens ». C'est alors que, schématiquement, on peut considérer que l'interaction déjà-institué/capacité instituante est dynamique. On peut alors penser qu'une période de « glaciation » ne correspond pas à l'écrasement de la capacité instituante par le déjà institué (comme c'était le cas dans l'interprétation proposée ci-dessus), mais à une faible interaction entre les deux. De même, une période de « réchauffement » ne s'interprète pas par le caractère chétif du déjà institué par rapport à la capacité instituante, mais comme une interaction forte entre les deux.

Une telle interprétation permet de penser que l'émergence d'une forme dynamique, telle la *polis* grecque classique, telle la république française à partir de 1789, correspond à une intense dynamique de l'interaction instituant-institué. L'effet Mülhmann — le dépérissement d'une forme installée depuis longtemps — n'est pas dû à la faiblesse de la capacité instituante mais à la faiblesse de l'interaction Universel/Particulier, au désintérêt des acteurs, qui provoque leur désinvestissement et, partant, le dépérissement des formes. Il faut bien sûr remarquer qu'une telle interprétation impose de nommer institutionnalisation la pérennisation d'une forme, et de la distinguer soigneusement de son émergence — laquelle n'aboutit nécessairement ni à l'institutionnalisation ni même à l'institution de la forme.

IV – Généralisation à la langue et à la culture

L'application du schéma en trois moments à l'institution particulière qu'est la langue permet de comprendre que le moment de l'Universalité correspond au niveau de la structure : c'est le moment où la langue se présente comme un lexique (ensemble de mots permis, présentés dans le dictionnaire) et une syntaxe (ensemble de règles permettant d'associer les mots entre eux pour constituer des phrases). Le niveau du moment de la Particularité devient alors de l'événement : le sujet, en créant une parole, peut inventer de nouveaux mots, de nouvelles façons de dire les choses... Quant au moment de la Singularité, il est celui d'une langue vivante, puisqu'elle se transforme peu à peu en fonction des usages. Du point de vue niveau, il représente à la fois celui de l'événement (lorsqu'un changement dans la façon de dire telle ou telle chose survient) mais aussi celui de la structure (qui se reproduit, ou si l'on veut être plus précis, il faut rappeler que l'autoréglage va assurer le maintien du fonctionnement, malgré les transformations).

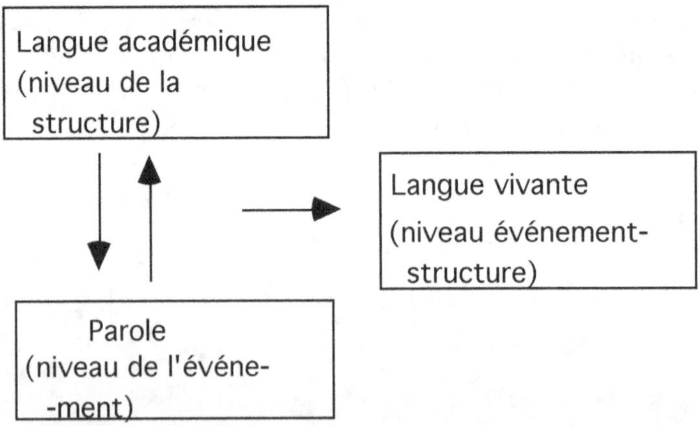

(schéma II)

Mais, plus important, l'exemple de la langue montre que sans la structure que constituent lexique et syntaxe, le sujet ne peut créer, inventer une parole originale et irremplaçable. Un sujet humain ne peut parler que dans une langue. S'il est bilingue, il parle soit dans une langue soit dans l'autre — Aragon disait que c'était alors l'homme de deux destins, ou d'un destin traduit…
En conjuguant alors le premier schéma et le second schéma, il devient clair que la liberté ne peut se concevoir sans l'ensemble de règles et d'institutions qui spécifie une culture, une société. Il devient clair que la pensée n'est possible que dans une culture (ne peut émerger que dans une culture).

Avec ce premier apport de la théorie de l'institution, nous obtenons un outil de modélisation qui non seulement intègre l'articulation des deux niveaux logiques, mais commence même à modéliser cette articulation.
Pour aller plus loin dans la modélisation du fonctionnement d'une culture, nous avons besoin de perfectionner notre outillage théorique, en y ajoutant notamment la théorie des systèmes, ainsi que les apports de la cognitique. Ce sera l'objet du chapitre IV.

Chapitre IV

L'apport de la théorie des systèmes et de la cognitique

Pour continuer l'élaboration de nos outils de modélisation, il nous faut maintenant faire appel à la théorie de systèmes ainsi qu'à la cognitique.

I - Quelques rappels sur la théorie des systèmes

Sans vouloir faire œuvre de présentation complète de la théorie de systèmes (de nombreux ouvrages s'en chargent), suivent quelques éléments qui se veulent petit rappel ou familiarisation. Nous avons énoncé (*cf. supra* chap I) ce qui caractérise un système — il ne suffit pas en effet de schématiser une "usine à gaz" (un schéma comportant des cases et des flèches qui les relient) pour pouvoir décréter qu'il s'agit d'un système ; il faut pour cela montrer que l'objet étudié satisfait aux critères proposés par Piaget et Lerbet[1], ainsi qu'à la définition rapide énoncée par Le Moigne(1990)[2]. Cette théorie se spécifie de modéliser les situations à interactions multiples.

Situations à interactions multiples

La science moderne s'est fondée sur la possibilité de calculer (et de démontrer) les trajectoires des planètes autour du soleil[3]. Or ce calcul n'est possible qu'en réduisant le système à deux corps (le soleil et une planète). D'une manière plus générale, dès que l'on observe une situation à interactions multiples, la considération des interactions "binaires" (élément à élément) va vite se révéler peu pertinente. Voici par exemple une telle schématisation pour un système comprenant six éléments :

[1] Piaget (1968) caractérise la structure à partir de trois critères : totalité, transformation, autoréglage (*cf. supra* chap I § I-1 pour l'explicitation de ces critères). Lerbet, pour caractériser un système, propose d'ajouter aux trois critères un quatrième, celui d'énergie.

[2] Le système, c'est "quelque chose" qui, dans un environnement actif, semble poursuivre un but (*cf. supra* chap I § I – 4)

[3] *Cf. infra* §II pour la reprise de ces considérations.

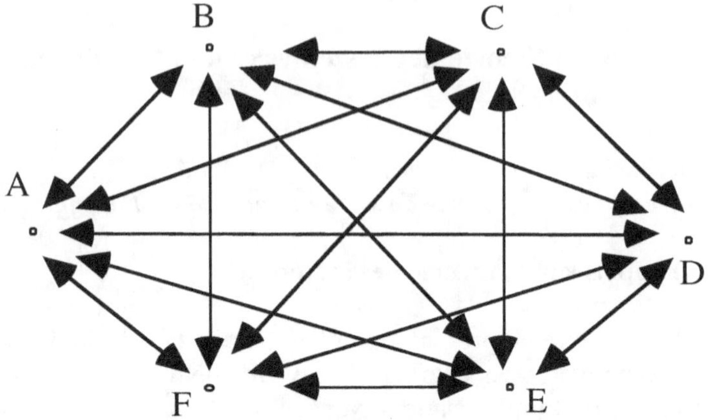

La théorie des systèmes tente de modéliser autrement de telles situations.

Les flux

Pour réfléchir à partir de systèmes physiques simples, la notion d'équilibre dynamique est déjà fondée sur les flux, contrairement à l'équilibre statique. Ce dernier, le plus couramment évoqué (on peut songer à un pendule, ou ne généralisant un peu à un solide en rotation autour d'un axe, dont la trace sur le schéma est le point O), correspond à une situation où une force (souvent qualifiée de force de rappel) tend à ramener un solide à une position (nommée position d'équilibre)[4].

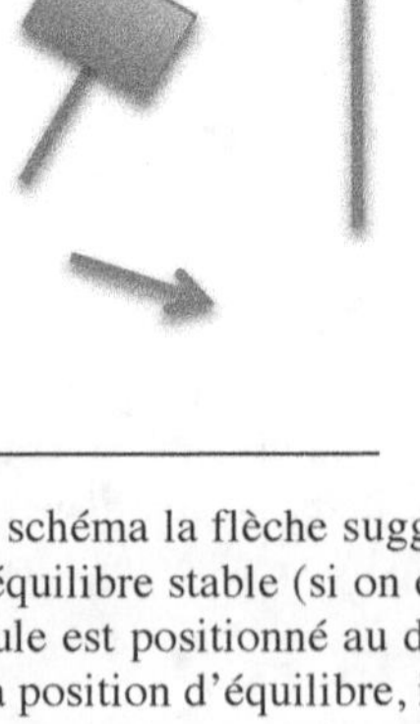

[4] Notons que sur le schéma la flèche suggère une tendance au retour à la position d'équilibre — qui est alors un équilibre stable (si on écarte le solide de la position d'équilibre, il tend à y revenir). Si le pendule est positionné au dessus du point O, l'équilibre devient instable (si on écarte le solide de la position d'équilibre, il tend à s'en éloigner).

Un équilibre dynamique correspond à une égalité d'un flux entrant et d'un flux sortant (on peut penser à un réservoir, ou à une baignoire), la situation d'équilibre étant celle du niveau (de liquide dans l'exemple choisi) qui dans ce cas reste constant.
Lorsqu'on parle de système, il s'agit généralement de situations caractérisées par des flux. S'il est question d'équilibre, il sera dynamique.
Ce qui entre dans le système est désigné couramment par *input* (intrant en français), ce qui sort par *output* (extrant).

Boucles de rétroaction
Un extrant (que ce soit celui d'un sous-système ou du système global) peut être injecté (dans le système ou dans un sous-système) et devenir ainsi un intrant. Cela constitue dès lors une boucle de rétroaction.
Un exemple simple de boucle de rétroaction est le thermostat. A partir d'un capteur de température (le plus simple étant un bilame, constitué de deux fines lames de métaux différents, soudées — si la température s'élève, le bilame se tord et peut ainsi couper un circuit), le dispositif agit sur le chauffage. Si la température de la pièce est celle qui est voulue (qui est affichée), le thermostat stoppe le chauffage. Si la température ambiante est inférieure, le thermostat enclenche le chauffage. Boucle de rétroaction, puisque une sortie de dispositif (de chauffage) commande une entrée. Boucle de rétroaction négative, parce que ramenant le système à un équilibre (sur cet exemple, l'état d'équilibre est caractérisé par la température affichée).
Pour obtenir une boucle de rétroaction positive à partir du même exemple, il suffit de commander l'enclenchement du chauffage à partir de la température affichée. La boucle tend alors à éloigner le système de l'équilibre. L'albedo (ou réflexivité de la glace) constitue, avec les calottes glaciaires de notre planète, une boucle de rétroaction positive naturelle. Une calotte glaciaire réfléchit la lumière du soleil, ce qui refroidit la planète. Lorsqu'une variation de température survient, cette boucle tend vers le déséquilibre. De nos jours, la température de la Terre augmente. Cela fait fondre de la glace et diminue donc la surface de la calotte. D'où une réflexion plus faible de l'énergie lumineuse solaire, donc une contribution au réchauffement. Cet exemple est d'ailleurs cité par Nicolis et Prigogine (1992).

La question des causes
Aristote distinguait les causes initiales, ou antécédentes, et les causes finales. La science moderne s'est constituée en opposition à certaines conceptions d'Aristote et a réprouvé les causes finales [5]. Seul le schéma cause → effet

---

[5] La physique moderne se fonde sur le lien force-accélération. La force est ce qui peut modifier un mouvement (déclencher le mouvement d'un corps au repos, dévier, accélérer, freiner un corps en mouvement). Alors que la conception antique reposait sur le lien force-vitesse. Le principe de l'inertie (posé par la mécanique classique) généralise en quelque sorte

trouve grâce à ses yeux. Or, la notion même de fonction contient une "causalité rampante" (il s'agit d'un "faire pour"), et avec la généralisation des programmes informatiques l'idée de "quelque chose" organisé pour aboutir à un but est devenue banale [6]. La conception proposée par Le Moigne pour la notion de système (*cf. supra* chap I) s'inscrit dans cette logique.

Dans une boucle de rétroaction, l'effet (la sortie) réagit sur la cause (l'entrée). Nous avons là un exemple de causalité bouclée, ou circulaire.

Dans une approche système, les notions de cause finale et de causalité circulaire sont bien entendu monnaie courante.

Processeurs, processus, produits

Il est courant d'opposer (partiellement) processus et produit, le premier produisant le second. La théorie des systèmes s'appuie aussi sur la notion de processeur, que l'on peut concevoir, en première approximation, comme générant le processus. Il faut très vite affiner cette conception, en considérant que les relations entre processeurs sont aussi importantes que les processeurs eux-mêmes pour la réalisation des processus comme pour le fonctionnement global du système. L'exemple d'un système électronique peut permettre de le comprendre : un composant de type transistor réalise en principe le processus "amplification de courant" (voir le schéma sommaire ci dessous).

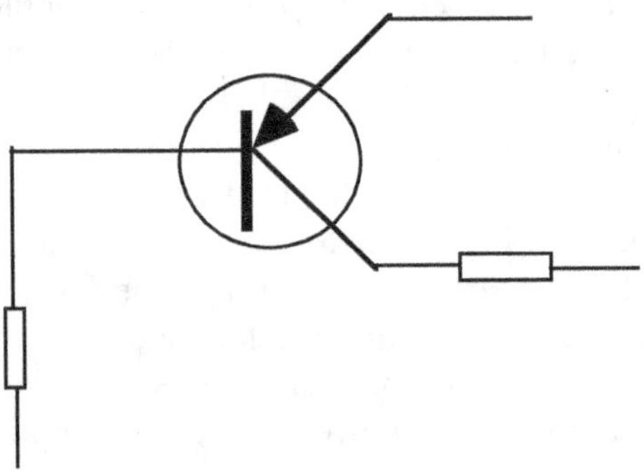

la notion de repos. La "tendance spontanée" d'un corps (celle d'un corps non soumis à des forces) n'est pas d'être au repos, c'est d'être animé d'un mouvement rectiligne uniforme (vecteur *v* constant). Le repos n'est qu'un cas particulier de mouvement rectiligne uniforme (v = 0). La notion de cause finale a été "éliminée" en même temps.

6 Monod (1970), pour modéliser la réalité qu'il étudie, a bien besoin de la notion de cause finale. Il choisit de s'appuyer sur la métaphore du programme informatique — Atlan (2011) invite à reprendre la réflexion sur cette métaphore (*cf. infra* chap VII). Mais il craint de s'attirer les foudres de tous les bien pensants de la science s'il utilise le terme aristotélicien de téléologie (τελοσ (*telos*) en grec, signifie achèvement, résultat, fin). Il invente alors le terme de téléonomie.

Mais il est clair que ce qui se passe dans le circuit dépend autant des connexions réalisées avec les autres composants que du composant lui-même. Cette attention portée aux relations va nous permettre de définir et de concevoir la variété et la fermeté d'un système.

Variété, fermeté

Considérons (fig. A) un système S1 relativement simple, comportant quatre processeurs (ABCD). Supposons pour simplifier que deux relations sont établies entre deux processeurs quels qu'ils soient (*cf.* schéma). Le système possède, dans son ensemble, 12 relations. Si, pour une raison quelconque, deux relations deviennent impossibles, il en restera 10 au système pour fonctionner et pour éventuellement s'adapter à une situation nouvelle, c'est-à-dire pour modifier son fonctionnement.

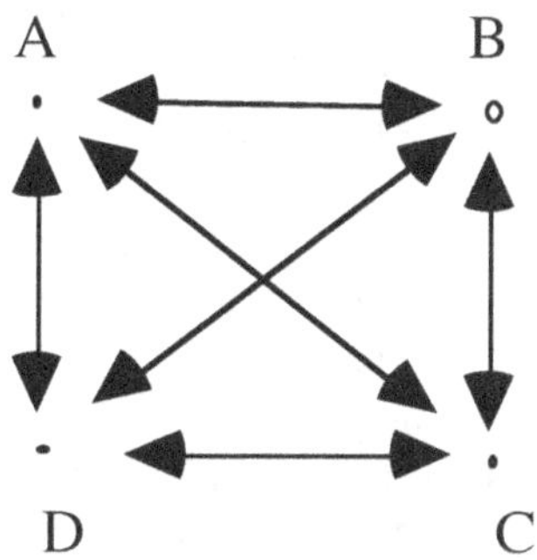

(A)

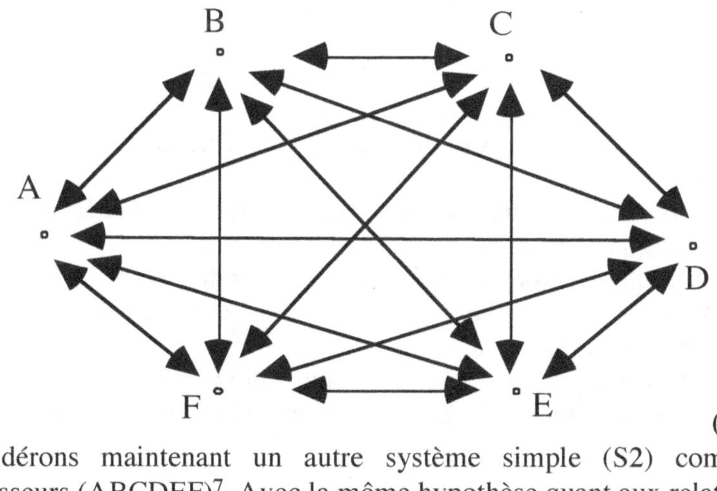

(B)

Considérons maintenant un autre système simple (S2) comportant 6 processeurs (ABCDEF)[7]. Avec la même hypothèse quant aux relations (deux

[7] Nous reprenons ici une schématisation et un raisonnement que l'on trouvera chez Lerbet (1993).

par couple de processeurs), S2 en possède 30. Si un incident le prive de deux relations, il lui en restera 28.
La **variété**[8] et la **fermeté**[9] de S2 sont plus grandes que celles de S1. Autrement dit, S2 a une bien plus grande capacité d'adaptation, donc de survie, et pourra mieux faire face à des situations variées.

II - L'apport de la cognitique

II - 1 Le cognitivisme et le connexionnisme

Nous avons évoqué ces deux paradigmes (chap I), dans le cadre des conceptions de l'apprentissage. Nous allons poursuivre leur présentation, en éclairant notamment ce qui les différencie et même les oppose.
Ces deux paradigmes (ou ce deux courants), diffèrent fondamentalement sur le statut des représentations. Pour le cognitivisme (ou paradigme cognitiviste fort), elles sont en quelque sorte préexistantes — ou établies par l'expérience ou par la génétique (une expérience de l'espèce). Le fonctionnement du système cognitif repose dès lors sur des itérations réglées sur ces représentations préétablies (on les qualifie de symboliques). Elles sont ainsi distinctes du "substrat" — ou, si l'on préfère, d'essence différente du substrat, qu'il soit biologique ou électronique. Cette différence de "nature" justifie *ipso facto* une psychologie distincte des neurosciences, une science de l'information indépendante de l'informatique et des sciences cognitives affranchies de la cognitique. À l'opposé, dans le paradigme connexionniste, le fonctionnement cognitif est conçu comme reposant sur des activations matérielles — neuronales ou électroniques. C'est à partir de ces activations et de leurs interactions avec l'environnement qu'émergent les connaissances et leurs représentations. Sans se superposer strictement à l'opposition dualisme/monisme (*cf. infra* § II), la différence entre cognitivisme et connexionnisme sépare pourtant des partisans d'un "fonctionnalisme flou" de ceux d'un "matérialisme émergent".

1 - 1 – Cognitivisme (ou paradigme cognitiviste fort) et représentation

Le cognitivisme (que l'on appelle symbolisme en sciences de l'information) conçoit le fonctionnement de l'esprit comme supporté par les opérations du cerveau humain. La cognition est assimilée à une computation effectuée sur des symboles correspondant à des représentations. Comme nous l'avons signalé plus haut (chap I), si l'on prend computation au sens faible, il s'agit de combiner des représentations ; mais si on prend le terme au sens fort, le

---

[8] La variété se définit par le nombre d'états (le nombre de fonctionnements divers) que le système peut exhiber ; en première approximation, elle dépend du nombre de processeurs.

[9] La fermeté prend en compte le nombre de processeurs et le nombre de relations ; elle peut se définir comme le rapport nombre de relations / nombre de processeurs. Le lecteur pourra vérifier chez Lerbet (*op. cit.*) que cette fermeté n'est pas une fermeture.

"calcul" impose aux représentations de n'être que des propositions logiques. La pensée consiste alors en un ensemble d'opérations logiques effectuées sur des symboles. Dans sa version la plus triviale, ce paradigme considère que le cerveau sert de support aux opérations cognitives comme l'ordinateur opère sur des programmes.

La notion de représentation est au centre de la problématique cognitiviste. En effet, dans cette modélisation, c'est grâce aux représentations, ensembles de symboles, et par elles seules que le cerveau est en mesure de mettre en œuvre des règles computationnelles lui permettant d'appréhender le monde extérieur. Les connaissances des représentations sont stockées en mémoire — de manière durable (mémoire à long terme) ou plus fugace (mémoire à court terme ou mémoire de travail) selon le cas, de façon à être récupérées pour effectuer les opérations formelles. Ces représentations sont des connaissances localisées ou adressées, comme dans un ordinateur de type Von Neumann.

Dans un exemple devenu célèbre, Francisco Varela (1989b) propose une illustration de cette conception. Un martin-pêcheur, posé sur une branche, repérant un poisson sous la surface d'un plan d'eau, doit pouvoir plonger et saisir sa proie. Pour cela, il lui faut repérer (connaître) la position exacte de cette dernière afin d'agir rapidement et sans erreur. Or tout dioptre (c'est-à-dire la surface entre deux milieux de masses volumiques différentes), modifie les trajectoires des rayons lumineux, et donc la perception (des lieux et des objets) par tout observateur.

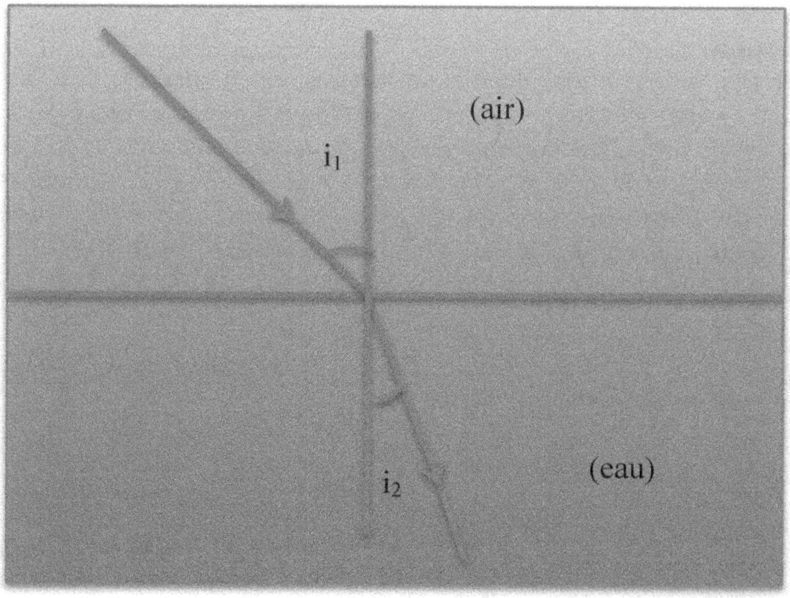

Cette déformation des images (en fonction de la différence des masses volumiques considérées, et donc des indices de réfraction des milieux que le dioptre sépare) fait que le poisson semble se situer à une profondeur différente de sa position réelle.
Selon la première loi de Descartes-Snell, le rayon incident et le rayon réfracté sont dans un même plan, le plan d'incidence, orthogonal au plan du dioptre. Selon la seconde loi de Snell-Descartes, dans le cas d'un dioptre séparant un milieu 1 (ici, l'air) et un milieu 2 (ici, l'eau), l'angle d'incidence i_1 et l'angle de réfraction i_2 vérifient la relation $n_1.\sin i_1 = n_2.\sin i_2$, dans laquelle n_1 est l'indice de réfraction du milieu 1, n_2 l'indice de réfraction du milieu 2.
Dans la modélisation cognitiviste, l'oiseau voyant l'image du poisson à une profondeur différente de sa position réelle, il faut, pour qu'il puisse s'en saisir en plongeant, que son cerveau compute la correction et donc qu'il ait une représentation formelle de la loi considérée. Pour le paradigme cognitiviste, l'équation de Descartes-Snell, traduite en langage de la pensée, est un programme du cerveau et y est stockée en mémoire sous forme de représentation.
On voit alors qu'étudier le fonctionnement de la cognition nécessite de déterminer la nature des connaissances, leur mode de stockage et de codage, leur accès comme représentations et leur rôle dans la gestion des activités cognitives. C'est une position sur laquelle s'étayent plusieurs pratiques pédagogiques de rééducation neurologique.

Les connaissances

Les cognitivistes adhèrent globalement au courant fonctionnaliste, fondé sur l'indépendance matérielle et l'équivalence formelle[10]. La connaissance serait ainsi un ensemble formel déclaré en un langage interne, obéissant aux lois de la logique, et cela indépendamment des lois biologiques (ou contraintes matérielles) de fonctionnement du cerveau. Certains auteurs évoquent l'existence d'un langage proche du langage machine des ordinateurs, une forme de mentalais[11], universel et imperméable aux apports culturels, et

[10] Zenon Pylyshyn considérait en 1984 le fonctionnalisme comme la théorie de base unifiant le domaine de « la science cognitive ».

[11] Jerry Fodor décrit, en 1975 dans son ouvrage *Le langage de la pensée*, un état mental comme caractérisé par une relation qu'entretient l'esprit avec une certaine proposition exprimée en "mentalais". Celui-ci est un langage formel inné, à la base de la pensé. Il propose également en 1983 sa théorie modulaire de la pensée qui postule que l'esprit est constitué de modules destinés à traiter, de façon automatique et autonome, encapsulée, un type caractéristique et très limité d'information. Les facultés cognitives correspondent à la mise en œuvre de module de traitement de l'information selon les principes du mentalais, et la pensée procède comme un automate traitant des "entrées" et produisant des "sorties". L'état interne du système correspond alors aux états mentaux. Cette théorie computationnelle de l'esprit considère les individus comme des systèmes traitant de l'information selon la grammaire

incarné dans le cerveau comme le langage machine est implémenté sur l'ordinateur. Ce langage naturel serait celui de la pensée. La cognition n'est alors qu'une forme de calcul et le contenu sémantique des états mentaux est codé en mentalais de la même façon que les représentations informationnelles manipulées par les ordinateurs sont codées en données binaires.

Les cognitivistes conçoivent donc la machine universelle de Turing comme modèle de la pensée. Cette dernière est alors réductible à un calcul logique, qui est alors non spécifique du cerveau humain. Dans cette modélisation, une machine correctement programmée — telle que son comportement puisse être semblable à celui d'une personne pensante (test de Turing) —pourrait être considérée comme une machine pensante. Cette conception, de fait dualiste, est adoptée par la ligne dure des chercheurs en intelligence artificielle et par les psychologues cognitivistes.

1 - 2 – Connexionnisme et réseaux de neurones

Le paradigme connexionnisme conçoit, quant à lui, une approche physicaliste du cerveau. Il considère que le système cognitif et son fonctionnement doivent être abordés à travers la "logique dynamique" des réseaux de neurones.

Le cerveau est considéré comme un immense réseau de neurones (automates naturels), ou un ensemble de réseaux de neurones spécialisés connectés entre eux. Les règles du fonctionnement de l'ensemble sont celles des neurones et des assemblées de neurones. On peut alors avoir des modèles de réseaux largement interconnectés — ou des modèles à couches ou à sous-ensembles — dont les entrées correspondent aux sorties d'autres sous-ensembles, qu'ils contrôlent ou modulent en retour.

L'approche connexionniste conçoit le système cognitif à partir des composants simples susceptibles d'être reliés entre eux par des connexions, stabilisées ou évolutives. Contrairement aux cognitivistes, les connexionnistes considèrent que la pensée ne procède pas par suite de règles logiques, mais que c'est de l'interaction entre les "unités d'information" qu'émerge une "solution". La notion d'émergence est ici majeure.

Notion d'émergence

Alors que dans un modèle cognitiviste, le calcul est conduit séquentiellement, sous la direction d'un hypothétique dispositif ou même d'un centre de contrôle[12], les "calculs", dans les réseaux connexionnistes, sont menés en

---

universelle du mentalais.

[12] Les psychologues Baddeley et Hitch vont, dans l'explication de la mémoire, jusqu'à postuler l'existence d'un administrateur central supervisant l'activité de systèmes esclaves dévolus à l'administration des informations visuelles ou auditives, et qui procède dans un

parallèle et sans supervision. Seules les simples interactions locales sont opérantes et la configuration du réseau correspond alors à l'état global qui émerge — état que l'on peut qualifier de cognitif. Alors que le cognitivisme envisage la cognition comme un calcul sur des représentations internes ou mentales d'essence autre que biologique, le connexionnisme la considère comme émergence "d'états (bio-électriques ou chimiques) globaux du réseau", ou des réseaux. Ce sont des règles locales qui gèrent les "opérations" (au sens général et non nécessairement au sens de calcul) au niveau des éléments, et des règles de changement qui gèrent les liens entre ces éléments. La stabilisation de ces règles dépend à la fois des contraintes neuroniques et des apprentissages par confrontation des entrées et des sorties du système. De nouvelles "propriétés" ou "fonctions" peuvent émerger, à partir de la coopération "d'agents" — aucun agent ne "possédant" cette propriété.

Principe (ou règle) de Hebb

La règle de Hebb constitue une avancée enrichissant l'hypothèse connexionniste. Sous sa forme de règle locale, le principe de Hebb énonce que la probabilité d'activation d'une connexion est d'autant plus grande que sa fréquence d'activation est élevée (si une connexion est souvent activée, elle a d'autant plus de chances de l'être à nouveau). Une telle règle constitue un outil simple et robuste.

Ce principe peut être généralisé à un ensemble de connexions — à une population de neurones (Changeux), ou une configuration neuronale (Varela) ou une cartographie neuronale (Edelman), *cf. infra*. Si une cartographie neuronale est souvent activée, elle a d'autant plus de chances de l'être à nouveau.

Notion de distribution

Concevoir qu'une "propriété" (un geste, une action, une représentation...) correspond à l'activation d'un ensemble de neurones (ou configuration, ou cartographie) signifie que cette propriété (action, représentation...) est distribuée sur cet ensemble de neurones. Changeux (2002) — appuyant son

espace de « mémoire de travail ». Depuis 1974, le postulat a fait florès. De nombreuses adaptations ont été proposées, ajoutant ad-hoc d'autres composantes esclaves telles qu'un module spatial proposé par Logie en 1995 ou même une mémoire épisodique proposée par Baddeley lui-même en 2000. La mémoire de travail est, selon les cognitivistes, impliquée dans la grande majorité des activités psychologiques : apprentissage et acquisition de connaissances, imagerie mentale, raisonnement, production du langage, lecture et compréhension de texte, contrôle et inhibition des automatismes, coordination des activités synchrones, simultanées ou inhibées, orientation de l'attention et sélections des signaux... Ce qui revient à considérer l'activité cognitive comme réglée par une sorte de processeur dont l'existence est irréfutable.

point de vue sur la[13] neuroscience et abordant la question de la centration sur le neurone ou sur les connections, confirme : « des connaissances seraient stockées sous la forme d'un réseau réunissant des neurones distribués dans plusieurs aires distinctes du cerveau. » (p.82). Il souligne, à partir de résultats convergents de travaux de neuropsychologie : l'idée de "neurone pontifical" est à peu près abandonnée [14].

Retour sur le martin pêcheur

Le courant connexionniste s'est développé dans les années 1980 sous la forme d'un néoconnexionnisme, en référence aux travaux initiaux de la cybernétique[15]. Pour reprendre l'exemple anecdotique cité par Varela, le martin-pêcheur peut atteindre sa proie grâce à la représentation *émergente* qu'il a de la situation de pêche et de l'image qu'il a apprise à voir par acquisition ou par essais-erreurs. Nul besoin de la programmation d'une quelconque loi de Descartes ou de Snell, mais nécessité d'une relation ouverte au milieu. Aucune règle logique ni représentation n'a été programmée sur des unités du réseau. Le fonctionnement du système consiste à modifier les configurations de ses propres composantes selon la tâche qu'il se donne à effectuer — dans cet exemple de Varela, affiner, perfectionner la cartographie neuronale qui déclenche le décollage, la plongée et la saisie du poisson.

---

[13] Changeux emploie, en effet, le singulier.

[14] « Dès lors, nous pouvons tenter d'esquisser un schéma plausible des bases neurales de la « signification ». Le modèle simple suivant lequel chaque représentation neurale d'un sens complexe comme une « Renault jaune » serait détenue par un seul neurone de rang hiérarchique élevé, un « neurone pontifical », est en général abandonné. Le schéma le plus couramment admis est celui de la mobilisation d'une population de neurones, sachant que chaque neurone mobilisé peut posséder une « singularité » qui lui est propre. Des ensembles distincts de neurones présents dans les cartes sensorielles, motrices, associatives ou autres, seraient reliés entre eux en une même unité distribuée, que Donald Hebb appelait une « assemblée cellulaire ». » (p.82)

[15] Le connexionnisme s'est développé à partir des conceptions du neuropsychiatre Warren McCulloch et du mathématicien Walter Pitts. Leur modèle, imaginé vingt ans plus tôt par McCulloch, a été transformé en théorie grâce à l'aide de Pitts, et proposé par les auteurs en 1943 lors de la première des conférences Macy, à la base du mouvement cybernétique et publié dans le Bulletin of Mathematical Biophysics (5,115-133). Il s'appuie sur des réseaux de neurones formels, inspirés des neurones naturels et de leurs caractéristiques physiologiques et connectiques élémentaires. De tels neurones idéalisés sont considérés comme des automates à seuil pouvant être actifs ou inactifs, laissant ou non passer un signal en fonction des impulsions excitatrices et inhibitrices qu'ils reçoivent. McCulloch et Pitts montrent que ces simples automates combinés de manière très simple sont suffisants pour résoudre l'ensemble des opérations logiques. C'est à partir de ce modèle que la cybernétique a introduit l'idée que la logique pouvait être considérée comme appropriée dans la compréhension du fonctionnement du cerveau et de la cognition.

Représentation, mémoire

Les représentations formelles ne sont donc pas stockées telles quelles, dans des endroits définis de manière précise, ou si l'on préfère indexées à une adresse. Elles émergent d'une "information" distribuée dans l'ensemble des connexions. Dans cette modélisation, se souvenir ne consiste pas à aller chercher à une "place" précise telle représentation (d'un événement) déjà structurée — comme on va chercher une boite de conserves sur une étagère, mais à activer à nouveau une cartographie neuronale qui a déjà été activée précédemment (*cf. infra* Edelman).

Réseaux à couches cachées

La structure du réseau de neurones contraint les propriétés émergentes. Ainsi, des réseaux ont-ils des propriétés qui dépendent du nombre de couches et du nombre de neurones par couche[16]. De tels réseaux construits dans des automates sont particulièrement efficaces dans les tâches de reconnaissance et de filtrage attentionnel. Ils décrivent de manière simple des processus biologiques parallèles de traitement de l'information sensori-motrice. Les réseaux de neurones artificiels complètement connectés [17] sont des architectures performantes pour les tâches de mémorisation ou d'association. Ils sont d'excellents candidats pour la modélisation du fonctionnement et de la mimétique de la mémoire à court terme ou de la mémoire sémantique. Leur principale contrainte est leur taille réduite par comparaison à celle des réseaux naturels, et notamment le nombre ridiculement faible des interconnexions.

D'autre part, le coût matériel de telles architectures oblige les chercheurs à en produire des imitations sur des machines Von Neumann, ce qui limite dramatiquement leurs performances à cause des contraintes d'horloge et de programmation. La croissance exponentielle des capacités et des performances des composants permet de réaliser des développements réellement opérants, associant en réseau des sous-réseaux à structures distinctes. Ces sous-ensembles superposés et imbriqués effectuent alors en parallèle des éléments cognitifs d'une tâche globale, éléments qui se répartissent d'eux-mêmes sur ces sous-réseaux en fonction d'une logique étrangère à l'investigation psychologique cognitiviste et aux présupposés du programmeur. Ces architectures, pour l'heure exceptionnelles, sont maintenant à l'œuvre dans des machines utilisées pour l'intelligence artificielle et notamment pour l'apprentissage profond (*deep learning*). On

---

[16] Les réseaux de neurones à couches cachées, de type perceptron, sont basés sur des règles neuroniques simples inspirée des propriétés des neurones naturels : poids synaptiques, rétropropagation, potentialisation synaptique, inhibition parallèle latérale, etc.

[17] Les réseaux de neurones complètement connectés, de type Kohonen, s'inspirent de la structure réticulaire de certains ensembles nerveux impliqués dans l'activation, l'attention ou la vigilance.

peut espérer que les progrès de l'électronique et de la bio-électronique nous réservent encore plus de surprises dans un proche avenir.

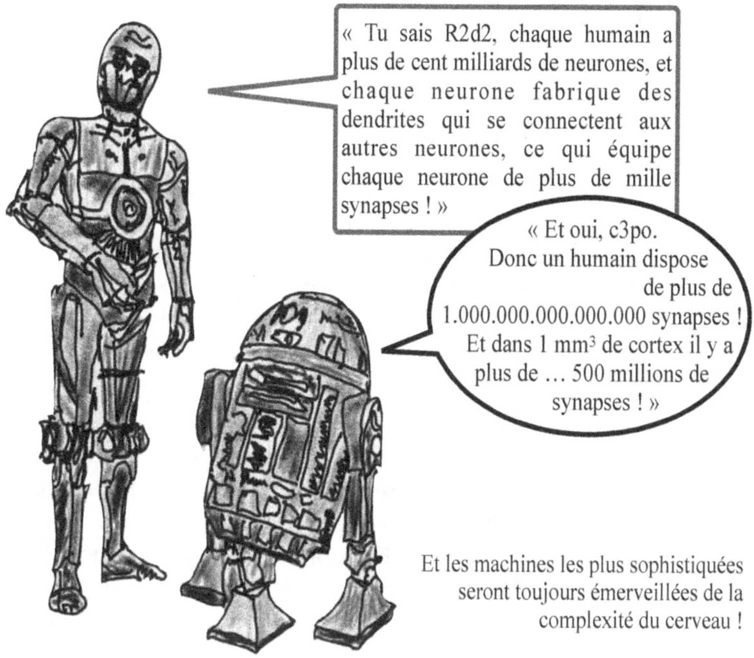

Le connexionnisme adopte ici une position moniste matérialiste émergentiste. La connaissance émerge des configurations de réseaux qui s'auto-organisent. Elle n'est plus localisée, adressée ou indexée, mais distribuée. La cognition est alors le résultat auto-organisé global de l'activité de ces réseaux.

II - 2 Le monisme et le dualisme

Le dualisme et le monisme sont deux positions sur lesquelles se partagent les conceptions du rapport de la connaissance à ses supports. Une façon de camper la différence entre ces deux positions consiste à poser la question suivante : les connaissances sont-elles assimilables à des contenus ou des processus de systèmes d'information (position moniste), ou bien sont-elles immatériellement véhiculées par des machines pour des utilisateurs, naturels ou artificiels (position dualiste) ?

Cette question a partagé les écoles de philosophes depuis longtemps. Elle concerne aujourd'hui les chercheurs qui s'intéressent à la pensée et au cerveau. Le débat qu'elle engendre a plus récemment pénétré le milieu des sciences cognitives et retrouve une actualité en Intelligence Artificielle.

2 - 1 Dualisme *vs* monisme

Pour le dire brièvement, le dualisme regroupe l'ensemble des doctrines qui postulent l'existence d'une différence entre d'une part les contenus informationnels et d'autre part les moyens de leur production, de leur transmission, de leur conservation ou de leur diffusion. Dans le dualisme, l'organisation du monde s'étaye sur deux principes disjoints supposant un certain parallélisme entre des variétés immatérielles et les moyens matériels de leur existence.

Cette position oppose également l'intelligible et le sensible, et qu'il s'agisse de la pensée et du cerveau, du programme et de l'ordinateur ou de l'information et de la connaissance, la position dualiste n'admet que difficilement une science de la cognition. Ses partisans s'accordent en effet plus sur la nécessité d'un ensemble convergent de disciplines qui abordent les différents concomitants positifs de la connaissance, en laissant son approche aux philosophes, aux psychologues, ou à d'autres spécialistes des humanités.

Une telle position oppose encore aujourd'hui, dans la droite ligne du cartésianisme français, des électroniciens et des informaticiens, des biologistes et des psychologues, etc. Elle trouve un étayage économique dans la conception des architectures des ordinateurs ; le logiciel y est indépendant de l'électronique qui le supporte. Dans une position dualiste, l'information ne peut prendre le statut de connaissance que lorsqu'elle est saisie par un utilisateur humain extérieur au système de traitement de l'information.

Le monisme considère au contraire qu'il n'existe aucune discontinuité entre les deux réalités. Elles sont considérées comme la manifestation l'une de l'autre, et même pour certains, se confondent et ne doivent leur distinction qu'à une différence de point de vue.

Les contenus et les processus matériels de leur mise en évidence sont dans les deux cas du domaine de la physique, et les disciplines les étudiant en sont nécessairement dérivées. On trouve ici les bases d'une science de la cognition, matérialiste et physicaliste, pour laquelle il n'y a pas de rupture entre données, information et connaissance, qui représentent des formes différentes et recombinées d'une même réalité.

2 – 2 L'émergence

C'est la succession des degrés, par exemple entre signal et donnée, entre donnée et information, entre information et connaissance, qui amène les monistes à développer la notion d'émergence. Dans notre exemple, la donnée émerge des signaux, l'information des données, et la connaissance des informations. Une telle hiérarchie considère alors qu'un système résulte de l'intégration de plusieurs systèmes de niveau inférieur — position développée dans le systémisme.

La conception est fondée sur les notions de système (et sous-systèmes), d'émergence, de niveaux complémentaires, avec un fonctionnement par intégrations successives. Un ensemble de composantes qui interagissent dans un environnement constituent un système pouvant être défini par l'organisation des composantes entre elles, l'organisation de ces composantes avec l'environnement, et les propriétés, fonctions, états, et processus mis en jeu par ces composantes. Si certaines des propriétés sont référées à des composantes du système, d'autres ne se réalisent que dans la totalité d'un sous-système de composantes ou du système lui-même considéré dans son couplage à l'environnement. Ces propriétés émergent, puisqu'elles n'appartiennent en propre à aucune des composantes et dépendent de la présence et du fonctionnement de chacune d'elles. Les interactions entre systèmes (ou sous-systèmes) de niveaux différents peuvent également être à l'origine d'autres propriétés émergentes selon un principe d'auto-organisation.
Dans cette conception, la donnée n'a de statut qu'au niveau des composants électroniques /ou neuronaux/, l'information qu'à celui des ensembles de composantes informatiques du système technologique /neuromimétiques ou réseaux. La connaissance, quant à elle, ne peut intervenir qu'au niveau du couplage à un utilisateur (ou sujet), conçu alors comme partie intégrante du système.

III - Systèmes autopoiétiques et développements récents

III - 1 Varela et les systèmes autopoiétiques

Le concept de **clôture opérationnelle** est introduit par Francisco Varela pour décrire la reproduction permanente d'une cellule par elle-même, à partir d'un substrat de réactions chimiques : la cellule est un système *autopoiétique* — qui se produit, qui se crée lui-même, par opposition aux machines, même compliquées, qui sont *allopoiétiques*[18]. La membrane cellulaire permet l'établissement de certaines réactions chimiques, qui ont entre autres pour fonction de reconstituer la membrane... (Varela, 1989, p.21) [19]

---

[18] Cette modélisation enrichit la conception de la cellule. Depuis les critères de Piaget (1968), qu'elle vérifie à un point tel qu'on peut penser qu'elle a servi d'exemple pour les concevoir, il est clair que la cellule a les propriétés d'une structure. Puisqu'elle a besoin d'énergie pour survivre, elle vérifie le quatrième critère (énoncé par Lerbet (1986) pour passer de la structure au système) et constitue donc un système. La voici exemple princeps d'une nouvelle catégorie de système.

[19] On voit bien que la clôture opérationnelle n'a pas pour conséquence de clore le système ! La membrane cellulaire ne limite pas un système clos, elle constitue une interface, et permet les échanges avec l'extérieur. Le terme de clôture opérationnelle est à référer aux mathématiques, au sens où l'opération addition, appliquée à l'ensemble des entiers, constitue une telle clôture (opérationnelle au sens propre), puisqu'une telle application ne saurait produire que des entiers.

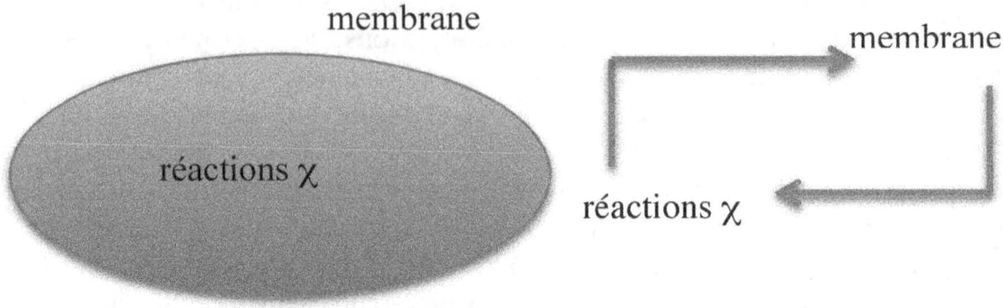

Ce fonctionnement décrit une boucle (une causalité circulaire), mais comme la membrane est un englobant, il y a aussi changement de niveau (pas forcément logique) et il faut remarquer que la boucle est étrange *(cf.* Hofstadter [20]).
Cette modélisation enrichit la conception de la cellule. Depuis les critères de Piaget (1968), qu'elle vérifie à un point tel qu'on peut penser qu'elle a servi d'exemple pour les concevoir, il est clair que la cellule a les propriétés d'une structure — c'est le moment de rappeler que Francisco parlait fréquemment de sa dette envers Piaget . Puisqu'elle a besoin d'énergie pour survivre, elle vérifie le quatrième critère (énoncé par Lerbet (1986) pour passer de la structure au système) et constitue donc un système. La voici exemple *princeps* d'une nouvelle catégorie de système : le système autopoiétique se différencie des systèmes « pilotés par *input/output* » en ce qu'il est régi par clôture opérationnelle. Ce n'est pas neutre vis-à-vis de la question de l'invariant. Car si un système "piloté en partie par l'extérieur" satisfait bien au critère d'autoréglage et si son invariant est bien "situé" dans son fonctionnement, un système autopoiétique a un autoréglage "intérieur" (ou autonome), et son invariant est lui aussi "intérieur ou autonome". Plus précisément, nous verrons qu'un système autopoiétique est capable de spécifier la différence entre 'soi' et 'non-soi'. On peut considérer ainsi que son autoréglage fait partie de son 'soi', par opposition à l'autoréglage programmé d'un système construit sur la bas d'un programme informatique, par exemple.

---

[20] Dans son ouvrage (Gödel, Escher, Bach), Hofstadter tente de présenter le théorème de Gödel en prenant l'exemple des dessins d'Escher (qui mélangent le niveau du tableau et celui des mains qui le dessinent) et celui des fugues de Bach (au niveau de la mélodie, il y reprise d'un thème, mais au niveau des tonalités, on peut "entendre" un message (comme cette fugue qui présente comme structure de tonalités la succession B, A, C, H — la tradition anglo-saxone codant les tonalités, à partir du 'la', à l'aide des majuscules).

Varela prend ensuite deux exemples de systèmes autopoiétiques : le système immunitaire (humain) et le système nerveux. Les précisions qu'il apporte sur le fonctionnement de ce dernier sont surprenantes. Il décrit le système nerveux en tant que réseau d'interactions, d'excitations et d'inhibitions — ce qui constitue la *connectivité* du réseau. Plus précisément, il s'agit d'un réseau de connexions, dont chacune peut être "ouverte" ou "fermée", mais aussi plus ou moins inhibée, plus ou moins excitée. La clôture opérationnelle spécifiant une certaine logique interne du système, la prise en compte des échanges avec l'extérieur se perçoit mieux avec l'expression "couplage par clôture opérationnelle". La notion de **couplage structurel**, qui correspond à une sélection incessante parmi les structures possibles du système, élargit cette perspective. Le couplage structurel peut se concevoir comme une histoire de la clôture opérationnelle, ou, plus précisément, comme l'évolution au cours du temps de l'interaction système-environnement.

Ce système, à la connectivité extraordinaire, à la plasticité record (voir aussi Prochiantz, 1995), fonctionne par émergence d'états, plus ou moins globaux, selon que l'on considère une partie ou l'ensemble du système. Varela parle ainsi de configuration globale ou d'état global du système, Edelman parlant plutôt de cartographie neuronale (partielle ou globale).

Avant d'évoquer Edelman, soulignons l'importance de cet apport de Varela, tant à la théorie des systèmes (les systèmes autopoiétiques, au lieu d'être pilotés par input-ouput, sont régis par clôture opérationnelle) qu'à la sciences de la cognition (les systèmes autopoiétiques sont capables de discerner le 'soi' du 'non-soi', rendant "le cognitif" co-extensif du "vivant"). Nous reprendrons plus loin (chap VII) la perspective des boucles (notamment la boucle 'action/ perception'), en montrant que ces boucles étranges (ces boucles à hiérarchies enchevêtrées, dirait Dupuy) constituent une autre façon de caractériser les systèmes autopoiétiques.

III - 2 Edelman

Edelman (1992) élabore une théorie qu'il nomme la TSGN (théorie de la sélection des groupes neuronaux)[21]. Dans la complexité de notre système nerveux, il propose de discerner les groupes neuronaux et les cartes neuronales. Les premiers sont fondés sur une propagation de l'excitation due à la proximité (les neurones voisins d'un neurone excité ont des chances de l'être aussi), mais construisent une dynamique propre : « Nous pouvons donc résumer la situation en disant que, en général, aucun neurone n'est sélectionné isolément dans une carte, aucun neurone n'est connecté de façon

---

21 « Si nous admettons que les fonctions cérébrales sont bâties selon un processus sélectif, nous devons alors être capables de réconcilier la variabilité structurelle et fonctionnelle du cerveau avec la nécessité d'expliquer comment il effectue des catégorisations. » (p.127)

réentrante à un unique neurone d'une autre carte ; qu'aucun neurone isolé ne présente les propriétés qu'il présente au sein d'un groupe. » (p.136) Les secondes correspondent à une fonctionnalité (nécessaire à l'accomplissement d'un geste, par exemple). Les cartes interagissent grâce à un processus appelé réentrée, qui amène l'émergence de propriétés nouvelles : « ... la propriété de réentrée autorise ce que j'appelle une synthèse récursive : non seulement les événements sont corrélés topographiquement sur un ensemble de cartes sans l'aide d'un quelconque superviseur, mais des propriétés sélectives nouvelles émergent au cours du temps par réentrées successives et récursives à travers les cartes. » (p.138) Lorsqu'un sujet agit, il met ainsi en jeu à la fois des groupes neuronaux et des cartes neuronales, cet ensemble étant nommé cartographie globale. Une cartographie globale est une structure dynamique qui couple les sorties d'une multitude de cartes interconnectées de façon réentrante au comportement sensori-moteur.
Remarquons qu'avec la propriété de réentrée nous retrouvons ce qui caracétrise un fonctionnemnt en boucle. Mais en outre Edelman souligne des changements de niveaux, ce qui fait de ces boucles des boucles étranges — que nous appellerons plus loin (chap VII) des "boucles autopoiétiques". Cette convergence avec Varela est d'autant plus nette que l'interconnexion réentrante au comportement sensori-moteur ressemble fort à la boucle 'action/perception'.
Pour Edelman la représentation ressemble beaucoup à l'action, du point de vue des groupes neuronaux et des cartes neuronales mis en jeu. Nous reprendrons cette question au chap VI.

III - 3 Changeux

Changeux (2002) propose[22], pour l'apprentissage et la cognition, une conception qui repose sur l'élaboration puis la sélection, par le sujet humain, de pré-représentations, au cours de jeux cognitifs entre le sujet et le monde extérieur. « Le jeune enfant dès sa naissance est constamment en train d'explorer le monde extérieur... On peut estimer que cette activité exploratoire s'accompagne, voire d'organise autour de la production, dans son cerveau, "d'hypothèses spontanées" que j'ai appelées des "pré-représentations" ; elle implique aussi leur mise à l'épreuve par essais et erreurs au travers de ce qu'on peut appeler des "jeux cognitifs". » (p.91) Et, plus loin, « ... l'hypothèse proposée est que l'acquisition de connaissances est indirecte et résulte de la sélection de pré-représentations... » (p.91) L'évaluation de la validité de la pré-représentation (de son adéquation vis-à-vis de l'environnement), ou test de l'adéquation, pourrait reposer sur deux "mécanismes plausibles" : la sélection par la récompense (les signaux reçus de l'environnement mobilisent des voies neuronales liées à la récompense) et

22 Présente dès 1983, elle se précise et se développe dans l'ouvrage de 2002.

la sélection par résonance (correspondance entre l'activité perceptive et la pré-représentation). (p.97-98) Ce travail de sélection est doublement contextualisé, d'une part côté environnement, d'autre part côté système nerveux. C'est l'hypothèse de « l'espace de travail neuronal » : « Les neurones de l'espace de travail situés dans le cortex pré-frontal mettent à l'épreuve les hypothèses ou les pré-représentations internes qui fournissent un contexte pour la réactivation par l'hyppocampe de souvenirs... dans des domaines directement ou indirectement liés à la perception sensorielle ou à l'action motrice. Quand les souvenirs adéquats sont retrouvés et que la sanction de l'évaluation interne est positive (récompense), ils sont alors intégrés aux représentations de l'espace de travail via l'hyppocampe. » (p.161)

Changeux pose aussi la question de la liaison entre connaissance et vie sociale. Il cite d'ailleurs Vygotsky et s'appuie d'une part sur l'idée des jeux de langage (Wittgenstein) et sur le modèle inférentiel de la communication développé par Sperber & Wilson (1986), d'autre part sur des travaux de développement de l'enfant[23] et d'éthologie animale[24] Les singes étudiés poussent des cris d'alarme différents face à trois catégories de prédateurs : léopards, aigles, serpents. Les jeunes singes se trompent souvent et poussent des cris dès que passe un oiseau quelconque. La validation du cri du jeune provient de l'interaction avec un adulte. Ce dernier ne réagit pas si le cri correspond à un oiseau inoffensif. Au contraire, s'il s'agit d'un aigle, le cri de l'adulte confirme et valide celui du jeune (p. 211). L'auteur poursuit avec l'exemple du babillage canonique du bébé humain, qui devient peu à peu babillage culturel en imitant les voyelles produites par les parents (p. 214). L'enfant établit des connexions « entre un corpus de *significations* cérébrales mises en place par les jeux cognitifs et le répertoire de *structures sonores* utilisées dans le groupe social au sein duquel il se développe." » (p. 218) Changeux précise plus loin : « Le développement de la communication inférentielle crée le contexte adéquat pour la stabilisation sélective des connexions entre sons et sens de manière reproductible pour un même individu comme d'un individu à l'autre. » (p. 221)

On trouve dans cet apport, outre un repérage des processus neuraux de la cognition, une proposition quant aux statuts respectifs des connaissances et des pré-représentations, mais encore une tentative de modélisation du lien entre représentation et référent, sans oublier les propositions qui explicitent l'articulation individuel-collectif — l'articulation entre cognition individuelle et cognition collective (culture). Ces dernières complètent de façon pertinente la modélisation institutionnelle (cf. *supra* chap III), puisqu'elles

---

[23] Boysson-Bardies, 1996.

[24] Cheney et Seyfarth, 1990.

proposent un aspect neural à l'élaboration des représentations et à leur interaction avec les autres représentations (cf. *infra* chap VI).

III - 4 La cognitique

La machine produit de l'information, tandis que l'Homme produit et utilise de la connaissance. Si l'information est ainsi ce qui s'échange entre machine et Homme, c'est la connaissance qui permet à ce dernier de se représenter, d'analyser, d'évaluer, d'apprendre, de comprendre, d'interagir avec ses semblables. En considérant qu'un humain manifeste un besoin de connaissance précis, la réponse cognitique consiste à repérer les caractéristiques de ce besoin, pour y répondre au mieux, à l'aide des moyens technologiques appropriés[25].

La deuxième cybernétique se développe en critique constructive de la première, avec notamment Von Foerster et Von Bertalanffy[26]. Elle considère que les propriétés d'un système ne peuvent se réduire à l'ensemble des propriétés des parties de ce système. L'émergence des propriétés nouvelles du système issues de la combinaison-coopération de ses éléments est ce qui permet de concevoir la complexité. Une telle position trace une frontière — épistémologique — entre le compliqué, décomposable et réductible, et le complexe, irréductible aux éléments. Dans une telle conception, l'autonomie devient une propriété émergente.

Des auteurs comme Maturana, Varela ou Atlan précisent cette notion d'autonomie — pour des systèmes complexes "non culturels" [27]. Elle correspond, pour un système donné, à sa possibilité d'assurer le maintien de son "identité" (le système est, de ce point de vue, autoréférent) et de son équilibre vis-à-vis des conditions et des contraintes du milieu. L'aptitude de tels systèmes — que l'on peut qualifier de complexes et d'autonomes, et qui seront caractérisés par le qualificatif 'autopoiétique' — à renouveler leurs propres constituants est appelée autopoïèse[28].

---

25 « La science de la cognition, qu'on préférera ici aux sciences de la cognition, désigne la démarche intégrée, multi- et transdisciplinaire mise en œuvre dans l'exploration de al cognition, dans sa production, son aide ou sa substitution. Dans ce cadre uniciste et intégratif, on privilégiera les permes de cognitique et de cogniticien à ceux de de sciences cognitives appliquées ou de cognitivistes plus ancrés dans un courant fédératif de pensées disciplinaires. » (Claverie, 2005, p.83)

26 Les premières recherches formelles sur la logique des systèmes auto-organisateurs ont été réalisées dans le cadre de la *Théorie générale des systèmes* de Von Bertalanffy.

27 Nous verrons plus loin qu'avec "l'intervention du phénomène culture", l'autonomie ne peut plus se confondre avec l'autoréférence.

28 En grec ancien, ποιησισ (*poièsis*), signifie 'action de faire', d'où I 'création' (par opposition à πραξισ (*praxis*), II 'fabrication, confection', III 'action de composer des œuvres poétiques'. Le Bailly indique aussi pour ποιητικοσ (*poiètikos*), le sens de 'qui a la vertu de faire'.

Les applications du calcul parallèle par les réseaux de neurones reliés en grand nombre, qu'ils soient à couches ou largement interconnectés, permettent à ces réseaux d'acquérir des propriétés de mémoire ou d'attention non programmées. Les propriétés de perception, de complément de forme, de correction d'erreurs sensorielles ou de formes dégradées, de généralisation et de classement, et d'acquisition ou perfection des performances en fonction de l'apprentissage, correspondent pour ces machines à des propriétés émergentes que l'on retrouve dans le cerveau humain. Ces réseaux sont plus performants que les ordinateurs symbolistes, et Turing[29] avait déjà montré qu'il sont capables d'imiter toute autre machine de calcul, et donc tout ordinateur Von Neumann. Ils constituent à eux seuls un domaine de l'intelligence artificielle. Ces architectures, capables d'auto-organisation et d'émergence, ont des performances dues à des modifications de connexions non formellement programmées. De plus, deux réseaux naïfs structurellement similaires qui n'auraient pas exactement la même expérience d'apprentissage, par modification sensible du milieu, de l'ordre des présentations initiales, ou des caractéristiques des informations données, auront des performances comparables alors que la configuration finale de chacun, c'est-à-dire son chaînage neuronique, sera différente de celle de l'autre.

Le réseau s'organise lui-même durant l'apprentissage ou pendant la confrontation au milieu. Les règles d'apprentissage sont non spécifiques, uniquement guidées par l'expérience, ou plus exactement par le retour sur l'expérience.

Si l'auto-organisation peut être mimée par des architectures déterministes, c'est avec des réseaux qu'émergent de nouvelles propriétés. Cette auto-organisation ne peut se programmer, on ne peut mettre en œuvre que les conditions nécessaires à son déroulement, sa réalisation.

Une telle conception émergentielle en réseaux distribués est particulièrement puissante dans l'explication des processus de connaissance. Cette dernière est alors à considérer comme dépendante des réseaux évolutifs, engendrée par leur activité en incluant à la fois l'artefact et le naturel. La conception s'affranchit alors de la problématique des contenus de connaissance, et la cognition représente l'activité dont émerge matériellement la connaissance.

La cognitique ne peut que s'inscrire dans une telle épistémologie, dans un monde de connaissances mouvantes et auto-organisées en réseaux évolutifs, instables et de moins en moins finalisés par des règles déclaratives. Face à

---

29 Dans un article écrit sous le titre « *Intelligent machinery* » en 1948, mais qui n'a été publié qu'en 1968, soit quatorze ans après sa mort, Allan Turing imagine une « machine inorganisée » correspondant à un réseau de neurones artificiels connectés de façon aléatoire, et sensé imiter le cerveau. C'est l'article fondateur sur les réseaux de neurones et le connexionnisme. Copeland (1996 et 2004) souligne cette anticipation du connexionnisme par Turing.

cette extraordinaire explosion des contenus et des variétés de connaissances, l'Homme peut se sentir dépassé, voire écrasé ou paniqué. Il est de la vocation de la cognitique de lui donner des moyens de compréhension, de suppléance, de maîtrise et d'aide automatiques au traitement de ce phénomène de connaissance qu'il a créé, et dont il dépend en tant qu'être pensant : la cognition.

A partir de ces apports (ceux du chap III et ceux du chap IV), nous allons pouvoir envisager la modélisation du fonctionnement d'une société. Ce sera l'objet du chapitre V.

Chapitre V

Modélisations au niveau du domaine sociétal

Désormais munis de l'outillage théorique des deux chapitres précédents, nous allons pouvoir nous confronter à une tentative de taille, celle de la modélisation du fonctionnement d'une société. La cognition semble, d'un point de vue "anatomique", dépendre complètement du cerveau. Mais en même temps elle ne peut se concevoir sans la culture. Etant donc à la fois au niveau logique individuel et au niveau logique collectif, elle est paradoxale, comme le sens. On va trouver pourtant beaucoup de monde à penser qu'elle est d'abord une production du cerveau (à donner la priorité au niveau logique individuel), en s'appuyant au besoin sur Descartes. D'autres au contraire vont donner la priorité à la culture (au niveau logique collectif). C'est le cas de Vygotsky[1]*, écrivant il est vrai dans un contexte "glorifiant" le collectif — centration sur le collectif remarquablement exprimée par Pichette*[2]*, avec son* leitmotiv *« en masse ». Une telle priorité (que ce soit à un niveau ou à l'autre) constitue une aporie. Nous indiquerons les moyens de la recadrer.*

I - Varela, Luhmann, le problème de la culture

I - 1 Varela

L'idée d'un système qui se produit lui-même (système autopoiétique), d'un système qui n'est pas "piloté" (par input et output) mais régi par clôture opérationnelle est indispensable si l'on veut modéliser correctement le vivant. Elle prolonge avec bonheur l'apport modélisateur de la notion de structure et de celle de système. Rappelons bien que la clôture opérationnelle ne signifie pas que le système est fermé et que la notion complémentaire de couplage structurel (à l'environnement) lui est indispensable, précisant que si le système est capable de discerner le soi du non-soi, c'est justement parce qu'il interagit en permanence avec son environnement. Cette modélisation est à la pointe de la pertinence (même dans un environnement complexe), tant qu'il n'est pas question de culture — de système, ou d'environnement, ou encore de contexte, culturel. Francisco le sentait bien, puisqu'il évoquait, dans ses dernières publications, une "logique de la conversation" — notion

---

[1] « Chaque fonction psychique supérieure apparaît deux fois au cours du développement de l'enfant : d'abord comme activité collective, sociale et donc comme fonction interpsychique, puis la deuxième fois comme activité individuelle, comme propriété intérieure de la pensée de l'enfant, comme fonction intrapsychique. » (Vygotsky, 1985, p.111)

[2] Pichette, 1952, *Nucléa, tragédie des temps modernes*, Paris, TNP.

qui renvoyait bien à l'éventualité (ou à la possibilité) d'un environnement humain. Une façon de caractériser la difficulté que nous rencontrons avec la culture est que dès lors autonomie et autoréférence ne sont plus identiques.

I - 2 Luhmann

Luhmann, en tant que sociologue, trouve que sa discipline manque d'un outillage suffisamment pertinent pour modéliser la société. Et ce supplément d'outillage, il va le chercher dans la théorie des systèmes autopoiétiques, ce qui ne peut que nous intéresser.

2 - 1 Politique et complexité [3]

Sociologie allemand, Niklas Luhmann s'attaque aux possibilités de modélisation de la société, en s'intéressant notamment à ses grands aspects (ou domaines) que constituent la (le) politique, l'économie, la science, la famille. Comme d'une part la question est celle du fonctionnement de ces "aspects" et que d'autre part il s'appuie prioritairement, quant aux outils de modélisation, sur la seconde cybernétique et la théorie des systèmes, il apparaîtra plus clair de dire que les domaines précédents sont conçus comme des systèmes, ou plus précisément comme des sous-systèmes (d'un système global qui représente, dans cette modélisation, la société)[4]. Le traducteur, dans sa présentation, donne des indications fort utiles sur l'œuvre de l'auteur, en la situant, notamment, vis-à-vis des courants de la sociologie comme de ceux de la philosophie (ou du moins de certains d'entre eux). On peut bien sûr lui reprocher d'attribuer à la théorie des systèmes autopoiétiques (Maturana et Varela) l'émergence de l'idée que l'invariant fondamental est à chercher dans l'organisation propre d'un système, alors que c'est déjà le cas avec la notion de structure (voir par exemple Piaget 1968). On peut encore plus s'étonner, dans ce contexte de modélisation, de trouver le verbe 'déterminer'[5] au lieu de "structurer" ou "d'organiser" — on n'a rien compris à la théorie des systèmes (et on s'interdit toute modélisation pertinente de l'humain et du sociétal) si l'on confond le déterminisme (dans son aspect mécanique, justement, alors qu'on n'est pas dans ce domaine) avec le processus de structuration (des idées, de la pensée elles-mêmes) par

---

[3] *Politique et complexité* est le titre d'un ouvrage, dont le sous-titre est : Les contributions de la théorie générale des systèmes. Essais choisis, traduit de l'allemand et présentés par Jacob Schmutz. 1999, Paris, Cerf (Humanités). Le §1- 1 est la reprise d'une note de lecture que j'ai publiée dans *l'Année de la recherche en sciences de l'éducation*, n° 2014, p.237-245

[4] En rappelant que je propose de définir la notion de paradigme comme une "logique" de modélisation (comme une boite à outils, si l'on préfère), on pourra dire que Luhmann construit une description (une modélisation) de la société qui s'appuie sur (ou s'inscrit dans) un paradigme systémique.

[5] « ... la conscience des interpénétrations complexes, causales et axiologiques qui déterminent toute forme d'agir s'est considérablement accentuée. » (p.14)

des formes d'organisation qui caractérisent le collectif, le sociétal (et que je résumerais en les désignant par le terme (et la notion) de "déjà-institué").
C'est dans le premier extrait (La différenciation de la politique et de l'économie) que l'on trouve l'essentiel des outils de modélisation élaborés par Niklas Luhmann. Le contexte (historique et conceptuel) posé est celui d'une nouvelle manière, inaugurée au XVIIIe siècle, de penser la société, à partir de l'opposition nature/civilisation — ce distinguo permet d'expliquer l'inégalité comme structure non naturelle, mais nécessaire à la civilisation moderne. Dans le même mouvement, le lien est établi entre politique et économie : « Ce dualisme politico-économique prenait en compte la différentiation accomplie entre une économie monétarisée d'une part et une pratique légalisée du pouvoir d'autre part. » (p.39) A parti de là, chacun des deux « domaines théoriques » (p.40) s'autonomise, s'orientant selon des « différences directrices propres, à savoir celles entre marché et planification dans l'un et celle entre démocratie et État dans l'autre. »(p.40) Chacune de ces différences permettant de prendre en compte les exigences de l'autre domaine (l'État peut être considéré comme porteur du plan, la pression des intérêts économiques sur l'État étant légitimée par le « concept de démocratie » (p.41). Si le débat actuel sur le lien entre problèmes économiques et politiques reste tributaire de ce cadre, on observe « certaines marques de fatigue ». Luhmann signale ici, en le mentionnant comme « phénomène d'autoréférence »[6], l'introduction d'une théorie du système dans le système, cette dernière provoquant une action pratique sur le système (par exemple la régulation d'une économie à partir des conceptions de Keynes). Si le repérage d'un fonctionnement autoréférentiel est pertinent, il serait plus précis de parler de boucle étrange (Hofstadter), ou d'enchevêtrement de niveaux (Varela, Dupuy) ou de "court-circuit" entre deux niveaux (éventuellement) logiques[7].

La différenciation fonctionnelle

« On peut décrire une société comme fonctionnellement différenciée à partir du moment où elle forme ses sous-systèmes principaux dans la perspective de problèmes spécifiques qui devront dès lors être résolus dans le cadre de

---

[6] Nous verrons que les notions d'autonomie, autoréférence, autopoièse ne sont pas assez interrogées sur leurs ressemblances et leurs différences.

[7] La notion de niveau logique, introduite par les logiciens de l'école de Vienne, est abondamment reprise par Bateson, Watzlawick... C'est Barel (1979) qui, reprenant Wilden, propose de concevoir le paradoxe comme une connexion, ou une confusion de deux niveaux logiques. Je suggère d'utiliser l'expression de court-circuit pour illustrer cette dernière opération. Pour revenir à l'introduction dans un système d'une théorie sur le système, si cette boucle connecte deux niveaux distincts il n'est pas sûr que les deux niveaux soient des niveaux logiques — au sens strict, cette opposition discerne l'élément et sa classe. En revanche, on voit bien que cette connexion constitue un processus d'autonomisation.

chaque système fonctionnel correspondant. » (p.43)[8] La conséquence en est la fin d'une hiérarchie des fonctions (des domaines) — la politique serait plus importante que l'économie, par exemple, l'économie que le droit, le droit que la science, la science que l'éducation, l'éducation que la santé. Chaque « sous-système principal »[9] (correspondant à chaque domaine) s'autonomise : sa priorité est sa fonction propre, les autres systèmes fonctionnels (et donc la société) constituant son environnement.

La perdifférenciation

Le traducteur signale qu'il reprend ce terme à une autre traductrice. « La perdifférenciation désigne le résultat des processus de différenciation dynamique au sein d'un système, donnant lieu à différents sous-systèmes qui permettront à ce système d'accéder à un plus haut niveau de complexité. » (p.44, note) Cette notion (la définition donnée ne me semble pas suffire à qualifier la perdifférenciation de concept, ce qui n'entame pas *a priori* sa pertinence) est signalée comme complémentaire de la précédente pour justifier l'autonomisation des systèmes fonctionnels. En l'absence d'autres précisions, elle ne nous semble pas indispensable pour expliquer l'autonomisation des systèmes fonctionnels. Quant à l'élévation du niveau de complexité, l'absence d'une définition précise de la complexité empêche l'évaluation de la pertinence de la proposition.

La reprise de la théorie des systèmes

Comme signalé plus haut, Luhmann va chercher ses outils de modélisation dans le paradigme systémique, surtout après l'apport de la seconde cybernétique. On reconnaît dans l'évocation de « l'amplification des déviations »(p.47) les boucles à rétroaction positive. Les apports de Varela sur le distinguo entre systèmes couplés (à l 'environnement) par input/output et systèmes régis par clôture opérationnelle sont repris, mais avec, comme

---

[8] On trouve chez Parsons la notion de "différenciation fonctionnelle et structurale" (voir la présentation qu'en propose Rocher —1968, pp.216 à 220). Il faut dire que dans le système social (désigné aussi comme sous-système social), selon lui, on peut discerner quatre ensembles structuraux (ou structures, ou encore sous-systèmes fonctionnels) : structures de socialisation (famille, enseignement) pour la fonction de stabilité normative, droit et appareil judiciaire pour la fonction d'intégration, structure politique pour la fonction de poursuite des buts, structure économique pour la fonction d'adaptation. Dans une société traditionnelle, les quatre sous-systèmes sont moins distingués et un ensemble structural remplit plus d'une fonction — exemple de la collectivité religieuse qui est en même temps politique et parfois aussi économique. " ... dans les sociétés plus avancées s'opère une différenciation toujours plus nette entre les quatre fonctions et entre les ensembles structuraux qui y correspondent ;"(Rocher p.220).

[9] L'appellation varie selon les extraits ou les places dans les extraits (systèmes, sous-systèmes, domaines, systèmes fonctionnels, sous-sytèmes principaux, grands sous-systèmes). Nous finirons par garder la dernière, en sous-entendant que le système étant la société, on peut discerner de grands sous-systèmes.

souvent, une erreur d'interprétation provoquée par cette dernière. Le fonctionnement par clôture opérationnelle (ainsi nommée parce que l'opération addition appliquée à l'ensemble des entiers ne produit que des entiers, ce qui constitue effectivement une clôture) ne signifie pas, dans les exemples sur lesquels travaille Varela, la fermeture du système, puisque cette notion de clôture opérationnelle est inséparable de celle de couplage structurel[10]. C'est ici que se place souvent la confusion entre autopoïèse et autoréférence. Ou si l'on préfère, ces deux derniers aspects peuvent être confondus lorsque les systèmes sont du domaine de la biologie, mais plus lorsqu'on passe au domaine sociétal. Car la culture amène ceci de nouveau par rapport au niveau biologique que si elle est bien reconstruite en permanence par autopoïèse (à partir des multiples interactions entre sujets humains), la pensée de ces sujets humains et leurs interactions sont structurées par la culture. Comme le dit Castoriadis, comme le dit Barel, cet autre sociologue systémicien, sous forme de question, comment se fait-il que ces parties du système (les humains) contiennent tout le système (la culture)[11] ? C'est ici que l'autoréférence ne peut que s'adjoindre la transcendance (ou hétéroréférence, *cf.* Barel 1987), c'est ici que l'autoréférence se distingue de l'autopoïèse.

Médium et organisation

« Le concept de médium est ici une forme raccourcie pour désigner *les médias de communication généralisés symboliquement.* »[12] (p.57) « Chacun de ces médias de communication se rapporte prioritairement à un sous-

---

[10] Il faut donc se méfier et éviter d'employer le terme de "clôture autopoïétique" (p.56), qui a beaucoup de chances d'être mystificateur.

[11] L'idée est déjà repérable chez Castoriadis (1978, pp. 196-197), quand il remarque qu'on ne peut composer une société qu'à partir d'individus déjà « sociaux » (qui portent déjà le social en eux-mêmes). Barel (1979) cite abondamment Castoriadis et développe une réflexion sur ces parties de systèmes qui semblent « contenir » le système. Il emploie l'expression de « co-émergence simultanée du paradoxe, de la contradiction et du système ».

[12] Il est précisé que ce concept est "transposé de la théorie de l'action de Parsons à la théorie de la communication et désigne les symboles généralisés qui peuvent être utilisés dans la communication en vue d'une réduction de la probabilité du refus de communiquer" (p.57). "Ces médias sont définis comme des codes de symboles généralisés qui dirigent la transmission de fonctions de sélection au sein du système : ces catégories ont donc pour fonction de modaliser les processus de communication au sein du système (par exemple de définir des différences de pouvoir qui donneront lieu à des situations de domination) et ceci dans un sens où la communication est indépendante de l'interaction purement langagière entre les individus." (présentation, p.24) La notion est d'autant moins facile à saisir que les symboles en question sont plutôt des signes au sens des sémioticiens, que les interactions réelles entre sujets humains ne se réduisent jamais à leur aspect langagier, et que la communication semble occuper la place de l'interaction — lorsqu'il s'agit de définir les situations de domination par exemple. Il faudrait à tout le moins mener un travail de définition précise des notions et un travail de modélisation sur l'articulation de ces notions entre elles.

système particulier : l'amour à la famille, la vérité à la science, l'argent à l'économie et le pouvoir à la politique. Dans la société luhmannienne, il n'y a donc plus d'individus, mais seulement des « communications » qui communiquent à l'aide de tels médias généralisés symboliquement. » (présentation, p24)[13] Pour comprendre cette modélisation, il vaut mieux prendre l'exemple de l'économie, avec le fonctionnement que permet l'argent, et étendre ensuite ce rôle aux autres domaines. Luhmann va plus loin, en énonçant deux hypothèses (qui ne sont pas présentées comme telles) :

- « Il apparaît dès lors clairement qu'il existe une affinité structurelle entre la formation des médias et la différenciation fonctionnelle. » [14](p.57)
- « C'est là la seule manière de mettre en marche la différenciation systémique dans la perspective de foncions particulières, et cela a pour conséquence que toutes les opérations d'un système fonctionnel déterminé s'orientent sur la base d'un médium propre et provoquent de cette sorte l'autopoiésis de ce système. » (p.58)

Nous entrons ici, surtout avec ces deux hypothèses, dans une modélisation propre à Luhmann (à notre connaissance, il n'y a pas, ici, importation d'un outillage théorique). Et si les deux hypothèses précédentes sont loin d'apparaître évidentes, elles méritent une attention à la hauteur de l'enjeu qu'elles concernent : modéliser la société dans laquelle nous vivons !
A propos de l'organisation, l'auteur développe un point de vue qui semble plus facilement compréhensible. Toutefois, on retrouve ici la notion d'improbabilité (!) — que l'on pourra remplacer par celle de faible probabilité. Ce qui caractérise l'organisation pour Luhmann est sa capacité à produire un comportement très peu probable (ne servant pas directement l'intérêt personnel) — nous sommes là, manifestement, dans les choix idéologiques des théories économiques classiques.
Deux conclusions à ce paragraphe :

- Médium et organisation sont deux formes différentes « de la formation d'attentes inhabituelles et à haut niveau de prétention, et dès lors de la transformation d'improbabilité en probabilité. » (p.59)

---

[13] Les "domaines" que constituent la politique, l'économie, la science, la famille... sont désignés parfois comme des systèmes fonctionnels, parfois comme des sous-systèmes.

[14] Il précise : « La différenciation fonctionnelle libère des communications de leurs contextes d'origine dans la famille, la tradition ou encore les mœurs, et c'est pourquoi l'acceptation des communications peut y paraître improbable. Les médias ont alors pour fonction de neutraliser cette nouvelle improbabilité — par exemple celle de l'exécution d'un ordre ou du don d'un bien précieux — et de les transformer en probabilité positive, ou du moins en une attente possible. »(p. 57-58) Notons que seule la probabilité est un concept (l'improbabilité n'en est pas un) et qu'elle est, par définition, positive. Ce qui n'empêche pas d'essayer de suivre l'auteur dans son argumentation.

On traduira 'de très faible probabilité en probabilité relativement importante'.

- Notant qu'au sein de chaque système fonctionnel il n'y a qu'un seul médium mais une multitude d'organisations, l'auteur relie cette observation à la différence entre variété et redondance. Il définit la première comme la multiplicité et la diversité des éléments d'un système. Au sens strict, la variété d'un système se mesure au nombre d'états différents que le système peut présenter. En se référant à Atlan, Luhmann pense que ce couple de notions permettra de « mesurer la complexité »(p.62)[15]. Appliquant ce couple de notions à l'économie, il propose que le médium monétaire représente la variété et que l'organisation représente la redondance.

2 - 2 Communication et action [16]

Ici le propos de l'auteur est de se questionner sur "l'unité de base" permettant de rendre compte de l'organisation sociale, et de la caractériser. Plus précisément, il pense que ses prédecesseurs en sociologie (il cite Weber et Parsons) fondent les systèmes sociaux sur l'action[17]. Il veut inverser le rapport entre action et socialité, en s'appuyant sur « la théorie des systèmes autoréférentiels et des problèmes de la complexité… » Il énonce ainsi : « La socialité n'est pas un cas particulier de l'action. Au contraire, c'est à travers la communication et l'attribution que l'action se constitue dans les systèmes sociaux, comme réduction de la complexité, comme autosimplification indispensable du système. » (p.133) Suivent un certain nombre d'affirmations assez curieuses et gratuites sur l'autoréférence et sur les systèmes. Cela pour en venir à la proposition qui justifie ce texte : « Le processus de base des systèmes sociaux, celui qui produit les éléments dont

---

[15] Nous commencerons par faire remarquer qu'en sciences physiques, on ne songe à mesurer une grandeur que lorsqu'elle est définie. Or, l'un des manques sérieux ici est l'absence d'une définition de la complexité. Quant aux écrits d'Atlan, qui ont en effet une grande importance, ils sont centrés sur l'auto-organisation — notion proche de la complexité mais qui ne s'y identifie pas. Et ce qu'Atlan désigne comme "complexité algorithmique" d'un objet (description minimale acceptée par une machine de Turing — 2011, p.62) a des chances de coïncider avec ce que Le Moigne (1990) repère comme complication, en l'opposant à complexité. Nous reparlerons un peu de complexité plus loin, mais en marge — ce n'est pas l'objet central du texte.

[16] Cet article est une traduction partielle du chapitre 4 de *Soziale Systeme. Grundiss einer allgemeinen Theorie*

[17] « Pour Weber l'action sociale est un cas particulier de l'activité, commandée par des intentions socialement dirigées. Pour Parsons… la formation des systèmes sociaux ne constitue qu'un apport, différencié analytiquement, à l'émergence de l'action tout court. Les systèmes sociaux sont donc fondés sur un type d'action, ou sur un aspect de l'action, et c'est à travers l'action que le sujet entre,pour ainsi dire, dans le système. »(p.133)

ces systèmes sont composés, ne peut être, dans ces conditions, que la communication. » (p.133)

Trois remarques immédiates doivent ici être formulées :

- L'auteur énonce à la forme affirmative ce qui mériterait à tout le moins d'être formulé en tant qu'hypothèse, qu'un développement se chargerait de justifier et de discuter.
- Il prétend s'appuyer sur une « théorie des systèmes autoréférentiels », mais le seul auteur ayant publié dans ce créneau à être mentionné est Maturana — évoqué une seule fois, en note, pour préciser « qu'il prend une autre option » (note 45, p.152), ce qui pointe un désaccord !
- Le choix posé d'entrée de jeu est clair : il s'agit de fonder une sociologie sur une sorte d'unité de base, une "brique élémentaire" (comme l'αρχη *(archè)* des philosophes de l'école de Milet, dans la Grèce antique, qui désignaient ainsi la "brique fondamentale " de l'univers — du cosmos). Nous sommes donc dans une approche discontinue typique, on tourne le dos à une tentative d'approche continue (une théorie du champ), telle que l'esquisse Barel, sociologue systémicien — mais il faut dire que lui a travaillé directement avec Varela [18], l'autre fondateur des systèmes autopoiétiques.

L'auteur prétend partir du « concept de sens », sans bien sûr prendre la peine d'avancer une définition (curieuse façon de concevoir le statut de concept), et arrive vite au concept d'information avec la théorie de Shannon et Weaver. Il propose ensuite une modélisation de la communication (entre deux sujets humains), en ajoutant à l'information transmise l'observation réciproque des deux sujets — sans parvenir toutefois à concevoir la pertinence du concept d'interaction, qu'il n'a peut-être jamais croisé. On arrive vite à l'affirmation que « la communication n'est possible qu'en tant que processus autoréférentiel. » (p.137) C'est alors que les confusions, voire les erreurs, arrivent en cascade. Autoréférence, autopoïèse, autonomie ne sont pas discernées. Le système (de communication) est pensé comme clos (« il ne peut y avoir, pour la communication, aucun corrélat d'environnement » p.138), ainsi que la société (« Nous en déduirons plus loin que la société, c'est-à-dire le système social le plus large, doit être compris comme un système fermé de manière opérationnelle et autoréférentielle. » (note11, p.138). Erreur classique sur la *clôture opérationnelle*, concept proposé par Varela, concept indissociable, dans son œuvre, de celui de *couplage structurel*, ce qui indique bien que le système n'est pas clos (un système vivant meurt s'il n'établit pas d'échanges avec son environnement). La Physique du XIXe siècle envisage comme seul vrai

[18] Au CREA, le labo fondé par J-P Dupuy.

système fermé l'Univers dans son ensemble, et la Physique du XXe commence à contester sérieusement cette assertion... Quant à l'environnement du système de communication, c'est tout simplement la culture ! Difficile de concevoir que le système y soit « fermé », alors qu'elle structure les énoncés et les interactions. Que le système de communication s'autonomise, c'est-à-dire qu'il "tourne" en priorité sur lui-même, cela semble une observation pertinente. Mais le penser fermé est inconcevable ! Il suffit de lui couper l'alimentation en courant électrique, on va voir comment il se débrouille pour fonctionner comme si de rien n'était...

Évocation non scientifique de l'entropie, bien sûr ![19] Luhmann n'est pas le seul...

Nous en arrivons (p.141) au corollaire du choix initial : « ... la société tient ensemble non par un ordre naturel mais par la communication. » Voilà ce que l'on peut appeler une hypothèse lourde, plaçant la communication au centre de toute modélisation de la société. Mais au lieu de l'énoncer en tant qu'hypothèse et de la discuter, le texte cité en fait une affirmation.

Un peu plus loin est évoqué le « paradoxe d'Épiménide », pour illustrer le fait qu'on peut ne pas penser ce que l'on dit... Mais il s'agit de l'interprétation mineure de ce paradoxe (puisque qu'un Crétois dit que les Crétois sont menteurs, son énoncé est indécidable — on ne peut savoir s'il dit vrai ou s'il ment). Manque ici, une fois encore, la lecture de Barel (mais aussi de Russel et Whitehead pour les niveaux logiques, de Hofstadter et Dupuy pour les emboitements, ou hiérarchies enchevêtrées, ou boucles étranges). L'interprétation majeure de ce paradoxe, c'est qu'il s'agit d'un énoncé d'un Crétois (niveau logique de l'élément), mais énoncé qui légifère sur tous les énoncés de tous les Crétois (double niveau logique de la classe (de l'ensemble) : ensemble des énoncés, ensemble des Crétois). Ce faisant, il réalise un "court-circuit" entre les deux niveaux logiques, et c'est cela qui fait paradoxe, au sens de Wilden, repris par Barel — qui démarre à partir de là une modélisation continue du système sociétal.

Poursuivons le texte de Luhmann. Il pense que son modèle théorique pour la communication « éclaire la façon dont est possible l'évolution de la langue ». Et il poursuit : « La possibilité de prendre quelque chose pour l'indice de quelque chose d'autre a existé bien avant la langue. » (p. 142). Ce que l'on peut repérer en tant qu'aporie 2 : est-ce que la pensée a précédé la langue, ou est-ce que la langue a précédé la pensée ? L'aporie 1, analogue,

---

[19] Confusion classique de la grandeur et de sa variation, lien établi sans justification valide (idéologique, donc) entre tendance à l'augmentation de l'entropie et dispersion de petits constituants (assimilation de cette dispersion au désordre, alors qu'on pourrait considérer qu'il s'agit d'un ordre par équirépartition), ignorance des raisons thermodynamiques de l'introduction de ce concept (lié à l'irréversibilité des transformations réelles), identification de l'entropie en physique (thermodynamique) et de "l'entropie informationnelle", ce qui se discute pour le moins...

pouvant s'énoncer : est-ce que les hommes ont un jour inventé la culture, ou est-ce la culture qui fait que des animaux deviennent hommes ?[20]

Nous trouvons ensuite, à nouveau, des énoncés qui mériteraient statut d'hypothèse :

- « le fait qu'un processus devienne réflexif suppose une différenciation et une spécification fonctionnelle suffisantes. » (p.143)
- « La réflexivité peut à son tour servir à compenser le risque d'une plus grande complexité… » (p.143) En l'absence d'une définition de la complexité, cet énoncé est "en l'air".
- « Des concepts peuvent être définis différemment ; en particulier, pour le concept de communication, on trouve des quantités considérables de propositions différentes. » (p.143) Une note précise que Merten en a répertorié 160 ! Notre position est plutôt que tant qu'une définition claire et précise (et qui rassemble les autres propositions) n'est pas trouvée, nous sommes au mieux au niveau de la notion, mais pas à celui du concept.
- « Si on revient en arrière jusqu'au point zéro de l'évolution… » (p.144) Ici, l'hypothèse est celle d'une sorte de "big bang" qui déclencherait l'évolution ! Ce qui en rajoute dans le discontinu…

In fine, dans ce texte, Luhmann reprend son idée (ou son hypothèse) de médium. « Le médium qui affranchit la compréhension de la communication de ce qui est perceptible est le *langage*. » (p. 146) Il rappelle plus loin (p .147) : « Nous caractériserons comme généralisés symboliquement les médias qui utilisent des généralisations pour symboliser la liaison des sélections et des motivations, c'est-à-dire pour la représenter comme unité. Des exemples importants en sont : la vérité, l'amour, la propriété/l'argent, le pouvoir/le droit ; … » Ici, nous ne pouvons que redire que seul l'argent, vis-à-vis du système économique, peut se percevoir comme donnant au système une fluidité qui va permettre une accélération de son fonctionnement, sans doute un type de fonctionnement qui aurait été impossible sans lui, et peut-être, en effet, une autonomisation (vis-à-vis des autres sous-systèmes d'un système sociétal, si on accepte ce type de modélisation). Il est plus difficile de concevoir comment la vérité ou l'amour pourraient jouer un rôle analogue dans un autre hypothètique sous-système.

2 - 3 En résumé :

- Il faut retenir la "fulgurance" géniale de Luhmann à propos de l'hypothèse d'autonomisation des "grands sous-systèmes". Il faut la retenir d'autant plus qu'elle converge avec l'hypothèse

---

[20] Un moyen de dépasser (ou de recadrer) ces apories va être exposé plus loin (*cf. infra* § II – 3 et conclusion, *cf.* aussi Sallaberry, 1996, 1999, 2003)

d'autonomisation (du « système des signifiants ») émise par Baudrillard *(cf. infra* § II). Si nous suivons cette hypothèse, il est vain de se demander si c'est le politique qui commande à l'économie ou le contraire ! Chacun de ces "grands sous-systèmes" s'est autonomisé, en fonctionnant pour lui, le reste (toute le reste) étant du contexte...

- Aller chercher de l'outillage théorique dans la théorie des systèmes me semble constituer une excellente idée.
- Dans cette importation d'outillage, on peut repérer quelques erreurs, et un "raté" sérieux, le non repérage de la question des niveaux logiques, qui est au fondement de la pense systémique (voir par exemple sa reprise par Bateson). En effet, pour modéliser le fonctionnement d'une société, difficile de ne pas prendre en considération :
  - o Le niveau logique individuel et le niveau logique collectif [21](*cf. infra* §III).
  - o L'articulation de ces deux niveaux (tout ce qui est vraiment essentiel — le sens, notamment — se joue à cette articulation).
  - o Les "deux mouvements" qui caractérisent le phénomène de la culture : d'un côté, elle est reconstruite en permanence par les interactions entre humains, de l'autre, elle structure chacune de ces interactions.

Si l'on veut vraiment tenter de découper une sorte d'unité, ou de situation élémentaire pour modéliser le fonctionnement sociétal, nous pensons qu'il vaut mieux travailler avec la notion d'interaction (*cf. supra* chap II) plutôt qu'avec celle de communication.

I - 3 Baudrillard et l'hypothèse d'autonomisation des grands systèmes

Baudrillard (1970) évoque aussi l'autonomisation des systèmes, en se fondant plutôt sur la sémiotique.

Baudrillard s'intéresse à l'objet. Il souligne (2000) que ce terme constitue son principal « mot de passe »[22]. Son premier ouvrage est en effet consacré au système des objets. Il n'est pas question ici de présenter l'ensemble de l'œuvre de Baudrillard ! Mais l'impression résiduelle — après lecture de

---

[21] Russel et Whitehead discernent le niveau logique de l'élément et le niveau logique de la classe (de l'ensemble) — on ne peut penser un stylo comme on pense l'ensemble des stylos (ce dernier n'est d'ailleurs pas un stylo). Tranférée aux humains, cette distinction amène à différencier le niveau logique individuel (celui de l'individu — ou atome sociétal) du niveau logique collectif (celui de la société).

[22] « Dès le début, j'ai choisi cet angle parce que je voulais me désolidariser de la problématique du sujet. »(p.13)

quatre ou cinq de ses ouvrages, dans la décennie 80 — est qu'il suggère une autonomisation des systèmes, sous la forme d'une autonomisation des systèmes de signifiants. Une sorte de seconde coupure du triangle sémiotique, qui laisserait tomber le signifié, donc la face production de sens, et nous avec (avec les objets, éventuellement).

En relisant des passages des mêmes ouvrages pour la rédaction de ce travail, nous ne retrouvons bien sûr pas exactement cela[23] , mais tout de même des idées, des propositions qui y ressemblent : « La coupure ne passe pas entre un signe et un référent « réel ». Elle passe entre le Sa comme *forme* et, d'autre part, le Sé et le Rft, qui s'inscrivent ensemble comme contenu, l'un de pensée, l'autre de réalité (ou plutôt de perception), sous le signe du Sa. Le référent dont il est question ici n'est pas plus hors signe que le Sé : il est commandé par le signe, il se découpe d'emblée en fonction du signe, il n'a d'autre réalité que celle qui s'inscrit *en filigrane du signe.* » (1972, p.183-184). Et, plus loin (p.184) : « … c'est la loi du code et du Sa qui informe et détermine jusqu'à la « réalité ». » Et encore (p.184-185) « Le concret n'existe pas, il dépend, dans sa perception même, de l'abstraction et de la « discrétion » du Sa. Le spectre du Sa s'étend sur le monde (dans les deux sens : il l' « analyse » spectralement et il le hante). »

Indiquant que Saussure reprend, avec l'opposition Sa/Sé, celle de Marx (valeur d'échange/valeur d'usage)[24], Baudrillard souligne « l'homologie entre la logique de la signification et celle de l'économie politique… Dans les deux champs respectifs, les deux formes dominantes (le système de la valeur d'échange et la combinatoire des Sa) se donnent une raison référentielle, un contenu, un alibi, et significativement, ici et là, l'articulation se fait sous le même signe métaphysique du besoin ou de la motivation. » (p.185) Ces derniers mots ne sont pas sans faire penser à l'idée de médium chez Luhmann.

I - 4 Barel et le sens

Rappelons d'abord que Barel (1989, p. 199 et suivantes) formule une critique de Parsons. Dans ce même ouvrage (*Le paradoxe et le système*), il formule une remarque fondamentale pour la question qui nous préoccupe dans ce chapitre, la modélisation du fonctionnement d'une société : « L'analyse sociale se trouve confrontée à ce qui est , pour la stratégie de

---

[23] Expérience courante de la relecture ! Notre interprétation (et notre impression) a évolué toute seule au cours du temps et a dérivé, par rapport à notre lecture précédente et par rapport au texte.

[24] Remarque pertinente : le Sé (aspect production de sens), est du niveau du sujet humain, comme la valeur d'usage. Le Sa, comme l'explicite Baudrillard, est le fait du système, comme la valeur d'échange…

recherche évoquée ci dessus [25], un véritable paradoxe : ce qui constitue l'élément "naturel" des structures et des systèmes qu'elle décrit, n'est cet élément que pour autant qu'il possède, par ailleurs, des caractéristiques de structure ou de système. » (p.152)

Dans un ouvrage antérieur (1987)[26], il engage la réflexion sur « l'une des tâches fondamentales de toute société, la production de sens... », en travaillant sur les cités de la Grèce antique (au Ve siècle avant JC), et notamment Athènes. Citant les auteurs tragiques, les philosophes, les historiens, il émet l'hypothèse que le sens ne peut provenir uniquement ni du mythe (la transcendance, ou hétéroréférence), ni du discours politique (l'immanence, ou autoréférence), les deux sont nécessaires. On ne peut plus confondre, lorsqu'on travaille sur l'humain et le sociétal, autonomie et autoréférence. L'autonomie ne se conçoit que comme un équilibre (fragile) entre autoréférence et hétéroréférence.

Pour passer du niveau de la société au niveau du sujet humain (sur cette question du sens), ce qui complique la situation est que si la transcendance et le rapport au mythe sont par définition du côté de l'hétéroréférence, les représentations personnelles, intimes même du sujet, de même que sa capacité à user de la rationalité, sont en partie autoréférentes (c'est sa façon à lui de penser), mais sont influencées et même structurées par la culture. Les références auxquelles il tient le plus, qu'elles proviennent d'une tradition familiale ou qu'il les ait construites de force vive en maniant appuis et oppositions, ne sauraient être complètement *sui generis*. Reprenons l'application du schéma en trois moments à la langue et à la culture, de la même façon qu'on ne parle que dans une langue, on ne pense que dans une culture[27]. L'autoréférence du sujet est construite comme interprétation personnelle d'éléments qui proviennent de l'hétéroréférence, que ces éléments soient de caractère mythiques ou produits par une pensée rationnelle. Dit autrement, le sujet humain — à l'instar d'une société, ce que souligne Barel — élabore et préserve son autonomie en ménageant tant bien que mal auto et hétéro référence.

I - 5 Les "deux mouvements" qui caractérisent la culture

Toute modélisation du fonctionnement de la société, pour être pertinente, doit tenir compte du "double mouvement" qui caractérise le fonctionnement de la culture : d'un côté, la culture est sans cesse reconstruite par les

---

[25] Barel évoque là une "démarche double" : identifier les éléments constitutifs d'un "objet", puis repérer les "combinatoires " qui articulent ces éléments. L'objet est le système social, les éléments les sujets humains qui le composent.

[26] *La quête du sens — Comment l'esprit vient à la cité.*

[27] On ne parle que dans une langue à la fois pour les bilingues, on ne pense que dans une culture à la fois pour les sujets de plusieurs cultures, même si ensuite comparaisons, va-et-vient sont possibles.

interactions entre sujets humains (autopoièse sociétale) ; mais de l'autre, ces interactions sont structurées par la culture, que chaque sujet humain a "en lui" — c'est Barel qui soulignait ce paradoxe, sous forme de la question (je cite approximativement) "qu'est-ce que c'est que cet élément qui contient tout le système ?"

C'est une autre façon de concevoir l'interaction entre instituant et institué (idée de Cardan reprise par Lourau)[28], qui "ajoute" à cet outil de modélisation l'idée de distribution et la notion d'autopoièse – ou de système autopoiétique, dont nous allons tenter de préciser les caractéristiques.

II - Théorie des systèmes, cognitique et théorie de l'institution

II - 1 Système autopoiétique et boucle étrange

Varela décrit au départ la clôture opérationnelle sur l'exemple de la cellule, avec la boucle membrane-réactions chimiques — la première permettant aux secondes de fonctionner, les secondes ayant pour fonction prioritaire de reconstituer la première. La première, constituant aussi un englobant, donne à la boucle son caractère étrange au sens d'Hofsdtadter (son caractère paradoxal au sens de Wilden et Barel, puisqu'il y a court-circuit entre deux niveaux). Clôture opérationnelle au sens où l'opération addition, équipant (structurant, comme le précise la théorie des ensembles) l'ensemble des entiers, ne va générer que des entiers. C'est une autoréférence de production, qui justifie le qualificatif autopoiétique. Cette clôture opérationnelle n'est pas une fermeture, le système régi par clôture opérationnelle est lié, articulé à son environnement par couplage structurel. Clôture opérationnelle et couplage structurel sont inséparables.

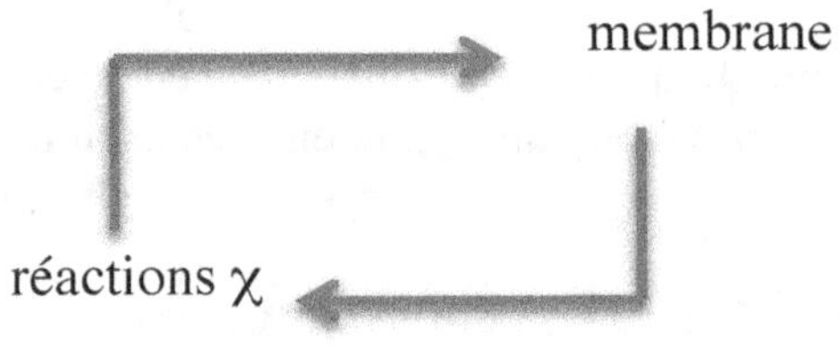

L'exemple suivant de système autopoiétique que choisit Varela est le système immunitaire de l'organisme humain. Chargé de pourchasser et de détruire le 'non-soi', sa caractéristique est d'être capable de discerner le soi du non-soi.

Le troisième exemple étant le système nerveux humain, décrit comme hyperconnecté et plastique, plus bouclé sur lui-même que connecté à

[28] Il faut rappeler ici que Durkheim repérait bien, lui aussi, l'opposition entre la société déjà faite et la société en train de se faire.

l'extérieur — d'abord la clôture opérationnelle, puis le couplage structurel. L'autoréférence devient conscience de soi, sentiment de soi dirait Damasio, tout en établissant une interaction avec l'environnement.
L'idée de fonctionnement en boucle apporté par la théorie de systèmes est ainsi enrichie (tant par le travail d'Hofstadter que par celui de Barel et de Varela) de la possibilité d'une dynamique englobant-englobé [29]. Perspective qui ne peut que nous aider lorsqu'il s'agit de modéliser le fonctionnement de l'humain et du sociétal.
Un système autopoiétique est dès lors caractérisé par ce fonctionnement en boucle étrange, qui permet de discerner le soi du non-soi, et qui constitue le pendant (ou l'envers) du couple clôture opérationnelle-couplage structurel.

II - 2 Retour sur le schéma en trois moments

Le schéma en trois moments [30] de la théorie de l'institution modélise bien le fonctionnement d'une règle ; il lui manque tout de même la notion de distribution pour bien prendre en compte le caractère multiple — et plus précisément distribué — du moment de la particularité.
Si l'on veut l'utiliser pour modéliser le fonctionnement de la culture (ou le fonctionnement sociétal), il va falloir le compléter avec des outils qui lui font a priori défaut, tels que :

- α des précisions sur la notion d'interaction
- β une souplesse d'interprétation du troisième moment — pour en faire un moment dynamique
- γ le co-engendrement des éléments et de la forme, assorti de la réciprocité institutionnelle
- δ l'idée du "double mouvement" esquissée plus haut (§ I). La distribution des interactions entre humains produit une autopoïèse

[29] Cette dynamique englobant-englobé est souvent désignée comme hiérarchie enchevêtrée (cf. notamment Dupuy, 1993).

[30] *Cf. supra* chap III

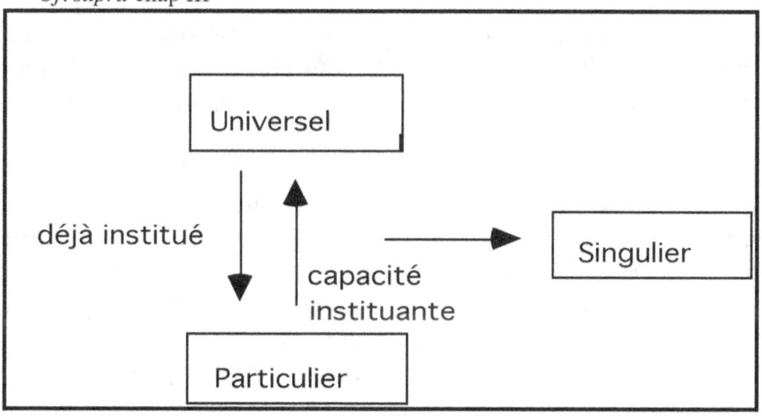

permanente de la culture, mais simultanément chaque interaction est structurée par la culture. Ce double mouvement "explique" le point γ, ou en constitue le pendant. C'est également lui qui suggère une modélisation en boucle autopoiétique (à la fois autoréférente et étrange).

Pour des raisons de présentation, α et β seront évoqués dans la suite du § II – 2, γ et δ dans le § II -3.

2 - 1 La notion d'interaction

C'est le moment de rappeler le début de réflexion (*cf. supra* chap II) sur la notion d'interaction.

Bilan du concept de la physique

Retenons plusieurs caractéristiques de l'interaction :

- La réciprocité.
- Le principe de l'égalité (de l'action et de la réaction) qui, s'il peut sembler inadapté aux échanges entre humains, mérite d'être médité.
- Le lien (ou même l'identité) entre champ et interaction.
- Le caractère "incontournable" : il s'agit d'action (ou de force), qui produit un effet.

Dans la vie en société

Entre deux sujets humains, un échange à intensité faible ((à investissement énergétique faible) constitue une rencontre "mineure", à risque mineur. Une rencontre à intensité forte (à investissement énergétique fort) constitue une rencontre "majeure", le risque est lui aussi majeur : l'être humain peut en "sortir" abimé ou grandi.

Ces "effets" possibles renvoient à ce qui a été nommé plus haut le "caractère incontournable", qui est celui de la confrontation à des forces.

Le caractère de réciprocité est bien présent lui aussi. Dans une interaction (dans une rencontre), même celui qui est immobile et se tait "envoie des messages".

Même si, dans certains cas, les deux sujets en interaction ont l'impression d'être "seuls au monde", leur interaction est structurée par la culture (de leur société) et s'accompagne de multiples autres interactions — d'une distribution des interactions, qui rappelle la nécessaire prise en compte du niveau logique collectif. Cette prise en compte amène à relativiser telle ou telle interaction précise (locale). Simultanément, une modélisation adéquate pour un espace des interactions est une théorie du champ (une tentative d'approche continue). Nous retrouvons donc, ici, le lien interaction-champ.

La proposition est donc de nommer interaction la rencontre entre deux personnes, rencontre qui déclenche l'échange de forces et de représentations. L'élargissement de la perspective au système à interactions multiples (à interaction distribuée) que constitue une société exigera une théorie du champ (*cf. infra*).

2 - 2 Les deux interprétations du troisième moment

Comme nous l'avons déjà signalé (chap III § III – 2) — et comme cela est précisé par Sallaberry (2003), il est tentant de faire du troisième moment celui de l'institutionnalisation [31]. Une telle interprétation correspond d'ailleurs à la "logique" hegelienne (l'opposition entre thèse et antithèse se résout dans la synthèse). Une telle interprétation enlève à la modélisation apportée par le schéma en trois moments la majeure partie de sa dynamique — puisque le troisième moment est conçu comme une résolution, une sorte de fin de l'Histoire. Cet outil (le schéma) est bien plus dynamique si on considère que le troisième moment est celui de l'émergence des formes, étant bien entendu que la forme qui émerge n'est pas forcément pérenne. On peut constater au contraire, sur l'exemple des groupes [32], que non seulement les formes vont devoir être investies, recevoir de l'énergie et des soins pour survivre, encore plus pour être instituées, puis pour durer (c'est alors seulement qu'on pourra parler d'institutionnalisation) mais encore que bien des formes ne seront qu'évanescentes, parce que non repérées par les acteurs qui pourtant les font émerger.
Ce n'est que si elle dure qu'une forme court le risque de s'user, de se dégrader. Ce n'est que dans ce cas que l'on pourra d'institutionnalisation et d'effet Mülhmann.

2 - 3 L'effet Mülhmann

2 - 3 - 1 Le travail de Mülhmann

Avant d'aller plus avant avec l'effet Mülhmann, un retour à l'œuvre de cet auteur s'impose. L'ouvrage qu'il nous lègue [33], centré sur les messianismes révolutionnaires mais se présentant aussi comme travaillant à la sociologie des religions et terminant sur les révolutions française et russe, est un pavé, à tous les sens du terme [34]. Ce qui intéresse Mülhmann dans les mouvements millénaristes, c'est justement leur caractère dynamique, c'est le mouvement (le processus), par opposition à son résidu (au produit, ou tout au moins à des formes d'organisation « plus stables »). L'échec de la prophétie a une fonction (p.209)... « si le groupe surmonte cette crise, il évolue vers l'institutionnalisation, et cette évolution est elle aussi structurellement nécessaire. » (p.207), de même que l'institutionnalisation (« L'effervescence

[31] *cf.* Hess-Savoye, 1981, p.56.

[32] *Cf.* Sallaberry 2004b.

[33] Mülhmann W.E., (1961), *Messianismes révolutionnaires du tiers monde*, tr. fr. Baudrillard, Paris, Gallimard.

[34] Voir la note de lecture consacrée à l'ouvrage.

retombée, en règle générale le mouvement ne s'évanouit pas, il se stabilise à un niveau d'intensité réduite. Cet « essoufflement », en même temps que cette stabilisation à un niveau plus bas, c'est là ce que nous appelons une « secte » (ou, selon le cas, une Eglise) »(p.207). Le résidu d'un mouvement n'est pas dans cet exemple (princeps) une institution au sens large, mais une organisation. Sur l'exemple de la religion chrétienne il note que « l'ambiance millénariste prédomina jusqu'au début du IIIe siècle et au-delà. Elle reflua à mesure que le christianisme conquérait les hautes classe païennes cultivées, dépouillant son caractère « prolétarien » et « plébéien »... si bien que Wendland a pu parler d'un « triomphe de l'Eglise sur le christianisme ». » (p.297). Il précise plus loin (p.2998) « Les Eglises sont pour ainsi dire des compagnies d'assurance contre l' « excès de religion ». »
On voit que ramener ce travail et cette pensée au statut « d'effet » semble, dans un premier temps, en réduire beaucoup la portée[35]. Ce qui nous importe, dans le cadre de cet article, c'est de repérer les risques pris à parler d'effet Mülhmann, c'est-à-dire à transposer cette description des mouvements millénaristes à l'étude des formes d'organisation sociétales — et des organisations tout court. En repérant dans « l'apocalyptique judéo-chrétienne » l'inauguration de « la tendance à la révolte » (p.296), en précisant que « La révolte apocalyptique introduit au thème de la Révolution. » (p.299), Mülhmann entame un processus de généralisation qui semble autoriser les transpositions. De même son intérêt pour l'opposition entre un mouvement et son résidu — ce que les physiciens interpréteraient comme l'opposition entre phases de mouvement et phases d'équilibre, citant sans le savoir Pareto. Mais si l'on conçoit l'institution comme « quelque chose » de dynamique (la lutte ou le jeu entre instituant et institué, comme le modélise le schéma en trois moments), l'opposition entre « mouvement » et « résidu » peut se modéliser par les niveaux d'intensité d'interaction (entre institué et instituant, entre le moment de l'universel et celui du particulier) du § II -4. Ce qui correspond bien à ce que souligne Mülhmann à propos du processus d'institutionnalisation (p.212) : « Institutionnaliser, c'est trouver un accommodement sur cette terre, c'est transiger avec la situation « actuelle ». » — ce qui fait penser à l'opposition que campe Leclaire (1975) entre champ de force de l'inconscient et champ de force du conscient (en soulignant le niveau incommensurable du premier). Dès lors, on peut considérer (ou proposer) que le travail de Mülhmann sur les mouvements

[35] D'autant que la liste des (douze) effets énoncée par Hess et Savoye (1981) est par bien des aspects une liste à la Prévert, plaçant côte à côte des apports aussi différents que l'impression de Lapassade (plus le système universitaire est bureaucratisé, plus les étudiants parviennent à en détourner le fonctionnement) et la relation d'incertitude d'Heisenberg (qui amène le chercheur à considérer que toute tentative de mesure étant une interaction, il doit renoncer à tout savoir de ce qu'il étudie — ce qui constitue une position épistémologique).

concerne les grands mouvements sociétaux et que la transposition-adaptation de cet outillage à des situations plus courantes (et de moins grande ampleur) correspond à l'effet Mülhmann — la prophétie se sera muée en prédiction.

2 - 3 - 2 Dégradation des formes : de la contre-productivité à l'effet Mülhmann

L'effet Mülhmann a été évoqué plusieurs fois. Il convient maintenant de le décrire. Nous trouvons intéressant de le présenter en même temps que d'autres outils (dus à Tournier, Illich et Dupuy...) qui travaillent sur la même intuition.

Tournier

Strasbourg, printemps 2009, deuxième session d'une formation des formateurs de l'IUFM d'Alsace à la conduite des groupes[36]. Une formatrice, responsable de formation, parle du travail de coordination (d'une équipe de formateurs) qu'elle mène depuis plusieurs années. Elle souligne la difficulté croissante qu'elle éprouve, l'impression qui est la sienne, depuis quelques temps, de porter toute seule les tâches d'organisation, de régulation. Elle pose plusieurs fois la question : « qui porte ? » L'encadrement confirme l'importance de la question, tout en suggérant qu'il est plus pertinent de la formuler sous la forme « qu'est-ce qui porte ? » et évoque Michel Tournier, qui, dans *Le roi des aulnes*, insiste sur le caractère fondamental de la « phorie »[37]. Il est rappelé ensuite que dans le même roman, il invente la notion d'inversion maligne. L'inversion maligne, c'est ce que le Diable réalise en retournant un objet ou un aspect de la création. L'exemple qu'il donne est celui de l'innocence, qui nous permet de jouir en toute simplicité des choses bonnes et agréables que nous découvrons dans le cosmos (dans le monde créé pour nous, donc dans la création). L'inversion maligne de l'innocence, c'est l'idée (ou la notion) de pureté. En effet, cette idée trimballe inexorablement son contraire, à savoir l'impureté. Dès lors, c'en est fini du plaisir innocent ! Tout est gâché par le spectre de l'impureté[38]...

---

[36] L'encadrement est assuré par Jean Vannereau et moi-même. La première session (deux jours) a été consacrée à de l'outillage théorique. Pour la deuxième session, il est prévu de partir des questions posées par les formateurs participants ou des situations qu'ils souhaitent évoquer.

[37] Qui désigne le fait de porter — le verbe grec *phorein* (φορειν) signifie porter.

[38] « L'une des inversion malignes les plus classiques et les plus meurtrières a donné naissance à l'idée de *pureté*. La pureté est l'inversion maligne de l'innocence. L'innocence est l'amour de l'être, acceptation souriante des nourritures célestes et terrestres, ignorance de l'alternative infernale pureté-impureté. De cette sainteté spontanée et comme native, Satan a fait une singerie qui lui ressemble et qui est tout l'inverse : la pureté. La pureté est horreur de la vie, haine de l'homme, passion morbide du néant... L'homme chevauché par le démon de la pureté sème la ruine et la mort autour de lui. Purification religieuse, épuration politique, sauvegarde de la pureté de la race, nombreuses sont les variations sur ce thème atroce, mais

L'échange se poursuit en remarquant que l'ennui à l'école peut être interprété comme une inversion maligne. Voilà une organisation qui a été bâtie pour donner envie de découvrir des idées, des livres, des poèmes... et la voici frappée d'un curieux mauvais sort : elle semble produire le contraire...

Illich et Dupuy

A la réflexion cela fait penser également à Illich et sa notion de contre-productivité. Il s'agit bien de la même "chose". Des organisations instituées pour remplir une certaine mission semblent atteindre des objectifs opposés à ceux qui leur ont été fixés. Le système scolaire fabrique de l'ennui et du refus d'apprendre, le système de santé fabrique des maladies (on les qualifie de nosocomiales). Lorsque l'ouvrage d'Illich a été publié en français (1971), les enseignants ont été quelque peu surpris, agressés même dans leur engagement d'enseignant et, pour certains, d'éducateur militant. Aujourd'hui, nous pouvons penser que ses remarques méritent à tout le moins notre attention — les publications de Dupuy, qui continue d'utiliser cette notion dans son « arsenal théorique », nous confortent dans cette position. Nous allons voir que d'autres lectures convergent avec ces deux premiers éclairages.

Pagès, Bonetti, de Gaulejac, Descendre

L'ouvrage collectif *L'emprise de l'organisation* commence par raconter l'histoire d'une coopérative de pêche. Tout part de la contradiction repérée entre le caractère artisanal du métier de pêcheur et l'industrialisation de la distribution installée par les grandes surfaces. Pour faire face à cette contradiction, les pêcheurs d'un village de Bretagne fondent une coopérative. D'où l'hypothèse féconde qui anime l'ouvrage : lorsqu'une contradiction devient trop grande, on crée une organisation pour la résoudre. Quelques années plus tard, on peut constater que la coopérative s'est très bien adaptée à l'industrialisation de la distribution. A tel point que la contradiction signalée à l'instant s'est installée entre la coopérative et les pêcheurs, dont le métier reste artisanal.

Mülhmann

Dans la théorie de l'institution, la dégradation des formes — la dégénérescence d'une forme qui dure (qui s'institutionnalise) — est appelée "effet Mülhmann". Une formulation heureuse de cet effet est donnée par l'énoncé suivant : l'institutionnalisation vient en lieu et place de l'échec de

---

toutes débouchent avec monotonie sur des crimes sans nombre dont l'instrument privilégié est le feu, symbole de pureté et symbole de l'enfer. » (Tournier, 1975, pp. 124-125)

la prophétie[39]. Hess et Savoye (1981) explicitent ainsi cet effet : « La prophétie est le premier moment de la genèse institutionnelle. A partir de la prophétie se développe un mouvement social qui lui donne la force de se développer. Mais au fur et à mesure que le mouvement s'institue, il se bureaucratise... Tout mouvement qui ne s'institue pas reste marginal ; mais s'il s'institue, le mouvement s'altère et « trahit » donc la prophétie des origines. » (p.77) Nous pouvons noter l'absence de la nuance que nous introduisons entre institution (à partir du troisième moment, celui de l'émergence, une forme s'institue si on l'outille suffisamment) et institutionnalisation (la forme s'installe dans la durée). Mais à ce détail près, nous avons là une interprétation possible pour le processus qui vient d'être évoqué (celui de la coopérative).
Avant de reprendre cet exemple, caractérisons la présentation de l'effet sur l'exemple *princeps*, celui de la religion chrétienne. A ses débuts, l'Église est martyrisée : si elle est reconnue, il s'agit d'une reconnaissance négative. Simultanément, dans l'interprétation qu'élaborent les chrétiens du message évangélique, le jugement dernier est imminent. Au fil du temps pourtant, l'événement ne semble point se produire, tandis que l'Église s'établit en tant qu'organisation omniprésente — liée étroitement au pouvoir politique en occident, confondue avec lui sur le territoire de l'empire romain d'orient. La pertinence de l'hypothèse (l'énoncé de l'effet) repose sur le lien établi entre une prophétie fondatrice et la dégradation de la forme liée à la durée. Lors de la première rencontre avec cet énoncé (il s'agissait d'une transmission orale, comme dans la tradition...), nous fumes séduits par son originalité. Ce n'est que bien plus tard, qu'intervint la prise de conscience de la proximité qu'il entretient avec ce qui taraudait Castoriadis et Barel : le versant imaginaire de l'institution, et le sens ! Autre présence réconfortante, l'intérêt porté aux prophéties par Dupuy[40].
Plus près de nous dans le temps, l'installation du "communisme" dans les pays de l'est européen va de pair avec la prédiction de l'échec du "capitalisme" — qui doit mourir de ses contradictions — et de l'"impérialisme", échec entraînant le basculement du reste de la planète dans une organisation "à propriété collective des grands moyens de production". Quelques décennies plus tard — en prenant la fin des années 70, on peut constater, avec la guerre en Afghanistan, que l'impérialisme soviétique n'a rien à envier à son homologue américain — la prédiction semble s'essouffler (le capitalisme semble en très bonne santé). Qu'est-ce qui s'est

39 Hess et Savoye (1993) proposent une formulation proche : « l'institution naît et se développe grâce à l'échec de la « prophétie », telle peut être la définition de l'effet Mûlhmann... » (p.76). Ils signalent que telle est l'interprétation que Lourau tire de la lecture de Mülhmann (1968).

40 Dupuy (2002) s'appuie sur l'exemple de Jonas. Anspach (2008), pour illustrer le texte de Dupuy, convoque également l'exemple de Cassandre.

institutionnalisé ? Le régime à parti unique s'est non seulement solidement installé mais a fait main basse sur les grands moyens de production. Ces faits sont suffisamment prégnants pour que deux termes aient été inventés pour désigner les membres importants du Parti (les *apparatchiks*) et leur organisation (la *nomenklatura*).

L'exemple de la coopérative de pêche, pris dans notre quotidien, montre que la plupart du temps c'est plutôt une prédiction ou une prévision qu'une prophétie qui va se trouver en échec. Pour la coopérative, il s'agit d'une sorte de promesse, celle de la résolution de la contradiction. La forme mise en place a vraisemblablement, au départ, des chances réelles de remplir le contrat. C'est son usure, sa dégradation, qui vont amener l'échec de la prévision.

II - 3 Co-engendrement des éléments et de la forme, réciprocité institutionnelle

3 - 1 Le co-engendrement des éléments et de la forme

La première rencontre avec cette idée (cette hypothèse), est due à Jean-Pierre Dupuy qui, lors d'un séminaire de recherche à Tours (décennie 90), déploie cet outillage théorique. Ce travail est clairement publié par le chapitre écrit par Castoriadis dans l'ouvrage collectif (1993) édité en hommage à l'œuvre de Barel — Jean-Pierre Dupuy, Jean-Louis Le Moigne, entre autres, signent aussi un chapitre dans cet ouvrage.

Cette idée de co-engendrement des éléments et de la forme est due aux échanges et à la collaboration des deux grands chercheurs que sont Barel et Castoriadis. L'idée est déjà repérable chez Castoriadis (1978, pp. 196-197), quand il remarque qu'on ne peut composer une société qu'à partir d'individus déjà « sociaux » (qui portent déjà le social en eux-mêmes). L'expression de 'co-engendrement' est énoncée par Barel (1975), à propos de différents processus. Il cite (1979) abondamment Castoriadis [41] et développe une réflexion sur ces parties de systèmes qui semblent « contenir » le système [42]. Il emploie l'expression de "co-émergence simultanée du paradoxe, de la contradiction et du système". Castoriadis (1993), dans l'ouvrage collectif dédié à la pensée de Barel et à partir du travail de ce dernier à propos de la Cité médiévale (1978), énonce l'hypothèse du co-engendrement des éléments et de la forme. Quand apparaît en Grèce une nouvelle forme social-historique, la *polis* (πολισ), cette dernière "est impossible sans les *politai* (πολιται) — les citoyens —

[41] Il cite surtout (de Castoriadis) les ouvrages de 1975 et 1978. Il déclare d'ailleurs que son ouvrage (1979) doit beaucoup à celui de Castoriadis (1978).

[42] Barel note judicieusement que l'opposition ontologique de l'élément et du système correspond à la représentation corpusculaire, alors que la notion de champ permet de concevoir que niveau et méta-niveau à la fois se confondent et demeurent distincts (p.169).

lesquels, pourtant, ne peuvent être fabriqués que dans et par la *polis*." De même pour les nouvelles cités qui émergent en Occident autour de l'an mille. Le bourg libre est inconcevable sans les proto-bourgeois, qui sont inconcevables en dehors du bourg.
A partir d'une conception de la représentation comme servant à véhiculer les interactions (Sallaberry, 1986, 1996), à partir de l'expression de Barel mais aussi de la prise en compte de l'apport des sciences cognitives (notamment Varela[43]), on peut formuler aussi l'hypothèse à l'aide du terme 'co-émergence éléments-forme'. Les systèmes collectifs humains peuvent être modélisés par un tel outillage. L'idée "d'autopoièse sociétale", ainsi que la logique de la "conversation" évoquée par Varela (1996), peuvent être outillées par cette hypothèse. Car le "fonctionnement culturel" est remarquablement décrit : les formes collectives servent de cadre à la pensée et à l'action individuelles, ces dernières assurant sans cesse l'émergence de formes collectives, nouvelles ou semblables aux anciennes. Nous retrouvons les deux "mouvements" évoqués à la fin du § I.

3 - 2 La réciprocité institutionnelle

Il ne faudrait pas oublier que si les sujets instituent les formes, ils sont institués par elles en retour. Car si la puissance théorique de l'hypothèse permet de contourner (ou de recadrer) certaines apories, si elle donne la possibilité de définir à partir d'elle la complexité (*cf.* Castoriadis 1993 et *cf. infra* chap VII) sa puissance pratique tient dans le **caractère réciproque** de l'action instituante (Sallaberry, 2003). Lors de l'émergence « active » d'une forme collective, ce sont en général la difficulté (il n'y a pas d'accouchement sans douleur) et l'enthousiasme qui sont au rendez-vous. Les acteurs savent qu'il faut inventer, c'est difficile et passionnant. Ils vont inventer et instituer une forme qui les institue en retour. Les conventionnels qui instituent la république française sont institués en retour en tant que citoyens. Chaque français aussi : qu'il ait été "ci-devant sans-culotte" ou "ci-devant marquis", il est promu au statut de citoyen. Cette réciprocité institutionnelle est une autre façon de parler du co-engendrement des éléments et de la forme.

3 - 3 Dissolution de la forme et "dissolution" des éléments

L'effet Mülhmann décrit une dégradation, un affadissement des formes (des institutions) ? On comprend mieux (réciprocité institutionnelle) que lorsque la forme démocratie fatigue, les citoyens soient moins enthousiastes, moins engagés. Mais on peut aller jusqu'à envisager la dissolution d'une forme. Il a

---

[43] Pour la prise en compte de Varela dans ma première tentative de construction du concept de représentation, cf. 1996, notamment chap III et chap V. Pour l'évocation de ma discussion avec Francisco à propos de la représentation, cf 2004b, p.93. Pour une construction plus complère du ocncpet de représentation, *cf. infra* chap VI.

fallu une guerre mondiale pour mettre à bas le nazisme, mais plus près de nous au Rwanda la forme génocide a pris fin. Qu'advient-il des éléments (les génocideurs) lorsque la forme (le génocide) se dissout ? Hatzfeld (2003, 2007) nous amène des renseignements précieux. Au cours des entretiens auxquels ils consentent, les anciens génocideurs racontent bien ce qu'ils ont fait, mais c'est un peu "comme si c'était quelqu'un d'autre" — comme si celui qui parle aujourd'hui et celui qui massacrait hier n'étaient pas (ou plus) vraiment le même. Une fois la forme dissoute, le génocideur s'est, fût-ce partiellement, dissous au sein du sujet qui raconte. La réciprocité institutionnelle semble bien aller jusque là.

Conclusion

Les mythes racontent, mettent souvent en scène des "commencements". Mais des écrits plus scientifiques le font aussi. Si l'on mène une analyse structurale du texte de Freud dans *Totem et tabou*, comme du texte de Girard dans *La violence et le sacré*, on peut repérer deux propositions successives :

1 - les hommes existaient

2 - un jour, ils "inventent" la culture (en tuant le père chez Freud, en tuant l'homme "choisi" comme bouc émissaire chez Girard).

En reprenant cette interprétation à partir des niveaux logiques, on peut y lire une sorte de priorité (d'antériorité en tout cas) au niveau logique individuel.

Si maintenant on regarde du côté de la sociologie, en le formulant à l'emporte pièce, on pourrait dire que la position des sociologues donne la priorité au niveau logique collectif. Avant la culture, nous avons affaire à des singes, après la culture, ce sont des hommes. — ou si l'on préfère ce qui, dans le "règne" animal caractérise les hommes, c'est la culture[44].

Cette question de la priorité à l'un des deux niveaux logiques est bien entendu une aporie (l'aporie 1), comme celle (aporie 2)— en général associée, ou complémentaire — qui tend à poser, à concevoir, un "instant initial" (même si, contradictoirement, on considère un "avant" et un "après"). L'aporie 1 peut être formulée (et conçue) par rapport à la cognition. Penser (comme Vygotsky) que la cognition collective précède la cognition individuelle revient bien à donner la priorité au niveau logique collectif. La position inverse change la priorité, pas la structure (qui consiste à accorder une telle priorité, à rester coincé dans l'aporie).

Concevoir le co-engendrement des éléments et de la forme permet de dépasser (de recadrer) l'aporie (1) précédente. La conception que l'on peut construire de l'homme est étroitement liée aux formes qui organisent cette "humanité". Dès lors, point n'est besoin d'un instant initial (celui de l'émergence de l'homme ou celui de l'invention de la culture). Mais c'est le

[44] Les travaux, de plus en plus nombreux, d'éthologie animale, peuvent amener à nuancer cette position.

repérage et la caractérisation des formes, de leur évolution, qui est à l'ordre du jour. En ce qui concerne la cognition, la seule position possible est alors qu'il faut penser ensemble cognition individuelle et cognition collective.
Nous évoquions (*cf. supra* § I – 2-2) l'aporie 2, lorsque Luhmann considère que « la possibilité que quelque chose soit l'indice d'autre chose a existé bien avant la langue ». Car cette assertion, qui mériterait le statut d'hypothèse, revient à se demander si la pensée a précédé la langue ou si au contraire la langue a précédé la pensée — prendre « quelque chose comme indice d'autre chose » constitue une sorte de représentation, en tout cas une démarche qui s'apparente à une pensée, fût-elle fruste. Cette aporie 2 s'inscrit en faux par rapport à l'idée de "continuité" dans l'évolution des formes (toute forme est sans cesse travaillée), et peut fonctionner comme obstacle épistémologique à une tentative de description continue (*cf. infra* chap VI).

Enfin, si la puissance théorique de l'hypothèse (du co-engendrement des éléments et de la forme) permet de contourner (ou de recadrer) certaines apories (celle de tout mythe fondateur de la culture comme celle d'un instant initial de la langue et/ou de la culture), si elle donne la possibilité de définir à partir d'elle la complexité (*cf.* Castoriadis 1993 et *cf. infra* chap VII), sa puissance pratique tient dans le **caractère réciproque** de l'action instituante (Sallaberry, 2003).

Nous avons avancé des outils de modélisation en ce qui concerne le fonctionnement d'une société. Ce n'est pas terminé. Mais avant de reprendre ce travail de modélisation au chapitre VII, nous allons, au chapitre VI, traiter de l'objet représentation. En tant qu'exemple typique des difficultés de modélisation que l'on peut rencontrer lorsqu'il s'agit "d'objets culturels" (la représentation fonctionne, circule, au niveau logique individuel comme au niveau logique collectif), mais aussi en tant qu'occasion superbe d'amorcer une tentative d'approche continue.

Chapitre VI

Représentation et théorie du champ

Comme annoncé précédemment (chap I), l'intérêt de ce chapitre est de constituer un exemple des difficultés que l'on rencontre pour modéliser un "objet culturel" (un objet qui peut se trouver au niveau logique individuel comme au niveau logique collectif). Intérêt supplémentaire, travailler sur la représentation provoque la rencontre d'apports multiples (de la part de disciplines très diverses, qui vont de la philosophie à la science de la cognition, en passant par l'histoire, la psychologie...). Enfin, la représentation est un exemple (un "objet") intéressant, typique même, pour esquisser une théorie du champ.

Le contenu de ce chapitre fait largement appel à la note de synthèse du n° 2015 de *l'Année de la recherche en sciences de l'éducation*, numéro consacré à la représentation. « C'est en fin de parcours de thèse que l'idée d'un travail sur la représentation s'est imposée à moi — comme le dit mon ami Jean-Paul Abribat[1], j'ai été "pris" par la représentation. Le matériau que je travaillais m'y amenait. A la fin de chaque atelier-création sonore, les participants évoquaient leurs impressions à propos de ce qu'ils avaient vécu dans l'atelier. En travaillant ces paroles (*cf.* Sallaberry, 1998), j'ai dû convenir qu'elles exprimaient les représentations élaborées par les participants. A partir de là, il me fallait préciser ce que j'entendais par représentation. » (Sallaberry, 2015b)
Le choix de centrer ce chapitre sur la question du concept permet de résoudre en partie une première difficulté, celle de l'impossibilité de mentionner tous les auteurs qui utilisent le mot 'représentation'. Seuls les apports à un possible concept sont dès lors examinés. Outre la complexité de la notion, deux difficultés restent à affronter :

- la représentation se décline sur deux "figures" (celle de l'absence et celle du geste) qui, *a priori*, ne convergent pas forcément,
- la nécessaire prise en compte de l'articulation individuel-collectif.
-

Cela se double d'un problème de présentation : rappeler l'apport de chaque discipline à la notion, outre d'être un choix fastidieux pour le lecteur, se révèle vite impossible si l'organisation du texte suit cette logique. Le plan, articulé sur les deux figures, fait place chaque fois que possible à un résumé de l'apport de telle ou telle discipline, mais il tente en priorité de répondre

---

[1] Maitre de conférences de sociologie à l'université Victor Ségalen Bordeaux II et psychanalyste, aujourd'hui à la retraite.

aux questions qui ne peuvent manquer de se poser, et de clarifier, sinon de résoudre, les difficultés signalées plus haut.
Ce choix d'une centration sur le concept exclut toute évocation de la catégorisation des représentations. Pour cette question, se référer à Sallaberry (1996 et 2015a).
La question centrale reste celle de la possibilité d'un concept, qui soit susceptible de prendre en compte les différents sens de la notion, ses différentes utilisations, dans des situations différentes et dans des champs divers. La première partie de déploie dans un cadre "classique", correspondant, pour la représentation, à la figure de l'absence. Cette approche est plutôt "fonctionnelle", centrée sur l'utilisation de la notion à des usages variés. Une possibilité de recadrage (de cette variété), donc une première proposition de concept, est envisagée, à partir d'un paradigme interactionnel "situé" (interaction entre deux "objets").
La seconde partie tient compte du support neural de la représentation. Cette approche, plus nouvelle, peut être qualifiée de "structurale", puisque préoccupée de cette infrastructure neuronale. C'est alors la figure du geste qui s'impose. La prise en compte des points de vue récents en neuroscience amène un paradigme interactionnel distribué. Cette seconde partie entraîne une généralisation de la première proposition, en termes de théorie du champ.

A - La figure de l'absence (approche "fonctionnelle")

I - Premiers repérages

I - 1 L'apport de la philosophie (et de la littérature)

Ladrière (1975) insiste sur les significations théâtrale et diplomatique, présentées comme "métaphores" : cela "permet d'interpréter le phénomène de la connaissance comme constitution d'une sorte de double de l'objet réel".
Lefebvre (1980) insiste sur la figure de l'absence (je me représente un objet absent), qui correspond bien aux fondements mythiques de la représentation. Nous trouvons en effet deux légendes, celle de Persée et celle de la fille du potier de Corinthe. Persée, pour libérer Andromède, doit d'abord vaincre la Gorgone. Comme le regard de cette dernière est pétrifiant, il l'attaque en se servant de l'image que lui renvoie son bouclier — il se sert de sa représentation pour pouvoir lui trancher la tête. Bailly (1997, p.105) rappelle la belle histoire de la fille du potier de Corinthe. C'est le soir. Son fiancé va partir à la guerre. Elle le voit peut-être pour la dernière fois. Une lampe à huile éclaire faiblement la pièce — l'atelier du potier — où les deux jeunes gens se retrouvent. La lumière de la flamme projette sur le mur l'ombre du visage du jeune homme, de profil. La fille du potier a l'idée de tracer sur le

mur le contour de cette ombre. Son père, le lendemain, en fera un moulage [2]. On voit bien, avec ce fondement mythique, que la représentation s'inscrit dans l'absence — ou du moins, comme on le verra avec l'apport des historiens, dans une dynamique absence-présence.

Lefebvre (1980, p.14) souligne que les significations courantes du mot, renvoyant à des contextes différents, sont au nombre de six:

a - scientifique (au sens, par exemple, où une courbe représente un phénomène),

b - politique (un député représente les citoyens),

c - mondaine (se faire représenter à une cérémonie),

d - commerciale (représentant de commerce),

e - esthétique (un tableau représente une scène [3], une troupe de théâtre donne des représentations...),

f - philosophique, qui devrait donner la clef des autres.

Si les deux exemples évoqués à l'instant trouvent place dans cette liste, il faudrait ajouter un sens "cognitif" pour tenir compte du lien représentation-connaissance. A moins de considérer que le sens philosophique (le concept) prend en charge cet aspect, mais le propre du concept est de prendre en charge tous les aspects.

Essayons de préciser a minima la notion, au sens cognitif : la représentation est cette capacité, détenue par chacun, de pouvoir (se) construire une image à propos d'un objet, de pouvoir penser un objet — tout autre mode de saisie que l'image est possible, le mode le plus courant étant bien sûr la langue. En gardant cette dernière proposition comme sens premier pour cette notion, on constate qu'elle assume, dans sa "logique" même, une complexité que l'on peut repérer suivant quatre plans, ou quatre axes.

---

[2] Ce fondement de la représentation sur l'absence n'est pas seulement théorique, il est prégnant dans notre quotidien. Reprenons Sallaberry (2004b, p. 32) : « C'est grâce au beau livre de Bailly sur les portraits du Fayoum (L'apostrophe muette, 1997), grâce à ces visages émouvants qui témoignent en quelque sorte de ce qui se vivait encore il y a plus de deux millénaires, que j'ai compris à quel point la civilisation antique était fondée sur la présence. Les divinités étaient partout, ce qui entraînait que toute chose était animée (possédait une vie, une âme). A quel moment avons-nous basculé dans une culture du monde inanimé, de la représentation, donc de l'absence et de la solitude ? Cela est difficile à repérer. Ce qui est sûr, c'est que notre approche scientifique des objets, jointe à une conception de l'individu en tant qu'être libre, autonome, fait de nous des sujets d'autant plus solitaires qu'indépendants, vivant dans un monde froid — on pourrait rappeler Brassens (1973, p. 271) : « ... La mort est naturelle et le grand Pan est mort. » »

[3] L'ouvrage de Marin (1994), *De la représentation*, outre des apports fort intéressants sur la position structuraliste (voir note de lecture du n° 2015), traite surtout, à partir de la peinture, de cet aspect de la représentation.

I - 2 Les quatre axes de complexité (Sallaberry, 1996)

a) Triade processus-produit-processeur

La représentation désigne à la fois un **processus** et un **produit**. Processus au sens où chaque sujet élabore et modifie sans cesse ses représentations de la réalité environnante, produit au sens où, à un instant donné, les contours d'une représentation peuvent être tracés à partir de sa description. Il ne s'agit pas seulement d'une polysémie qui pourrait être rectifiée, par exemple en choisissant deux mots différents. Pour Jodelet (1984), c'est dans la "nature" même de la représentation que de posséder ces deux aspects. La représentation fonctionne également comme **processeur**. Ce troisième aspect se repère aisément sur l'exemple de la réorganisation d'une pièce — par exemple le séjour — dans la maison. On se lance dans ce genre de manutention en ayant pour "guide" la représentation du "nouveau" séjour. Cette représentation est ainsi en train de provoquer des processus. Dans le cas d'un enseignant, les représentations qu'il construit du contenu à enseigner, de la situation d'apprentissage, du travail en groupe, sont les processeurs qui déclenchent des processus dans la classe[4].

b) *Triade signifiant-signifié-référent*

Comme tout objet convoyeur de sens — à l'instar d'un mot, notamment — elle est structurée selon une triade '**signifiant-signifié-référent**' — que Eco propose de nommer triangle sémiotique (*cf.* chap I § I – 2) :

- le signifiant (Sa) constituant l'aspect de saisie perceptive ;
- le signifié (Sé) étant l'aspect production de sens — on peut voir que si le Sa est un élément du code (de la langue si c'est le code utilisé), le Sé "appartient" en quelque sorte au sujet (qui parle, construit des représentations) ;
- le référent est l'objet que désigne le mot, que "décrit" la représentation.

Quand on parle de représentation, on désigne donc cette structure, ce fonctionnement à trois faces (ou trois moments).

c) *La dynamique sujet-objet*

Quand un sujet humain explique (à quelqu'un d'autre) comment il conçoit telle notion, comment il ressent telle oeuvre d'art, il décrit la représentation qu'il élabore, en tant que sujet, de l'objet en question. Mais ce faisant, il révèle ce qui lui est le plus intime, à savoir sa "manière à lui" de construire des représentations, sa façon "à lui" de "voir" le monde et donc, il se

---

[4] En 2013, Sallaberry souligne, avec Jean Roux, la mutation apportée par les troubadours dans la conception de l'amour et de la femme. Concevoir la femme comme celle pour qui on écrit des chansons et des poèmes ne déclenche pas les mêmes processus que si on la conçoit comme machine à faire des enfants, objet sexuel… La représentation de la femme ets aussi un processeur !

dévoile... Une représentation est toujours à la fois représentation d'un **objet** (par un sujet), mais aussi représentation du **sujet**. Jodelet (1984), en précisant que toute représentation (sociale) est représentation de quelque chose et de quelqu'un, insiste sur ce caractère d'intermédiaire entre sujet et objet.

d) *La dynamique intérieur-extérieur (ou dynamique individuel-collectif)*
La situation d'échange évoquée à l'instant, extraordinairement fréquente, permet de souligner que toute représentation s'inscrit dans une **dynamique intérieur-extérieur** (au sujet) :
- un sujet humain élabore une représentation "originale"; nous conviendrons que cette élaboration est "interne" à sa psychè et que son produit pourrait le rester, s'il le "gardait pour lui" ;
- mais à l'instant même où il la décrit, elle commence à circuler à "l'extérieur"(...) ;
- la réaction des autres peut l'amener à la modifier, car il a besoin, comme tout un chacun, d'être reconnu et quoiqu'il lui en coûte, il ne peut pas "révéler" des idées ou conceptions trop éloignées de la *doxa.*
- d'ailleurs, dès le premier moment, celui de l'élaboration, il n'était pas "tout seul sur une île". Il était bien sûr influencé par sa culture, par les habitudes qui correspondent à son milieu. C'est même peu dire que d'utiliser la notion d'influence. Car en fait la langue et la culture pré-découpent la réalité : elles constituent une structure — une "présentation" de la réalité comme collection d'objets repérés, désignés — à partir de laquelle chacune ou chacun construit des représentations, pense, produit du sens.
Il est donc clair que cette dynamique intérieur-extérieur est une dynamique individuel-collectif. Dans le grand mouvement des représentations sociales (qui transforme, sinon fonde la psychologie sociale), si Herzlich (1972) semble concéder son soutien au primat du collectif, Moscovici (1989) situe clairement la représentation (sociale) comme intermédiaire entre le "monde individuel" et le "monde social" : « Ce ne sont pas les substrats, mais les interactions qui comptent… » (p.82).
La question de la dynamique individuel-collectif sera reprise au §III.

I - 3 Pluralité des champs
Cette complexité "plurielle" de la notion exige, d'entrée de jeu, une pensée conjonctive, susceptible d'intégrer des aspects différents, voire contradictoires. Le dernier aspect de cette complexité, la dynamique intérieur / extérieur, est en quelque sorte "redoublé", conséquence prévisible, par l'utilisation de la notion dans le champ de la psychologie, dans celui de psychologie sociale et de la sociologie — pour ne parler que des sciences humaines et sociales "classiques".

- Dans le champ de la psychologie

Le Ny (1985) pose bien le problème, en rappelant d'abord que les représentations existent (on en rencontre !) et qu'ainsi les chercheurs autres que les psychologues peuvent avoir « l'esprit tranquille » quant à cette existence, pour signaler ensuite que les psychologues sont « moins bien lotis ». D'abord parce que la notion ne fait pas l'unanimité de la "profession", ensuite pour un problème de méthode, le « matériel », les « observables » ne pouvant être que des situations, conçues comme des *stimuli*, des comportements ou des conduites. La représentation étant inférée à partir des observations, la démarche est alors du type : « si, dans une situation **S**, l'individu **I**, présente la conduite **C**, alors, probablement le mieux que l'on puisse faire est de supposer que l'individu **I** possédait la représentation **R**, et l'a mise en oeuvre au moyen des opérations 0_1, 0_2, ... O_n. » Si une telle description n'émanait pas d'un tenant de la représentation, elle semblerait aborder la question en marche arrière...

La théorie psychanalytique, quant à elle, distingue les représentations de choses et les représentations de mots. Dans la pensée de Freud, les premières sont liées à l'inconscient et au processus primaire. Elles visent à établir, entre l'objet et son substitut, une identité de perception : « dans le processus primaire, les représentations ne sont pas distinctes des perceptions » (Kaës, 1976, p.21). Les secondes sont liées au processus secondaire et au préconscient-conscient, la verbalisation correspondant à la prise de conscience : « L'articulation dans le langage définit ce qui était innommable et qui cesse de l'être en parvenant à la conscience … la représentation n'est pas autre chose que cette articulation, que ce lieu de communication, que cette passe pour exprimer l'ineffable et l'invisible : mouvement entre le dedans et le dehors, entre l'intérieur et l'extérieur, l'inconscient et le conscient, le passé et l'avenir. »(Kaës,1976, pp. 21 – 22).

D'autres auteurs (au besoin déjà cités) parlent de représentation, mais sans apport précis au concept[5]. Quant à Bernoussi et Florin (1995), dans un article titré (à juste titre) « La notion de représentation… » qui se donne pour objectif de « présenter les principales définitions du concept de représentation… », ils fournissent une moisson de renseignements pertinents (qui rappellent ou recoupent ceux qui sont cités dans ces alinéas), mais

---

[5] Piaget donne une place centrale à la représentation, puisqu'elle constitue la charnière entre intelligence sensori-motrice (concrète) et intelligence abstraite. Mais il n'a pas développé plus avant la notion. Il a aussi parlé d'abord de fonction symbolique, puis de fonction sémiotique — ce changement étant peut-être la trace d'une hésitation. Vergnaud (1985), après avoir situé la représentation comme permettant au sujet d'interagir avec le réel, travaille sur les schèmes et les concepts. Galifret-Granjon (1981) travaille sur les propositions de Bruner et de Vygotsky à propos de la catégorisation des représentations. Bresson (1987) insiste sur les aspects représenté et représentant (ce que reprend le triangle sémiotique). Denis (1979) mène un travail pertinent sur les images mentales…

aucune tentative de définition d'un concept. On en reste à des caractérisations, ce qui est indispensable à la construction du concept.

- Dans le champ de la psychologie sociale

On parle de représentations sociales, conçues comme des « systèmes cognitifs qui ont une logique et un langage particuliers, des « théories », des « sciences » *sui generis,* destinées à la découverte du réel et à son ordination » (Farr, 1984.). Leur caractéristique est d'être collectives, partagées par les membres d'une communauté, par opposition aux représentations individuelles. Opposition seulement partielle, puisque si les représentations collectives sont partagées, elles ne sont pas sans influencer la personne, et entre autres sa capacité à représenter. Ce qui leur permet d'assurer leur fonction, dans une perspective dynamique, à savoir de servir de cadre, de système de référence aux individus pour se repérer dans leur environnement social.
Jodelet (1984, 1989) insiste sur l'aspect système de références, permettant d'interpréter les événements qui surviennent, de classer les circonstances, les individus, les phénomènes — la représentation sociale comme une "forme de connaissance sociale" — mais aussi sur le caractère créatif, autonome de l'élaboration d'une représentation par un sujet (*cf. infra* le schéma de fonctionnement de l'institution). Elle met l'accent sur l'activité d'élaboration de ces représentations, activité qui concourt à la « construction sociale de notre réalité". La représentation sociale, alors, est le "produit et le processus d'une élaboration psychique et sociale du réel ». Jodelet propose une définition générale : « le concept de représentation sociale désigne une forme de connaissance spécifique, le savoir de sens commun, dont les contenus manifestent l'opération de processus génératifs et fonctionnels socialement marqués. Plus largement, il désigne une forme de pensée sociale ; les représentations sociales sont des modalités de pensée pratique orientées vers la communication, la compréhension et la maîtrise de l'environnement social, matériel et idéel. ». L'auteur signale aussi pour la représentation le caractère de substitut de l'objet, de restitution de quelque chose d'absent, ainsi que son aptitude à « fusionner percept et concept ». Enfin, en notant que la représentation fait correspondre à toute figure un sens et à tout sens une figure, elle lui donne bien son statut d'entité sémique.

- Dans le champ de la sociologie

Pour Moscovici (1989) la représentation est le « concept oublié de Durkheim ». La sociologie à ses débuts avec Durkheim (1960, éd.1998) utilise la notion de représentation collective, conçue comme le "moyen" de la priorité du niveau collectif par rapport au niveau individuel. « Elle (la représentation collective) a une certaine fixité… et une objectivité, puisqu'elle est partagé et reproduite de manière collective. Voilà qui lui donne le pouvoir de pénétrer dans chaque individu, comme du dehors, et de s'imposer. » (Moscovici, 1989, p.65)[6]. Ce point de vue converge avec celui de Lourau (1970), qui souligne : « Durkheim reste très universaliste dans sa conception de l'institution : qu'il s'agisse de formes sociales, de normes ou de représentations, l'institution reste chez lui antérieure et transcendante aux groupements humains tout en étant immanente à la vie sociale. » (p.109). Toutefois, cette priorité au niveau logique collectif souffre des nuances. A propos du même ouvrage de Durkheim (1960), Sanchez (2009) note que « Le souci d'Émile Durkheim n'est donc pas d'opposer, terme à terme, les consciences individuelles à la « conscience collective » mais de montrer l'irréductibilité de celle-ci à l'égard de celles-là. » (p.16). Et, plus loin : « ... le propos d'Émile Durkheim est, à l'évidence, méthodologique ; il se contente d'affirmer le droit du sociologue d'étudier le collectif en tant que tel en laissant pour demain la question de savoir si les croyances collectives[7] « ressemblent à la pensée des particuliers ». » (p.18).

II - La question de la possibilité d'un concept

II - 1 Possibilité du concept

Les précisions données par Lefebvre (pour le concept en philosophie) sont pertinentes pour le concept scientifique : « Simultanément il (le concept) élucide et ses conditions immédiates et ses antécédents lointains. Cette double capacité — rétrospective et prospective — lui est essentielle. Tout concept condense une genèse qu'il implique... »(1980, p.15). Un concept doit donc rassembler les notions qui l'ont précédé, rassembler aussi leurs sens, et ouvrir des perspectives de modélisation.

Le "minimum" serait quand même que la notion ne soit pas clivée entre la psychologie (avec ses diverses approches), la sociologie et la psychologie sociale, puisqu'aussi bien chaque sujet, "avec" ses représentations, déambule dans le champ des échanges, dans le champ du sociétal. S'il y a une possibilité pour le concept de représentation, il devra être suffisamment "fluide" (ou souple) pour s'inscrire dans une double dynamique : produit/processus/processeur d'une part, intérieur/extérieur de l'autre.

Ce qui réalise une grande convergence est le statut intermédiaire de la représentation, qui se voit assigner la fonction d'occuper les intervalles, voire les interstices. Située entre le percept et concept par la plupart des auteurs (Lefebvre 1980, Jodelet 1984, notamment), elle est l'intermédiaire entre

[6] Moscovici note, à propos des conceptions de Durkheim sur « l'intelligence unique » (Durkheim, ed.1998, p.620) : « Ce qui déconcerte est cette intelligence unique sur laquelle il insiste tant. » (1989, p.65). On s'accorde généralement sur le fait que pour Durkheim il y a primat du niveau collectif. Moscovici est au contraire dans une pensée de l'articulation du niveau individuel et du niveau collectif, même s'il ne modélise pas cette articulation (Sallaberry, 2002a et 2004a).

[7] Les croyances collectives constituent la préoccupation de Sanchez

intelligence sensori-motrice et intelligence abstraite pour la théorie opératoire, entre le dedans et le dehors, l'inconscient et le conscient (Kaës, 1976), la présence et l'absence...

II - 2 Proposition de concept

C'est sans doute cette position intersticielle, intermédiaire, qui m'a donné l'idée de faire appel (Sallaberry, 1986, 1996) au concept d'**interaction**, suffisamment général :

- Dans le domaine de l'échange sociétal, il est revendiqué par diverses écoles (école de Chicago, théorie des systèmes...) et repéré par la sociologie (Ansart, 1990). Il comporte aussi l'avantage de signaler que tout échange interpersonnel comporte un risque. Chacune, chacun peut en "sortir" abimé, ou grandi[8].
- Dans le domaine "intérieur", intrapsychique, la modélisation fondée sur l'interaction semble être d'un coût théorique modéré et d'un apport intéressant : il suffit de concevoir que des "zones" de la psyché établissent des interactions — on peut nommer instances ces "zones".

Il est alors possible de considérer que l'interaction entre instances se réalise par l'échange de représentations. Ce qui peut s'énoncer sous forme d'hypothèse (HR) :

Une représentation est ce qu'échangent deux instances qui interagissent ; leur interaction se réalise par la construction, la modification, la circulation des représentations.

Les **instances**, au niveau collectif (groupal ou sociétal), sont des sujets, des groupes, des organisations. Les coups étant interdits par la société, c'est en échangeant des représentations que nous interagissons. Une telle description semble se situer exclusivement à un niveau "extérieur", extrapsychique. Or, il ne faut pas perdre de vue la dynamique intérieur-extérieur. Au niveau intrapsychique, l'hypothèse postule donc l'existence de "zones" en interaction, à l'intérieur de la psyché[9]. Nous obtenons un concept non clivé par les ruptures entre champs théoriques concernés, un concept susceptible de "fonctionner" à "l'intérieur" comme à "l'extérieur" de la psyché ; donc susceptible aussi de fonctionner dans la dynamique intérieur-extérieur.

Ces "zones" intrapsychiques sont-elles de l'ordre de l'impensable ? Non, si l'on s'appuie sur certains apports des neurosciences et de l'intelligence

---

[8] Ce qui renvoie à l'éthique — ou, à tout le moins, permet de repérer des "positions" éthiques vis-à-vis de cette situation. Cf. Sallaberry 2014.

[9] Une des deux préconceptions (Sallaberry) a été la notion de boson de jauge, en physique des hautes énergies : deux particules A et B établissent une interaction en échangeant une particule C, nommée boson de jauge. l'autre préconception est constituée par la seconde topique freudienne, qui a pu être qualifiée de conception "groupale" de la psyché : le Moi interagit avec deux autres instances, le Ça et le Surmoi. Bien entendu, toute autre conception de la psyché convient au modèle théorique qui commence à s'esquisser, à la condition qu'elle soit interactionniste.

artificielle. Gazzaniga (1985 et 1998[10]) défend une conception modulaire du cerveau. La conscience, au lieu d'être un processus unitaire, est pour lui « le produit d'un vaste ensemble de systèmes mentaux distincts et relativement indépendants qui traitent continuellement l'information provenant du milieu interne aussi bien qu'externe » (p.46). La gestion de ces modules incomberait « aux systèmes d'évaluation normalement dominants de l'hémisphère gauche." (p.46). Sur la question de la spécialisation hémisphérique, il rappelle la position de l'équipe de Sperry (hémisphère gauche dominant dans les processus du langage et hémisphère droit dominant dans les tâches de construction visuelle). Sa conclusion est que tous les cerveaux ne sont pas organisés de la même façon et que l'important « n'est pas tant le lieu où sont situées les choses, mais le fait que des systèmes cérébraux particuliers se chargent de tâches spécifiques. » (p.86). Pour lui, les résultats du teste de Wada (*cf.* Sallaberry et al. 2000) corroborent l'hypothèse de modularité. Minsky (1988), à partir de considérations sur les neurones formels (sur l'intelligence artificielle), propose une conception de l'esprit et de l'intelligence fondée sur la coopération « d'agents ». Chaque agent est capable d'engager un processus simple. La coopération d'un grand nombre d'agents enclenche des processus complexes. Ainsi, considérer que des instances sont en interaction n'est pas plus étonnant dans le domaine intrapsychique que dans l'échange entre sujets ou groupes. Il reste maintenant à éprouver la pertinence de cette conception interactionniste de la représentation, d'abord vis-à-vis de l'articulation individuel-collectif, ensuite en revenant sur les ordres de sens rappelés au §I –1.

II - 3 Intervention de l'histoire

La conception interactionniste de la représentation assume aussi le point de vue développé par les historiens (qui s'intéressent fort à une "histoire des représentations"). Chartier (1989) repère bien, en effet (en s'appuyant sur le Dictionnaire universel de Furetière (1727)), les deux « familles de sens » de la notion, puisque d'une part la représentation donne à voir une « absence » (ce sur quoi insiste Lefebvre), d'autre part « la représentation est l'exhibition d'une présence, la présentation publique d'une chose ou d'une personne » (p.1514). La figure de l'absence se nuance ici quelque peu, devenant une dynamique absence/présence… Ginsburg (1991) reprend le travail de Chartier, et s'appuyant sur maints auteurs dont Vernant (1966) — qui souligne que le *kolossos* grec (tradition de Cyrène), statue ou poupée de bois ou d'argile servant de double à un mort, « par sa fonction opératoire et efficace a l'ambition d'établir avec l'au-delà un contact réel, d'en effectuer la présence ici-bas. » Ginsburg insiste sur cette présence : « Selon la

---

[10] L'article de 1998 apporte des éléments nouveaux, notamment quant à la situation de la spécialisation hémisphérique dans le développement d'un sujet humain et dans l'évolution des espèces, mais conserve l'interprétation modulaire.

formulation du dogme de la transsubstantation, on ne peut as parler simplement de « contact » mais de présence, au sens fort (le plus fort possible) du mot. La présence du Christ dans l'hostie est en effet une sur-présence. »(p.1230) La dynamique présence/absence est alors à son comble.
Un peu plus loin, inscrivant « l'importance croissante prise par les luttes de représentation dont l'enjeu est l'ordonnancement, donc la hiérarchisation de la structure sociale elle-même », dans le « processus de longue durée d'éradication de la violence » (p.1516), Chartier fournit une justification précieuse pour un concept de représentation fondé sur l'interaction [11].
Delacroix, Dosse et Garcia (1999) rappellent que dès le début de l'école des Annales, « La notion durkheimienne de représentation collective, le projet d'une psychologie collective de Charles Blondel (1924) et d'Henri Wallon (1930), les travaux sur la mentalité primitive de Lucien Lévy-Bruhl (1922), les travaux de psychologie sociale des comportements économiques de Simiand, les réflexions d'Halbwachs (1925b) sur la mémoire collective sont autant de ressources pour Febvre et Bloch afin d'étudier les faits historiques comme faits de représentations collectives et de mentalités… » (p.142). Ils mentionnent plus loin les travaux de Philippe Ariès (1975, 1979) sur l'exploration des mentalités, puis le travail de "délimitation" de Georges Duby : " « Comparer représentations et réalités, confronter symboles, rites et notions qu'ils (les rites) entretiennent dans le groupe, avec les rapports véritables que la distribution du pouvoir, de la richesse, du prestige établissent entre les individus » (Duby, 1961)" (p.207). Ils citent à juste titre le travail de Jacques Le Goff (1974) — on peut ajouter les ouvrages de 1985 (*L'imaginaire médiéval*) et celui de 2005 (*Héros et merveilles du Moyen Âge*), dans lequel Le Goff précise que pour lui l'imaginaire fait partie du champ de la représentation, mais qu'il le « déborde ». Plus près de nous, Michel Combet (2015), comparant le "voyage sur les bords du Rhin" (effectué en 1792) de Guillaume Gonthier de Biran et celui de l'abbé Pierre Lespine (à travers leurs impressions personnelles), repère bien des représentations différentes d'un même "objet" (ce qui permet d'ajouter que la représentation illustre, ou provient de, l'interaction d'un sujet et d'un objet). Sans oublier le superbe travail de Patrick Boucheron, à propos d'un tableau de Giorgione (*L'entretemps*, 2012) : à partir du questionnement sur les trois personnages représentés, c'est notre culture (notre système de représentation) occidentale qui est questionnée — sur son origine (à La Renaissance) et donc sur ses fondements. Il mène un travail analogue à partir des fresques de Lorenzetti (*Conjurer la peur, Sienne 1338 — Essai sur la force politique des images*, 2013), interrogeant le rapport entre la politique (les idées) et l'image — « Lorenzetti peint aussi cela : la paralysie devant l'ennemi innommable, le péril inqualifiable, l'adversaire dont on connaît le visage sans pouvoir en dire le nom. » (p. 22). Comment ne pas songer au

[11] Cf.Sallaberry 2002.

message d'Hésiode (non dans sa *Théogonie*, mais dans *Les travaux et les jours*), avec l'opposition de l'*hubris* (la démesure, l'emportement, les sévices…)) et de la *dikè* (la règle, le droit, la justice) ? Ce qui nous amène à rappeler aussi le riche travail de Jean-Pierre Vernant (avec notamment ses productions les plus récentes, *Dans l'œil du miroir* et *L'individu, la mort, l'amour — soi-même et l'autre en Grèce ancienne*, mais aussi ses travaux plus anciens, dont *Mythe et société en Grèce ancienne* — on peut y trouver l'interprétation qu'il propose du texte d'Hésiode), qui est largement consacré aux représentations[12].

III - Représentation et articulation individuel-collectif

Concevoir la représentation comme vecteur d'une interaction (entre deux sujets humains par exemple) ne suffit pas à penser et à modéliser l'articulation individuel-collectif, ou, comme nous allons le dire avec plus de précision, l'articulation entre le niveau logique individuel et le niveau logique collectif.

III - 1 Les deux niveaux logiques

Il est possible de reprendre les considérations du Cercle de Vienne (Russel et Whitehead) à propos des niveaux logiques : on ne peut penser l'élément comme la classe. On ne peut penser un stylo particulier comme l'ensemble des stylos, ne serait-ce que parce que cet ensemble contient non seulement tous les stylos existants ou ayant existé mais encore tous les stylos possibles — d'ailleurs, cet ensemble n'est pas un stylo… Si nous suivons cette logique, nous ne pouvons penser non plus de la même façon l'individu et la société. Il semble alors cohérent de parler de niveau logique individuel et de niveau logique collectif. Le niveau logique individuel est celui de "l'atome social" — puisque le mot 'individu' contient l'hypothèse que l'on ne peut le diviser. Le niveau logique collectif concerne les groupes, les organisations, la société[13] et les "phénomènes" collectifs en général.
Cette spécification des deux niveaux logiques constitue une façon de modéliser la différence entre les "objets" de la psychologie et ceux de la

---

12 On pourrait ajouter que lorsqu'on se préoccuppe des "idées", cela revient à travailler sur les représentations. Ainsi, lorsque Vernant (2014) déclare : « Le problème est de savoir pourquoi la cité s'est constituée, pourquoi ont été inventés l'assemblée, le débat public et contradictoire, l'idée que tous les citoyens sont des semblables et des égaux. »(p.51), nous sommes bien dans le domaine des idées, c'est-à-dire aussi dans celui des représentations — en l'occurrence de la représentation que l'on a de l'homme ! Barel (1987 et 1989) se pose la même question que Vernant. Ce type de représentation organise la vie collective, articule les deux niveaux logiques (*cf. infra* §III – 1) et mérite bien, à ce titre, le nom de forme.

13 Si l'on peut opposer niveau logique individuel et niveau logique collectif, on peut segmenter ce dernier en trois sous-niveaux : celui du groupe, celui de l'organisation, celui de la société.

sociologie[14]. Il ne faudrait pas toutefois la concevoir comme une séparation rigoureuse. Les deux niveaux sont articulés et c'est à cette articulation que nous allons nous intéresser.

III - 2 L'apport de la théorie de l'institution

Il faut envisager comment la représentation "fonctionne" dans la dynamique individuel-collectif. En effet, proposer que l'interaction entre deux ou plusieurs sujets s'établisse à l'aide de représentations, par l'échange de représentations, ne suffit pas. Car si chaque sujet "contient" en quelque sorte la culture, cette dernière se re-construit en permanence à partir des myriades d'interactions. Ces deux phrases reformulent ce que nous avons appelé le "double mouvement". Nous avons alors besoin d'une modélisation de l'articulation individuel-collectif qui tienne compte de cette complexité[15]. La théorie de l'institution [16] (Lourau 1970, Castoriadis 1975, Ardoino & Lourau 1994, Sallaberry, 1996 et 2003), adaptée aux représentations, peut nous la fournir.

Application du schéma en trois moments à la représentation

Le schéma de fonctionnement en trois moments peut s'appliquer à l'objet représentation. On peut, pour ne pas embrouiller le lecteur, distinguer a priori les cas d'une représentation "individuelle" et celui d'une représentation "collective"

Élaboration d'une représentation individuelle

Le fonctionnement de l'institution appliqué aux représentations (d'un sujet) décrit un processus majeur de l'organisation des représentations (*cf.* schéma III) : le sujet peut élaborer des représentations entièrement nouvelles, mais ces dernières sont influencées *dans leur élaboration même* par les représentations déjà instituées. En fait, les représentations sont en ré-élaboration incessante[17], mais dans ce fonctionnement interactif.

---

[14] Ansart(1990) rappelle le départ de cette "séparation" : « En concentrant rigoureusement l'attention sur les seuls « phénomènes sociaux », Durkheim rendait possible la construction de multiples objets d'études relevant de cette nouvelle science clairement distinguée des autres savoirs. En bâtissant deux frontières entre la sociologie et les sciences économiques, tout d'abord, puis, entre la sociologie et la psychologie, il ouvrait en fait la voie à de multiples recherches depuis les structures sociales aussi générales que les formes de la division sociale du travail jusqu'aux comportements apparemment les plus individuels comme les suicides. » (p.9).

[15] L'outillage qui commence dans ce paragraphe se poursuivra dans la partie B.

[16] Cette théorie est repérée par Ansart (1990) comme sociologie des institutions (p.267). Elle se situe plutôt en marge des grands courants de la sociologie.

[17] C'est pour cela que malgré la position de Teuber (1969) — à partir d'un point de vue centré sur le fonctionnement du système nerveux, il propose de parler plutôt de présentation — nous trouvons pertinent de garder le terme représentation.

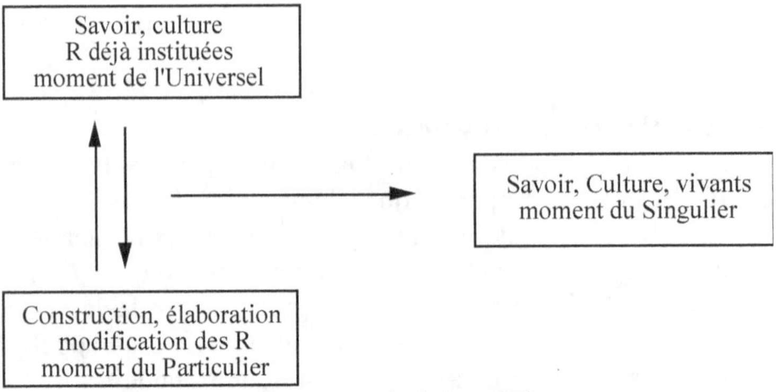

(schéma III)

Cette plasticité admet comme fonctionnement limite une reproduction des mêmes représentations. En fait, ce qui se reproduit à chaque instant, c'est l'organisation des représentations, en tant que "machine" à représenter. On peut montrer (Sallaberry, 1996) que cette organisation, modélisée ainsi, satisfait les critères qui caractérisent les structures (Piaget, 1968) et les systèmes (Lerbet, 1986). On peut dons parler de *système de représentation.* Cette expression met l'accent sur l'aspect élaboration, construction des représentations : le sujet se construit une représentation du monde. L'expression *système de référence* insiste au contraire sur le déjà institué — moment de l'Universel. Mais il s'agit du même système.

Élaboration d'une représentation collective

Appliquons le schéma de fonctionnement en trois moments à une représentation collective, en transposant les commentaires qui correspondent d'habitude à une règle ou à une norme :

- Le moment de l'Universel (ou de l'Universalité) est celui où une représentation collective semble être la même pour tous : chacun s'y réfère, par exemple.
- Le moment du Particulier (ou de la Particularité) est celui où un humain pense la représentation collective. Il est clair qu'il l'interprète, qu'il la "voit" à sa manière.
- Le moment du Singulier (ou de la Singularité) est produit par l'interaction des deux premiers moments. Il re-fabrique, remodèle la représentation collective, à partir des interprétations individuelles. C'est le moment de l'émergence d'une représentation collective éventuellement nouvelle.

Pensons à deux exemples très différents, celui d'une représentation collective dans la société, et celui de l'élaboration d'une notion ou d'une position scientifique au sein de la communauté ainsi qualifiée. Dans le premier cas, il est bien difficile de repérer un critère de fonctionnement, alors que dans le second, on sait que la rationalité — qui peut prendre la forme d'exigences quant à la méthode — servira de valeur commune aux échanges et sera donc

très présente tout au long du processus. Pour illustrer le premier cas de figure, songeons à Mai 68. Il est bien difficile, même trente ans plus tard, de dire quelles valeurs ont été modifiées, et comment. Ce qui est repérable, c'est qu'à un certain moment, il est apparu beaucoup plus important d'aller parler et discuter avec les autres que d'occuper son poste de travail. Une nouvelle conception[18] de la vie sociale venait d'émerger. Que le travail ait repris ne signifie pas, bien entendu, que cette nouvelle conception ait disparu.
Pour le second cas de figure, rappelons-nous l'hypothèse de la "mémoire de l'eau", qui défraya quelque peu la chronique voici quelques années. Au sein de la communauté scientifique, ce ne fut pas l'envie de faire remarquer l'inadaptation de la notion et de l'objet qui manqua, mais la démarche commune consista à se référer au caractère reproductible, ou non, des expériences. L'impossibilité apparente de reproduction fonctionna comme critère d'élaboration et de justification de la position qui émergea. On peut constater que le modèle en trois moments fonctionne, qu'une référence à la rationalité soit repérable dans la construction de la représentation collective, ou non.

Représentation sociale
Ce n'est pas le lieu de rappeler comment Moscovici construit la notion de représentation sociale, initiant un apport incontournable à la théorie des représentations. On se contentera de citer Codol, qui note qu'une représentation est toujours sociale, puisqu'elle naît dans l'interaction. Fondant ma proposition de concept pour la représentation sur l'interaction, il me serait difficile de ne pas rejoindre la proposition de Codol. Au demeurant, elle converge avec celle de Peirce, pour qui il est clair que le processus de sémiose (le processus de création de signe) n'advient que dans l'interaction.

La représentation est une forme
Ce que nous venons de voir montre que la représentation est bien placée à l'articulation des deux niveaux, bien placée aussi pour les articuler. En outre, la représentation organise — rappelons l'exemple de projet de ré-aménagement d'une pièce, la représentation de la future pièce déclenchant des processus (de déplacement de meubles…). La représentation possède ainsi tous les attributs d'une forme.

Conclusion partielle — Contributions à une théorie des représentations
Le concept d'interaction semble suffisamment général pour être utilisé avec profit. Il permet en effet de décrire et de modéliser l'échange interpersonnel, en insistant sur ce que tout échange comporte un risque — chacun peut en

[18] Nous nommons conception une représentation qui fait appel aux représentations rationnelles (R2) — elle ne comporte pas que des aspects image (R1).

sortir abimé, ou grandi… Il est utilisé par l'école de Chicago et la théorie des systèmes (on songe bien sûr à l'école de Palo Alto, mais la théorie des systèmes, dans son ensemble, peut être conçue comme tentative de modélisation des situations à interactions multiples). En ce qui concerne la représentation, on pourrait être tenté de l'utiliser surtout au niveau collectif (au niveau de l'échange entre au moins deux personnes). Il est plus riche de l'utiliser également au niveau intrapsychique, que ce soit pour modéliser l'interaction entre des instances pensées comme "repérables", que ce soit pour prendre en charge une conception fondée sur la distribution et l'émergence d'états — ce que la seconde partie va préciser. (Varela, 1989, Sallaberry, 1996).

L'exposé en cours utilise des contributions théoriques spécifiques aux représentations — parties prenantes d'une théorie des représentations, mais aussi d'autres, telles que celles de la théorie de l'institution et de la théorie des systèmes. Loin de les considérer comme "exogènes", notre propos est de les intégrer, comme d'autres apports, à une grande théorie des représentations.

Fonder un outillage théorique sur l'interaction rattache cet outillage à une théorie du champ, ou tout au moins exige d'envisager ce rattachement. C'était le point de vue de Lewin et celui de Lagache (1949), et la question prendra toute sa place dans la seconde partie. On oublie trop souvent que dans le mouvement de construction des sciences, les théories du champ constituent une tentative de description (de modélisation) continue (de l'univers pour la physique, du "lien social" pour ce qui nous concerne ici), par opposition aux descriptions discontinues. Les secondes sont centrées sur le découpage d'objets, tandis que les premières portent leur attention sur ce qui relie les objets, sur "l'espace" entre eux.

B - La figure du geste (approche structurale)

I - La représentation et le geste

Vergnaud (1994, p.179), exprimant ce que Jacques Wittwer appelle une "fulgurance", écrit : « La pensée est un geste. Voilà une bonne métaphore ». Bruner (1966), lorsqu'il élabore une catégorisation des représentations[19], propose comme première catégorie celle des représentations énactives — représentations "au cours de l'action"[20](« *through action* » dans le texte de Bruner, p. 192-193). Ces deux citations, à elles seules, suffiraient pour prendre le geste en considération. Mais l'apport d'Edelman, qui considère que le support neuronal qui provoque l'effectuation d'un geste est pratiquement le même que celui qui active la représentation du geste, nous

---

[19] *Cf.* l'article "Les R1 et l'imaginaire" — Hommage à Bachelard", *L'Année de la recherche en sciences de l'éducation*, n°2015 (Àpropos) de la représentation, p.69-91.

[20] Traduction proposée par Galifret-Granjon (1981).

amène à tenir compte de ce support neuronal et à fonder cette figure sur la proximité geste-représentation. Rappelons que l'adjectif 'structurale' qui qualifie cette approche rappelle qu'elle prend en compte la structuration neuronale.

I - 1 Geste et représentation du geste

Un homme est devant une table. Il saisit un objet, un crayon, par exemple. Il le lève, puis le repose sur la table, à un autre emplacement. Il vient d'agir, l'action consistant en un déplacement d'objet[21]. C'est de l'action, c'est du concret (plus précisément, l'objet est réel, concret, l'acte également). Maintenant, ayant remis le crayon à son emplacement initial, il n'agit plus, mais il pense qu'il déplace le crayon (le même déplacement que précédemment). Il se représente son action précédente (le déplacement du crayon). Il vient de passer dans l'abstrait, même si cette abstraction reste très proche du réel. Dans la modélisation d'Edelman (1992), il a mis en jeu, pour déplacer le crayon, une cartographie globale. Ensuite, lorsqu'il se représente cette action, il active pratiquement la même cartographie. « La remémoration fait appel à l'activation de certaines portions — mais pas nécessairement à la totalité — des cartographies globales établies auparavant. ... Puisque les catégories perceptives ne sont pas immuables et qu'elles se modifient sous l'effet des comportements de l'animal, la mémoire, vue sous cet angle, résulte d'un processus de continuelle recatégorisation. Par nature, elle fait intervenir des procédures, une activité motrice continuelle et des essais répétés dans divers contextes. » (p.158)

Telle est la proposition d'Edelman, que l'on peut estimer particulièrement économique. Il suggère en effet que le support neuronal de la représentation est à peu près le même que celui du geste — il s'agit bien sûr de la représentation du geste. Nous pourrons bien sûr convenir de dire que l'acte réel constitue une action concrète et que la représentation (de cet acte) est une action abstraite — une action en pensée, qui accompagne le plus souvent l'action concrète (l'homme se "voit" agir, tout en agissant)[22].

Cette proximité du geste et de sa représentation est en tout cas argumentée par les propositions d'Edelman, que nous allons rappeler brièvement.

I - 2 Edelman et les cartes neuronales

Dans la complexité de notre système nerveux, Edelman (1992) propose de discerner les cartes neuronales et les groupes neuronaux (*cf. supra* chap IV). Les premières correspondent à une fonctionnalité (par exemple celle de déclencher un geste). Les seconds sont fondés sur une propagation de l'excitation due à la proximité (les neurones voisins d'un neurone excité ont

---

[21] L'inconvénient de l'écrit, c'est qu'il faut faire appel, pour faire comprendre cet acte concret, à la capacité de représentation du lecteur !

[22] Bien entendu, il y a des niveaux d'abstraction plus élevés que la simple "image" du geste — il suffit par exemple de penser à l'équation de la trajectoire du stylo.

des chances de l'être aussi), mais construisent une dynamique propre. Une cartographie globale est une structure dynamique qui couple les sorties d'une multitude de cartes interconnectées de façon réentrante au comportement sensori-moteur. Lorsqu'un sujet agit, il met en jeu une cartographie globale. Lorsqu'il se représente cette action, il active à peu près la même cartographie globale[23].

Ainsi, pour Edelman, la représentation ressemble beaucoup à l'action, du point de vue des groupes neuronaux et des cartes neuronales mis en jeu. On notera les convergences avec les conceptions de Varela, mais aussi avec la position de Bruner, à propos de l'importance de la catégorisation dans la perception. Plus précisément, c'est le substrat neuronal (la cartographie globale — l'état global qui émerge pour Varela) de l'une et de l'autre qui est, sinon le même, du moins semblable. Outre le caractère économique de l'hypothèse (le support neural de l'action et de la représentation serait pratiquement le même), la proposition d'Edelman suggère l'action comme archétype de la représentation.

I - 3 Varela et les systèmes autopoiétiques

Rappelons que le concept de *clôture opérationnelle* est introduit par Varela pour décrire la reproduction permanente d'une cellule par elle-même, à partir d'un substrat de réactions chimiques : la cellule est un système *autopoiétique* — qui se produit, qui se crée lui-même, par opposition aux machines, même compliquées, qui sont *allopoiétiques*. La membrane cellulaire permet l'établissement de certaines réactions chimiques, qui ont entre autres pour fonction de reconstituer la membrane... (Varela, 1989, p.21).

Varela prend ensuite deux exemples de systèmes autopoiétiques : le système immunitaire (humain) et le système nerveux. Il décrit ce dernier en tant que réseau d'interactions, d'excitations et d'inhibitions — ce qui constitue la *connectivité* du réseau. La clôture opérationnelle spécifiant une certaine logique interne du système, la prise en compte des échanges avec l'extérieur se perçoit mieux avec l'expression "couplage par clôture opérationnelle". La notion de *couplage structurel*, qui correspond à une sélection incessante parmi les structures possibles du système, élargit cette perspective. Ce système, à la connectivité extraordinaire, à la plasticité record (voir aussi

[23] On pense tout de suite que cette deuxième cartographie n'active pas les neurones effecteurs (ceux qui commandent les muscles). Or, dans une présentation de cette modélisation auprès de responsables sportifs et d'entraîneurs, nous avons appris que ces derniers exigaient de leurs sportifs qu'ils pensent à leurs gestes précis d'entraînement durant leurs déplacements (en car ou en avion, peu importe). Étonnés, nous avons, en conduisant notre véhicule au retour de cette conférence, pensé aux exercices abdominaux de chaque matin "tranquille". À notre surprise, cette seule pensée a déclenché la contraction des muscles concernés par cet exercice — contraction plus faible que lors de l'exercice réel, mais contraction tout de même. La cartographie "représentation" active bien y compris les neurones effecteurs.

Prochiantz[24]), fonctionne par émergence d'états, plus ou moins globaux, selon que l'on considère une partie ou l'ensemble du système. Varela parle ainsi de configuration globale et/ou d'état global du système, Edelman parlant plutôt de cartographie neuronale (globale)[25].

On pourrait penser que nous nous sommes éloignés du geste. Il n'en est rien, car Varela propose aussi la notion d'enaction, qui vise à "faire prédominer le concept d'action sur celui de représentation" (Varela, 1989 b, p.93)[26]. D'où le commentaire « ... c'est l'état du système, l'état qui émerge, qui correspond à une régulation du fonctionnement. Le sens qui émerge de cet état le fait justement sous forme d'une représentation. C'est de ce point de vue que l'on peut parler d'enaction, c'est-à-dire d'une représentation qui n'est pas autre chose que l'état global qui émerge, d'une représentation qui n'est autre que le fonctionnement, ou l'action, du système. » (Sallaberry, 1996, p.59) L'enaction est une façon de désigner l'action (le geste) du système nerveux[27].

I - 4 Représentation et émergence

Nous devons maintenant envisager deux difficultés. D'une part, une émergence peut concerner l'ensemble du système (neuronal) ou une partie seulement. D'autre part, l'aspect (apparemment) précis de la conception classique (une représentation "désigne" un objet) peut sembler mal s'adapter au caractère global (et flou) de l'émergence d'un état global.

Pour la première difficulté, s'il n'est pas trop difficile de se fonder sur l'analogie configuration/cartographie, il faut discerner cartographie (ou configuration), même qualifiée de globale, et état global du système. Il faut bien concevoir qu'une cartographie (ou une configuration) correspond à une représentation (par exemple, un homme déclenche un geste du bras et il se fait mal). L'état global du système nerveux (à un instant t) englobe cette représentation et ce à quoi il pense en même temps (il associe cette douleur à d'autres, avant ce geste malheureux il s'était promis de faire ceci ou cela, il se voit considérer cette situation en la recadrant vis-à-vis de ses occupations,

---

[24] Prochiantz (1989 et 1995) insiste sur la plasticité exceptionnelle (par rapport aux autres organes) du cerveau (qui continue à se développer même à l'âge adulte de l'organisme qui l'héberge).

[25] Damasio emploie les notions de configuration et de carte.

[26] Dans un second temps, le terme désigne une "voie moyenne", proposée par Varela, pour trouver une issue à la contradiction entre cognitivisme fort et connexionnisme (*cf. infra* §II-1).

[27] Cette centration sur l'action rappelle Piaget (sur lequel Varela s'appuie beaucoup), mais aussi Wallon et Bruner, pour lesquels l'acte est central. Richelle (1993) insiste sur l'importance de l'action, quand il critique « ce parti pris de donner la priorité, voire l'exclusivité aux objets mentaux — représentations, cognitions, sélections, décisions, etc. — au point d'en faire oublier que l'organisme n'est pas seulement une machinerie à percevoir et à se représenter, mais à agir, et que prise et traitement de l'information n'ont de sens que par rapport à l'action qui les guide et sur laquelle ils déboucehent. » (p.97-98)

de sa culture…). Toujours à un instant t, l'activation d'une cartographie “déclenche“ une représentation (plus ou moins précise), l'émergence de l'état global entraîne celle du système de représentation. Nous sommes là dans une “opération“ de segmentation (par rapport à ce que nous évoquons comme par rapport à la modélisation que nous mettons en place).
Pour la seconde difficulté, il faut se rappeler que les représentations, elles aussi, fonctionnent en système. Le prix à payer pour penser de façon conjointe le point de vue classique (la représentation désigne un objet) et le point de vue autopoiétique (le système nerveux fonctionne par émergence d'un état global) est celui-là : la représentation, fonctionnant en système, ne peut se penser comme isolée. Même si elle garde, au niveau de notre impression de sujet comme de nos échanges, cette fonction de désignation et de description d'un objet. La rupture épistémologique n'est difficile à franchir que dans le cas d'une adhésion très forte à la conception classique : métaphore de l'objectif de la caméra, ou de l'appareil photographique. Car après tout, les mots fonctionnent bien, eux aussi, en système, tout en conservant une capacité à désigner les objets. Au passage, nous pouvons envisager de faire évoluer la conception du référent (troisième sommet du triangle sémiotique). D'un point de vue sémiotique (qui est aussi un point de vue collectif, sociétal), le référent est l'objet représenté (éventuellement désigné par un mot) — c'est la face hétéroréférentielle, ou hétéroréférence. Du point de vue du sujet (ou de son système nerveux) le référent est la forme (configuration, cartographie) qui émerge — c'est la face autoréférentielle, ou autoréférence. Il est normal — ou inévitable — que le référent comporte ces deux faces. C'est sur cette dualité que s'inscrit dès le départ la possibilité pour le sujet de construire du sens (un sens qui ne soit pas figé, entièrement déterminé par le collectif, la convention).

II - Localisation et distribution

À ce point de notre cheminement, nous allons avoir à nouveau besoin de la cognitique, et plus particulièrement de l'idée de distribution amenée par la paradigme connexionniste (*cf. supra* chap IV).

II - 1 Rappel sur la notion de distribution

Cette idée s'oppose, au moins partiellement, à celle de localisation. Un bon exemple pour les différencier est celui de la mémoire. Au lieu de la modéliser à partir de l'hypothèse qu'un souvenir (une représentation…) est “stocké“ à un endroit précis (ou à plusieurs endroits) — un peu comme un bocal sur une étagère, Edelman propose de la concevoir de façon dynamique : se souvenir, c'est activer à nouveau une cartographie qui a déjà été construite (ou activée) — cartographie à peu près identique, conséquence du "flou" amené par les groupes neuronaux[28].

La puissance d'un paradigme (il s'agit ici du paradigme connexionniste, auquel on "ajoute" les représentations) tient le plus souvent à la simplicité et à la robustesse de ses outils. Il semble bien que ce soit le cas avec ces deux outils que sont la proposition d'Edelman (que l'on désignera par hypothèse d'Edelman) et le principe de Hebb (l'activité simultanée de deux neurones renforce leur lien, *cf.supra* chap IV).

L'hypothèse d'Edelman se situe à un niveau plus englobant, car une cartographie globale met en jeu un grand nombre de connexions. Mais la reprise du principe de Hebb à ce niveau (principe de Hebb généralisé) permet d'expliquer l'efficacité de l'habitude et de l'entraînement. Une cartographie globale courante a plus de chance d'être activée qu'une cartographie rare. Le sujet a donc plus de mal à réactiver une cartographie évanescente, passagère. Notre quotidien confirme cette dernière proposition : il n'est pas facile de retrouver une impression fugace ressentie à tel moment précis. En revanche, ressentir à nouveau cette "impression fugace", même approximativement (et c'est toujours approximativement[29]), facilitera une nouvelle "convocation" de cet état (l'activation de cette cartographie). En outre, l'impression est d'autant plus facile à reconstruire qu'elle peut être associée à un geste, car l'effectuation du geste permet d'activer une cartographie proche de celle qui est le support de la représentation.

II - 2 La notion d'interaction distribuée

Quittons pour un instant le paysage du système nerveux pour penser à celui d'une société (d'humains). Nous avons considéré, dans la première partie, l'interaction entre deux sujets humains. Il faut bien voir qu'un humain n'entre pas en interaction qu'avec un seul autre, et qu'au niveau d'une société (niveau logique collectif), la situation est celle d'une interaction distribuée. Cette idée de distribution, en revenant au système nerveux, permet là aussi de parler d'interaction distribuée — même si l'interaction entre des neurones[30] semble *a priori* moins complexe qu'entre deux humains.

---

[28] Ainsi, à partir d'une telle conception, on peut dire que non seulement tout est construit (on se souvient du « rien n'est donné, tout est construit » de Bachelard), mais tout se construit ou se reconstruit en permanence. Nous n'arrêtons qu'avec la mort de réactiver des configurations globales et, éventuellement, de les reconfigurer.

[29] Cette approximation pourrait être due au fonctionnement des groupes neuronaux : leurs frontières étant floues, l'excitation (des neurones ou des connexions) a des limites floues.

[30] Interaction "médiatisée" par des substances chimiques, les neurotransmetteurs, qui rendent la synapse plus ou moins "passante" . Les substances chimiques migrant dans le tissu des cellules gliales (qui soutiennet les neurones), certaines équipes allant jusqu'à penser que la dynamique de type électrique entre neurones est doublée d'une dynamique chimique.

Nous pouvons dès lors nommer ce qui manquait à la modélisation esquissée par la première partie. Proposer que la représentation véhicule (ou permet de véhiculer) une interaction reste pertinent, à la condition d'adapter l'hypothèse aux situations à interaction distribuées — avec en première ligne l'exemple d'un système nerveux et celui d'une société. L'interaction de la première partie peut être qualifiée de "située" — entre deux personnes par exemple, c'est-à-dire en un point de l'espace (ou du réseau) sociétal, par opposition (relative) à l'interaction distribuée — sur tout l'espace sociétal (ou sur tout le réseau).

III - Une théorie du champ ?

Ce paragraphe est une reprise du propos esquissé dans un numéro spécial de *Cognitiques* (La cognitique en séminaire interlaboratoire, *cf.* Sallaberry 2007), en le complétant et en approfondissant la modélisation.

III - 1 Prolégomènes

1 - 1 Approche discontinue vs Approche continue

Depuis que les hommes ont tenté de modéliser la réalité qu'ils observaient, ces tentatives de modélisation ont adopté soit une approche discontinue, soit une approche continue.

Première approche, exemple d'une droite ou d'un espace physique

Comment concevoir la continuité ? Sur une droite, à partir d'un point de coordonnée x_1, un accroissement dx de la variable permet de passer à un point de coordonnée $x_1 + dx$.

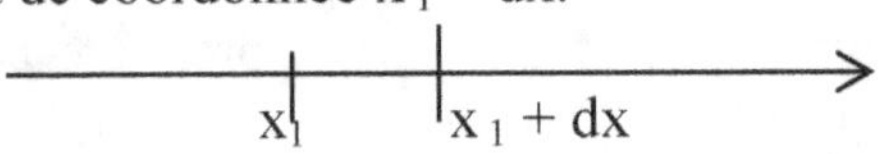

L'intervalle dx est aussi petit que l'on veut. On peut néanmoins le décomposer à l'infini. Cette possibilité de décomposition infinie fonde la notion de continuité — en première approche du moins, cf. infra pour une réflexion mieux outillée. Selon cette même approche, dans un espace physique, l'épaisseur d'un point étant nulle (par définition), le nombre de points est infini. Cette infinité caractérise la continuité de cet espace.

Exemple de l'électrostatique

Description discontinue

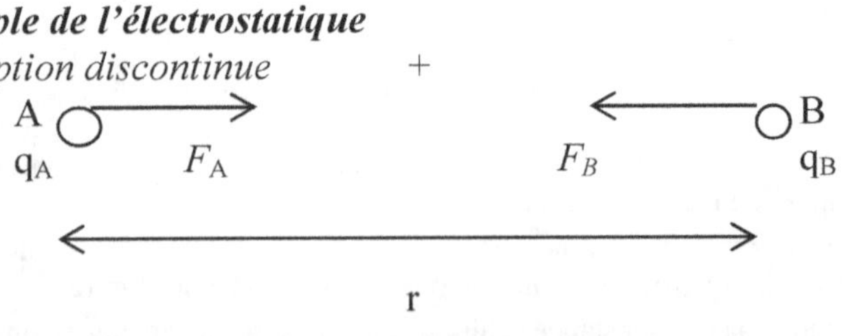

Le corpuscule A et le corpuscule B portent des charges électriques q_A et q_B. Ils exercent l'un sur l'autre deux forces F_A et F_B . Ils sont en interaction électrique[31].

Description continue

La charge q_A installe dans une zone qui l'entoure (champ) un « champ de force ». Pour caractériser ce champ en B, plaçons une charge q_B en B et posons : $F_B = q_B\ .\ E_B$ [32]
E_B est le vecteur champ électrique au point B. En chaque point du champ (zone) le vecteur champ électrique caractérise les propriétés électriques. Nous sommes passés d'une description en termes d'objets (corpuscules) à une description en termes de champ (propriété de l'espace). Remarquons toutefois qu'il nous a fallu raisonner à partir de la description discontinue pour forger l'outillage qui fonde la description continue.

Exemple de la lumière
Tout au long du XIXe siècle, deux interprétations (ou descriptions) de la lumière vont s'opposer.
Interprétation corpusculaire (description discontinue) : des grains de lumière (des corpuscules, nommés photons) se déplacent. Ils sont émis par les sources lumineuses et bombardent les surfaces éclairées.
Interprétation ondulatoire (description continue) : la lumière est une onde, c'est-à-dire une vibration qui se propage dans l'espace et dans les milieux transparents.
Einstein propose de concevoir la lumière comme conjuguant les deux aspects, corpusculaire et ondulatoire. Cette conjonction, appelée dualité onde-corpuscule, est généralisée par De Broglie à toute particule.

Un exemple en peinture, Malevitch
Malevitch est un peintre russe, appartenant au mouvement des futuristes — mouvement peu connu en France sauf à travers le poète Maïakovski. Malevitch cherche à représenter l'espace entre les objets, et ses propriétés. Il ne peut donc plus peindre les objets. L'un de ses tableaux se nomme « carré

---

[31] Les notations en ital indiquent des vecteurs. La loi de Coulomb donne l'expression des deux forces :

$$F_A = F_B = k.\ q_A.\ q_A / r^2 \quad (1)$$

[32] Les notations en ital indiquent des vecteurs. L'expression du champ se déduit de la loi de Coulomb (1) : $E_B = k.\ q_A / r^2$ (2)

blanc sur fond blanc ». Son projet, ou son propos, est de parvenir à une description continue de la « réalité »[33].

1 - 2 Le grand nombre et l'infini (problème de modélisation du réseau)

Nous modélisons d'habitude un espace (par exemple un espace à trois dimensions, un espace que nous qualifions volontiers de géométrique) à partir de l'hypothèse que son nombre de "points" est infini — conséquence de la non épaisseur du point. Choisir une approche continue suppose-t-elle alors la prise en compte de cette infinité — rançon, en quelque sorte, de la continuité ? Notre première réponse optait pour cette prise en compte. Grâce à un riche échange avec Georges Nahas[34], la question s'est trouvée clarifiée. Georges Nahas amène en effet plusieurs précisions pertinentes :

- Les ensembles de nombres entiers (N ou Z) ainsi que l'ensemble des nombres décimaux (Q) sont des ensembles infinis dénombrables. Le principe (cité plus haut) de décomposition de l'intervalle [x, x+dx] est valable même pour (Q), qui reste un ensemble infini dénombrable. C'est seulement en passant à l'ensemble des réels (R) que l'on accède à la notion de « puissance du continu ». C'est en sortant de la dénombrabilité, tout en restant dans l'infinité, que l'on introduit la notion de « puissance du continu » dans la Théorie des Nombres.
- Avec les exemples de la Physique (électrostatique, lumière) comme avec l'idée de théorie du champ, la question n'est plus celle de la continuité au niveau des points mais d'une continuité au niveau des fonctions. Il ne s'agit plus de la « continuité » dans le sens de « puissance du continu » de la Théorie des Nombres, mais de la notion de continuité des fonctions qui n'a de sens que dans un espace topologique. La continuité des fonctions dépend non de structures algébriques mais de structures topologiques :

Si E et F sont deux espaces topologiques dont les systèmes de voisinages sont *V* et *W*, une fonction f de E vers F est continue au point « a » si :

$\forall$ *U voisinage de f(a),* $\exists$ *U' voisinage de a tel que f(U')*$\subset$*U* (quel que soit U voisinage de f(a), il existe U' voisinage de a tel que f(U') soit inclus dans U). Autrement *V* et *W* sont deux structures indépendantes, dont l'existence et la définition ne dépendent pas l'une de l'autre. Et c'est vis-à-vis de ces deux structures, en même temps, que se définit la continuité, que *les espaces E et F soient à la puissance du continu ou pas dans leurs structures algébriques.*

---

33 "Malevitch insiste sur les étapes cubiste et futuriste, derniers moments avant la création non figurative absolue, le suprématisme. Il ne s'agit pas d'un nihilisme pictural, mais d'une affirmation de la totale souveraineté de la peinture en tant que telle, du triomphe de la couleur qui dans sa matérialité même, dans ses vibrations, son énergie intrinsèque, divulgue la réalité abyssale dans laquelle se fondent jusqu'à disparaître les objets." (Marcadé, 1975)

34 Georges Nahas est professeur à l'université de Balamand (Liban), et vice-président de cette université.

Le problème de modélisation d'un réseau, au sein duquel les "points" (les nœuds, les foyers...) peuvent être très nombreux, mais dénombrables, se trouve à la fois précisé et clarifié. Pour les deux réseaux (ou les deux espaces) qui nous intéressent ici au premier chef :

- dans le cas de figure d'un système nerveux ("personnel"), l'évaluation habituelle est de l'ordre de cent milliards de neurones[35],
- dans le cas d'une société, l'ordre de grandeur est inférieur de 10^6 (si on prend un effectif "moyen" de cent millions, il est un peu inférieur pour la France, un peu supérieur pour des états plus grands — la Chine et l'Inde constituant des exceptions).

L'essentiel étant de concevoir qu'un neurone ou qu'un sujet humain constitue un nœud ou mieux un foyer au sein de son réseau. Le terme de foyer insistant sur les interactions établies et sur la modélisation bâtie à partir des interactions plutôt qu'à partir des "objets" qui interagissent. Ainsi, un "point" de l'espace particulier considéré est plutôt une interaction qu'un "objet" en interaction. Doit-on se priver des outils de modélisation d'une approche continue à cause du caractère dénombrable tant du nombre de "points objets" que du nombre de "points-interactions"? Les précisions ci-dessus nous permettent de répondre par la négative.

En tout cas, l'idée de distribution, comme la représentation d'un réseau de connexions, comme la centration sur l'interaction, sont plus près d'une approche continue que d'une approche discontinue. C'est *a contrario* la focalisation sur le neurone (ou sur le citoyen lambda) qui constituent une approche discontinue.

III - 2 Représentation et théorie du champ

2 - 1 Émergence d'un état global et théorie du champ

Une théorie du champ campe une approche continue, puisque le champ désigne à la fois un espace et constitue aussi l'abréviation de l'expression "vecteur champ", ce dernier caractérisant en chaque point les propriétés du champ. En physique, lorsqu'un champ dérive d'un potentiel, on peut dire que la fonction potentiel détermine (si on parle au sens strict) ou régule (si l'on parle au sens large) le champ sur l'espace considéré[36]. Le plus

---

[35] Si le nœud pris en considération est une connexion, il faut multiplier cette évaluation par le nombre moyen de synapses par neurone...

[36] Cette remarque sur le potentiel appelle à un retour sur la formulation proposée dans la première partie : *Une représentation est ce qu'échangent deux instances qui interagissent ; leur interaction se réalise par la construction, la modification, la circulation des représentations.* En quelque sorte, la représentation est le support (le vecteur, le messager) de l'interaction. A la réflexion, cette proposition correspond à une actualisation de l'interaction, ou plus précisément du lien représentation-interaction (cf. Sallaberry, 2007). Car on peut considérer qu'une partie au moins de la représentation reste potentialisée et "pilote" aussi l'interaction. C'est le cas, toujours, lorsque des paroles ponctuent l'interaction : la partie

satisfaisant est sans doute de dire que la fonction potentiel distribue le champ.

Le cas du cerveau (ou du système nerveux)

Nous avons affaire à un réseau (ou à deux réseaux si on considère que les cellules gliales en constituent un). On peut centrer l'attention sur un neurone, ou une connexion. Il s'agit alors d'un état local et il est possible d'opter pour une description discontinue. Si en revanche on veut décrire le réseau, une tentative de description continue doit permettre de tenir compte de l'état global (à l'instant t) et de certains états locaux.

L'idée qu'un état global émerge signifie qu'on imagine — et que l'on conçoit — qu'un état puisse organiser l'espace des neurones, ou l'espace des synapses, ou encore l'espace des états des synapses (des interactions entre neurones, ce qui est plus cohérent avec le choix d'une approche continue). L'exemple limite de l'électrochoc peut permettre de le comprendre : dans l'interprétation habituelle, c'est un état qui organise la "décharge" simultanée des neurones. Ainsi, malgré le nombre fini (l'aspect dénombrable), nous sommes dans une "logique" du continu.

Pour revenir à la représentation, nous partirons de l'idée que son support neural est constitué par la cartographie globale qui est activée — ce qui revient à nommer autrement l'état qui émerge[37]. Quant à l'interaction, les "vecteurs" locaux semblent bien être de nature électrique (en ce qui concerne

---

actualisée de la représentation (les énoncés) est aisément repérable mais la partie potentialisée (la représentation que chaque protagoniste se fait de l'autre, qui le plus souvent n'est pas complètement parlée) structure autant l'interaction que la partie énoncée. J'utilise, dans ce qui précède l'opposition actuel/potentiel proposée par Lupasco (1979) — ainsi que les deux processus opposés actualisation/potentialisation. Ce qui est actualisé, c'est ce qui advient, se produit — c'est l'événement. L'hypothèse est que toute "chose", toute "réalité" comporte un aspect qui ne se "réalise" pas, un aspect potentiel – ou une part qui reste à l'état potentiel. En généralisant, on peut considérer que ce qui se produit, ce qui advient, est le résultat de la lutte, ou de la composition entre deux processus opposés (antagoniques), celui d'actualisation (qui tend à produire) et celui de potentialisation (qui tend à ne pas produire). Lupasco s'appuie-là sur la notion de potentiel élaborée par la physique — Nicolescu (1985) s'appuie — entre autres — sur le travail de Lupasco pour présenter sa réflexion sur les conséquences pour la pensée de la physique quantique ; il insiste sur la non-séparabilité (sujet/objet). Si on convient de dire que certaines forces sont liées à des champs — dans le cas d'un objet en chute libre, la force est la force de pesanteur (l'attraction terrestre), le champ est celui de la pesanteur — le champ dérive (dépend — la "forme" de la dépendance correspondant à l'opération de dérivation) d'un potentiel. Dans l'exemple de la pesanteur, le potentiel est lié à l'altitude — si l'on préfère, la différence de potentiel entre deux points correspond à la différence d'altitude (à la dénivellation).

[37] A moins d'accorder à l'état global un statut plus large qu'à la configuration globale. On pourrait alors considérer que la cartographie (ou configuration) globale correspond à une représentation, tandis que l'état global serait le support neural du système des représentations, à l'instant t. C'est une question de choix de segmentation et de dénomination, qui ne change pas la modélisation.

les neurones et leurs connexions) et de nature chimique (pour les cellules gliales et leur réseau).

Analogie

Cette "situation" est comparable à celle du fonctionnement d'une règle. La multitude d'états locaux (l'application de la règle par les sujets humains) fait émerger un état global de la règle – fait émerger une forme collective, qui organise l'activité et la pensée humaine. Cette "réciprocité" — les "états locaux" (ou les "agents", ou les "éléments") font émerger ("produisent") un état global, lequel restructure les états locaux — constitue une boucle étrange (Hofdstater), puisque le niveau logique de l'état global n'est pas celui de l'état local.

C'est le moment de rappeler l'hypothèse du co-engendrement éléments-forme *(cf. supra* chap V, §II-3)[38].

Cette modélisation, s'appuyant sur l'idée de l'émergence d'un état global (Varela) d'une part, sur l'hypothèse du co-engendrement des éléments et de la forme d'autre part, concerne donc les systèmes autopoiétiques (couplage par clôture opérationnelle) et/ou les systèmes complexes (*cf. infra* chap VII)).

Avec les limites soulignées ci-dessus, concevoir un état global (ou une forme) organisant un espace constitue une tentative de modélisation continue — une modélisation en termes de théorie du champ[39].

Le cas d'une société humaine (ou d'un système sociétal)

Nous avons, là encore, un réseau d'interaction — ou des interactions organisées en réseau, ce qui revient au même. Les "points" de cet espace (sociétal) peuvent être les individus (les atomes sociétaux), ou les "entre-deux", les "endroits" où peut s'enclencher une interaction (située). Comme dans le cas du système nerveux, une tentative de description continue devrait permettre de décrire un état local (en un point de cet espace) tout en tenant compte d'un état global.

Le lien social est-il fondé sur le regard et la pulsion mimétique (comme le propose Girard), ou plutôt sur la coopération ? Ce n'est pas notre propos de trancher, puisqu'il suffit de remarquer que la notion d'interaction recadre les deux aspects. Notre problème est de préciser ce qui relie interaction et

---

[38] Quand apparaît en Grèce une nouvelle forme social-historique, la *polis* (πολισ), cette dernière "est impossible sans les *politai* (πολιται) — les citoyens — lesquels, pourtant, ne peuvent être fabriqués que dans et par la *polis*." De même pour les nouvelles cités qui émergent en Occident autour de l'an mille. Le bourg libre est inconcevable sans les proto-bourgeois, qui sont inconcevables en dehors du bourg.

[39] De ce point de vue, les expériences d'imagerie cérébrale tentent de repérer des zones de champ.

représentation — cette dernière étant susceptible de "piloter" coopération comme imitation.
Toujours dans le choix d'une description continue, le système sociétal des représentations est à penser en lien avec le “champ sociétal“. La distribution des interactions, qui est organisée, structurée, dans le cas du système nerveux, par les cartographies globales déjà émergées ou, mieux, habituelles (principe de Hebb élargi), l'est ici par les institutions ou plus généralement par les formes [40] (celles de la société, celles des organisations, celles des groupes). Dans les deux cas, cette “médiatisation“ assure une stabilité relative des formes[41]. Une forme habituelle constitue une sorte d'attracteur, à la nuance importante que toute forme déjà instituée “rentre“ dans le fonctionnement en trois moments (*cf. supra*, A).

2 - 2 Lewin et le "champ social"

Il serait difficile, lorsqu'on parle de champ, de ne pas mentionner la tentative de Lewin (1959). Lorsqu'il reprend la notion de “tension“ à Zeigarnik, c'est pour l'intégrer à une théorie du champ[42]. Il tente de décrire les états sociaux en tant que processus quasi stationnaires — cela renvoie à une méthode (une modélisation) de la physique qui décrit les systèmes comme subissant de petites variations (des fluctuations) par rapport à un état d'équilibre (qualifié de quasi stationnaire, eu égard à la faible amplitude des variations). Il caractérise les fluctuations par un champ de force. Il reprend cette modélisation pour les groupes — il faut noter qu'il considère un groupe comme une totalité [43] . Il essaie alors de caractériser le « niveau d'agressivité » correspondant aux « atmosphères autocratiques et démocratiques » par des champs de force différents. Plus précisément, c'est le gradient qui n'est pas le même (le gradient étant au niveau de la dérivée, il

---

[40] Les formes (ou pour être plus précis les formes d’organisation collectives) comprennent les institutions, les façons d’organiser, les représentations collectives.

[41] Une forme étant ce qui organise, ce qui structure. Le sens premier (cf Bailly, μορφη (*morphè*), 1- forme du corps, figure, extérieur) renvoie à une forme d’organisation fondée sur la dynamique contenant/contenu. Car s’il est difficile de concevoir une forme sans les éléments qu’elle organise, nous avons tendance à penser que la forme contient les éléments, au moins en première approximation.

[42] "Utiliser le « construct » d' « un système sous tension » pour représenter les besoins psychologiques présuppose d'une façon précise une théorie du champ." (p.71). Notons que Lewin sait ce qu'est une théorie du champ — en tant que "gestatltiste", il admet comme science modèle la théorie électromagnétique de Maxwell.

[43] "Jusqu'à maintenant, nous avons pris pour référence la conduite du groupe en tant que totalité." (p.252). Piaget, bien sûr, n'a pas encore écrit *Le Structuralisme* (1968) et n'a donc pas caractérisé une structure par les trois critères (totalité, transformation, autoréglage). Mais il s'agit de la même idée – du même choix conceptuel. Un groupe est plus que la simple juxtaposition de ses membres. Lorsqu'on choisit de considérer un groupe comme une totalité – ce qui est à mon avis la seule façon sérieuse de l'étudier – on peut donc se référer à Lewin.

caractérise la variation de la grandeur[44]). Lagache (1949), posant la question de l'unité de la psychologie, cite le travail de Lewin sur une théorie du champ, en estimant « qu'on n'a pas trouvé mieux » (qu'une théorie du champ) (p.6).[45]

2 - 3 Fonction potentiel et système de représentation

Nous avons ainsi une bonne généralisation de la conception de la représentation, lorsqu'on passe d'une interaction située à une interaction distribuée, à la nuance près que nous n'avons pas, pour l'instant, un énoncé aussi simple que "la représentation est le support, le vecteur, de l'interaction"[46].

Une solution consiste à utiliser la notion de fonction potentiel, puisque le champ dérive de cette fonction — le champ a le statut de dérivée du potentiel. En considérant qu'une fonction potentiel "distribue" le champ, il est possible de concevoir que le système de représentation[47] "pilote" l'interaction et donc distribue l'interaction. De ce point de vue, le système de représentation a le statut de fonction potentiel et peut être considéré comme la fonction potentiel qui distribue le champ.

Dans le cas du système nerveux, une "fonction potentiel" distribue le "champ" dans un espace constitué par le système. Chaque "point" de l'espace est un noeud (une connexion) ou, mieux, une interaction. Son état (à l'instant t) est complètement décrit par la valeur du champ (à l'instant t). Une représentation "est" (ou correspond à) une configuration (une forme) qui émerge (qui est activée). On pourra considérer que si la configuration concerne la globalité du système (état global), il s'agit du système des représentations à cet instant. Si la configuration est "partielle", il s'agit "d'une" représentation.

De même, dans le cas du système sociétal, une "fonction potentiel" distribue le "champ" dans un espace constitué par le système. Chaque "point" de l'espace est un noeud (un "endroit" où peut s'établir une interaction située, ou l'interaction elle-même). Son état (à l'instant t) est complètement décrit par

---

[44] L'exemple le plus courant de dérivée est celui de la vitesse, qui est la dérivée du déplacement par rapport au temps.

[45] C'est Jean-Paul Abribat qui signala cette prise de position à Sallaberry, en lui suggérant de se procurer ce petit ouvrage.

[46] Au demeurant, la note 54 suggère une possibilité de nuancer (et de préciser) la proposition : le "vecteur" de l'interaction est la partie actualisée de la représentation.

[47] Le système de représentation est à penser comme la "machine à produire des représentations" d'un sujet humain. "*Un modèle de fonctionnement de l'organisation des représentations (d'un sujet), bâti sur le modèle du fonctionnement de l'institution, permet de concevoir cette organisation comme un système — nommé système de représentation pour insister sur l'aspect élaboration des représentations par le sujet.*"(Sallaberry, 1996, p.37). Le système des représentations peut être considéré comme l'état, à l'instant t, du premier système — il s'agit de sa "production" à cet instant.

la valeur du champ (à l'instant t). Une représentation (collective) est, là encore, une configuration (une forme) qui émerge. Le système de représentation (la fonction potentiel) est celui du système sociétal considéré. Il est fortement lié à l'Institution (au réseau des institutions). Là encore, on pourra considérer que si la forme concerne la globalité du système, il s'agit du système des représentations à cet instant. Si la forme est “partielle“, il s'agit “d'une“ représentation.
D'où l'application à une interaction située : la forme est simplifiée – elle organise l'interaction de 2 entités (au lieu d'organiser un espace). La représentation (ou du moins sa partie actualisée — *cf.* note 58) est ce qui s'échange.

Conclusion partielle : vers une modélisation plus exigeante
La tentative de généralisation (d'une interaction située à une interaction distribuée — sur un réseau) exige bien sûr un outillage plus sophistiqué et un “gain“ en abstraction. Il nous a fallu utiliser des résultats de recherche en neuroscience et en science de la cognition pour mieux tenir compte du fonctionnement du système nerveux. Constater que le parallélisme établi entre les deux cas de figure (cerveau humain d'une part, réseau sociétal de l'autre) semble “tenir la route“ et que l'outillage théorique reste pertinent est rassurant. Vérifier sa congruence fera l'objet d'une partie de la conclusion.
Tentons de produire un énoncé qui généralise le concept de représentation (à une situation d'interaction distribuée, l'interaction située devenant un cas particulier de l'interaction distribuée). Si la situation d'interaction distribuée peut être décrite par un champ — l'état d'un point de l'espace considéré est complètement décrit par la valeur du vecteur champ — le système de représentation correspond à la fonction potentiel qui distribue le champ. La configuration qui émerge (la distribution des valeurs du champ à un instant t) constitue, en première approximation, le système des représentations lorsque la configuration est globale. Dans le cas d'une configuration partielle, il s'agit “d'une“ représentation.

Conclusion
Nous avons tout d'abord étudié la représentation essentiellement à partir des apports de la philosophie, de la psychologie, de la psychologie sociale et de la sociologie, sur la base de la figure de l'absence (ou de la dynamique présence/absence). Un concept fondé sur l'interaction semble capable d'organiser et de recadrer l'ensemble des significations et des propriétés apparues, à la condition toutefois de s'appuyer sur le fonctionnement de l'institution pour l'articulation individuel-collectif. A la réflexion, l'interaction envisagée est située (entre deux personnes, par exemple) et il faut perfectionner (ou généraliser) le concept pour modéliser les situations d'interaction distribuée (sur un réseau neuronal ou sociétal). C'est alors la figure du geste qui devient pertinente, permettant la prise en compte des

apports de la neuroscience et de la science de la cognition. Une théorie du champ, caractérisant une approche continue, permet la généralisation attendue. C'est alors une fonction potentiel, qui distribue le champ (sur un réseau neuronal ou sociétal), qui a le statut de système de représentation (au sens de machine à représenter).

Au bout de ce parcours, nous disposons bien d'une conception (et d'un concept possible) pour la représentation — avec bien sûr un effort de modélisation (et d'abstraction) dans le cas de figure d'une interaction distribuée, qui se simplifie dans le cas de figure d'une interaction située.

D'aucuns trouveront peut-être que ces constructions (ces modélisations) sont bien abstraites et enlèvent quelque peu de poésie ou de fantaisie à la représentation, qui témoigne pourtant de la richesse d'inspiration et d'invention des humains. C'était déjà la réaction de Jacques Wittwer, vis-à-vis de Changeux (qui venait de publier *L'homme neuronal*). Reprenons Vernant (1997 [48]), qui, dans une magistrale relecture de l'Odyssée, commence par poser une question simple. Lorsque qu'Ulysse accoste enfin sur Ithaque, comment se fait-il que l'histoire, au lieu de finir, rebondisse ? Comment se fait-il qu'il doive se cacher, ruser encore, élaborer des stratégies ? Est-ce un caprice de l'aède ou y a-t-il un sens à entendre ? En résumant fortement le propos, la réponse est qu'il doit redevenir Ulyssse dans le regard des autres (et notamment dans celui de Pénélope) — autrement, dit, être reconnu, aux deux sens du terme. Ne croisant plus le regard des autres (étant absent), il n'existe plus. Vernant, en nous restituant ainsi certaines de nos racines, énonce une hypothèse forte sur la représentation et l'identité. Cette dernière pourrait bien n'être que représentation. Et malgré le caractère intime attaché à sa conception, non seulement représentation de soi mais aussi représentation construite par les autres. Plus précisément, la représentation de soi semble s'autoriser des représentations construites par les autres. Nous sommes bien dans l'interaction. Mais le détail que nous voulons souligner maintenant est celui que rappelle Vernant à propos de la rencontre du Cyclope : « Riant sous cape, Ulysse le proclamera lui-même sans ambages : la tromperie qui a fait la perte du Cyclope c'est, affirmera-t-il, son faux nom, *Outis*, et sa parfaite ruse, *mètis*. Celui qui n'est personne n'est personne d'autre que le *polumetis Odusseus*, le *poikilometis*, Ulysse aux mille ruses. »(p. 24) Est-ce qu'une modélisation trop "froide" risque de mal prendre en compte la richesse de la création artistique ? Ce serait désolant, et contradictoire par rapport au plaisir éprouvé par la lecture de ce passage, plaisir redoublé par le *polumetis*. Nos humanités pourtant lointaines émergeaient à nouveau, en lisant *'polymètis Odysseus', 'poikilomètis'*, Ulysse aux nombreuses ruses, aux ruses

[48] Avec Frontisi-Ducroux.

bigarrées...[49] Or notre système nerveux, tel que son fonctionnement a été modélisé, est capable de cette richesse, de cette variété dans la création. Cette totalité dynamique est capable de redonner de l'enchantement au regard porté sur le monde comme elle est capable de « frapper les cieux d'alignement » (Brassens, ibid.).

Nous avons passé en revue des apports variés et des outillages théoriques différents. La justification de cette variété peut être fournie par la multiréférentialité proposée par Ardoino (1990), et par le principe de complémentarité de l'école de Copenhague (Bohr, 1958). Il faut tout de même vérifier que les outillages utilisés sont compatibles ou à tout le moins non contradictoires. La question est pertinente pour, d'une part l'hypothèse d'Edelman et le principe de Hebb (généralisé) et d'autre part le schéma de fonctionnement de l'institution.

Pour relier les deux outillages, considérons qu'une cartographie, une fois activée, est "instituée" — ce qui semble aller de soi pour une représentation qui émerge ne doit pas trop poser problème pour son support neural. Ce que prévoit l'outil cognitif (ou neuronal), c'est qu'une activation, future et approximative, sera facilitée. L'application du schéma institutionnel indique qu'une fois instituée, cette forme (avec son aspect neural et son aspect représentation) va être travaillée par le moment de la particularité, pour émerger (troisième moment) identique à elle-même ou modifiée. Ainsi les deux modélisations, dans le cas de figure du réseau neuronal (donc du sujet humain) convergent — il faut dire que la reprise, ici, des idées de Lourau et de Castoriadis, avec le schéma de fonctionnement en trois moments, fait d'une institution un système autopoiétique (idée qui sera reprise au chap VII). Dans le cas de figure d'une société, il n'y a pas de principe de Hebb, mais la probabilité de propagation d'une représentation collective est grande, le système médiatique fonctionnant à l'applaudimètre (réel ou supposé). Ce qui ne dispense pas cette représentation collective d'être travaillée par les multiples variations et interprétations (moment de la particularité), avant d'émerger à nouveau (identique ou transformée). Les deux modélisations convergent là encore.

Outre le caractère d'exemple intéressant quant aux problèmes de modélisation que l'on rencontre lorsqu'on veut travailler un "objet culturel", ce chapitre nous a permis d'esquisser ce que peut être une approche continue dans le domaine de l'humain et du sociétal. Il nous reste à faire le point sur les modélisations entamées, ainsi que sur les possibilités de modélisation.

---

[49] Ουτισ (*Outis*), Personne (nom que se donne Ulysse pour tromper Polyphème) ; μητισ (*mètis*), 1 sagesse, prudence ; 2 ruse, artifice ; πολυσ (*polus*), nombreux ; ποικιλοσ (*poikilos*), varié, divers, d'où peint de couleurs variées, bigarré...

Chapitre VII

Le point sur les possibilités de modélisation

Après avoir montré, face aux difficultés rencontrées avec les objets qui fonctionnent aux deux niveaux — et les articulent — les outils de modélisation que l'on peut utiliser, nous pouvons revenir sur l'ensemble de l'outillage déployé, sur l'ensemble des questions et des situations envisagées — notamment celles du fonctionnement cognitif et du fonctionnement sociétal — pour tenter de franchir un pas de plus. Cela, grâce à la reprise de la notion de boucle étrange et à celle de la question de la complexité.

I - "Double mouvement" et boucles autopoiétiques

I - 1 Le "double mouvement"

Nous avons vu d'une part que les interactions entre humains, au sein d'une société, sont incessantes et quasiment innombrables. Nous avons qualifié cela en parlant d'interactions distribuées (ce qui peut aussi se décliner au singulier, avec le même sens : interaction distribuée), en nous fondant sur la notion de distribution pour les neurones, (une propriété émergente, telle que la représentation de quelque chose, ou telle qu'une idée, est distribuée sur un grand nombre de neurones), ou sur la distribution d'une fonction (comme par exemple la conduite de la réunion) sur l'ensemble des membres du groupe. Le deuxième moment du schéma dialectique en trois moments, celui de la Particularité, est fondé sur cette distribution des interactions. Mais de la même façon que chaque interprétation d'une règle est structurée par la règle elle-même (ou par son énonciation), chaque interaction est structurée par la culture (généralisation à la langue et à la culture du fonctionnement en trois moments).

D'où ce que nous appelons le "double mouvement". Toute modélisation du fonctionnement de la société, pour être pertinente, doit tenir compte de ce "double mouvement" qui caractérise le fonctionnement de la culture : d'un côté, la culture est sans cesse reconstruite par les interactions entre sujets humains (autopoïèse sociétale, et/ou passage au troisième moment, celui de la Singularité) ; mais de l'autre, ces interactions sont structurées par la culture, que chaque sujet humain a "en lui". Énoncé (du "double mouvement") plus bref : la distribution des interactions entre humains produit une autopoïèse permanente de la culture, mais simultanément chaque interaction est structurée par la culture.

I - 2 Boucles autopoiétiques

Les systèmes autopoiétiques semblent caractérisés par un fonctionnement en boucle étrange, du type de celle avancée par Varela pour la cellule (*cf. supra* chap IV § III – 1). Si l'on veut être plus précis, Varela (1989, p.45) propose cette définition/caractérisation :

« Un système autopoiétique est organisé comme un réseau de processus de production de composants qui (a) régénèrent continuellement par leurs transformations et leurs interactions le réseau qui les a produits, et qui (b) constituent le système en tant qu'unité concrète dans l'espace où il existe, en spécifiant le domaine topologique où il se réalise comme réseau »

Il précise (p. 46) : « De même, l'organisation d'un cristal est déterminée par les positions spatiales relatives de ses composants ; au contraire, dans une machine autopoiétique, l'organisation est déterminée par les relations, non pas entre les composants, mais entre les processus de production des composants… »

Il donne aussi une définition de la clôture opérationnelle, très proche des énoncés précédents, mettant encore plus l'accent sur les processus (1989, p.86) : *« Nous dirons d'un système autonome qu'il est opérationnellement clos si son organisation est caractérisée par des processus :*

a) dépendant récursivement les uns des autres pour la génération et la réalisation des processus eux-mêmes, et

b) constituant le système comme une unité reconnaissable dans l'espace (le domaine) où les processus existent. »

Cette grande ouverture par rapport aux "domaines" et aux processus nous autorisent — et même nous incitent — à utiliser ces outils pour modéliser le fonctionnement sociétal.

2 - 1 Boucle 'action/perception'

Varela, dans les outils qu'il propose, parle de plus en plus du couplage structurel[1]. En 1993, il met en scène une boucle « action/perception » (p. 235), sans la formaliser (sans faire de schéma). Il parle (au niveau des « schèmes sensori-moteurs récurrents ») de perception, bouclée sur l'action guidée par la perception. Ce qui peut se schématiser ainsi :

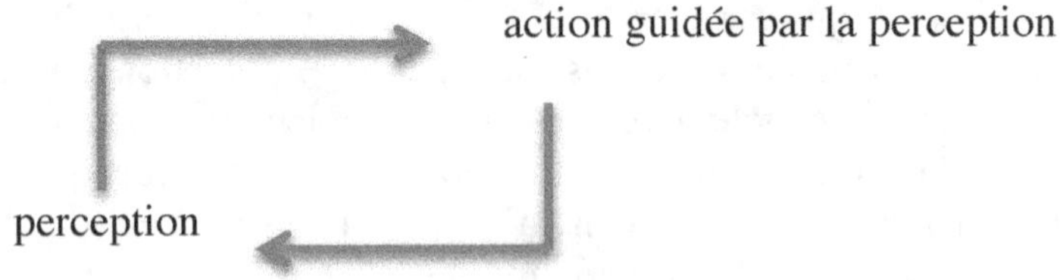

[1] Qualifié de 'structural' dans l'ouvrage de 1994 (Maturana-Varela, p.65)) au lieu de 'structurel', mais il s'agit du même concept.

Plus précisément, il faut compléter ce schéma sur les schèmes sensori-moteurs (bouclés) par les structures cognitives, en aval[2]. Par rapport à la boucle étrange qui concernait la cellule, "l'englobement" n'est pas physique, n'est pas lié à l'espace mais au fonctionnement : c'est la perception qui est omniprésente, même si elle évolue — c'est ainsi que le couplage structurel fonctionne. Par analogie avec la boucle "cellule" (les réactions chimiques reconstituent en permanence la membrane cellulaire, cette dernière englobant la cellule et permettant par là aux réactions chimiques de fonctionner), on pourrait dire que la perception englobe l'action.
Rappelons la convergence que nous avons repérée (chap IV § III – 2) entre Edelman et Varela, notamment à propos de cette boucle. Varela (1993) référencie d'ailleurs Edelman.

2 - 2 Boucle 'interactions/culture' (ou 'distribution des interactions/culture')

Or, le fonctionnement que nous avons désigné par "double mouvement" peut se schématiser par une boucle analogue :

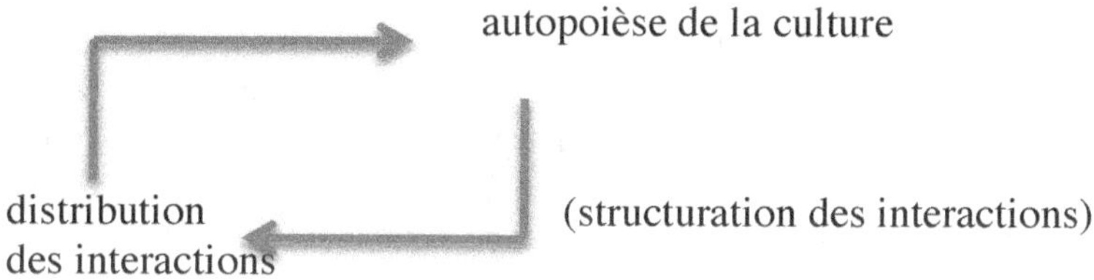

[2] « En bref, cette approche (l'enaction) se compose de deux points : 1) la perception consiste en une action guidée par la perception ; 2) les structures cognitives émergent des schèmes sensori-moteurs récurrents qui permettent à l'action d'être guidée par la perception. »
Le terme d'enaction renvoie, selon les publications, à deux autres aspects :
1) Le terme désigne une voie moyenne entre cognitivisme (fort) et connexionnisme. « Comment l'émergence sub-symbolique et la computation symbolique peuvent-elles être reliées ? La réponse la plus évidente à cette question est que les deux approches sont complémentaires, l'une ascendante et l'autre descendante, ou qu'elles pourraient être conjuguées dans un mode mixte, ou encore utilisées à des niveaux ou des stades différents... De notre point de vue, la relation la plus intéressante entre l'émergence sub-symbolique et la computation symbolique est une relation d'*inclusion*, où les symboles nous apparaissent comme une description de plus haut niveau d'un système distribué sous-jacent. » (1989b, p.80)
En résumé : *« Question 1 : Qu'est-ce que la cognition ? Réponse : L'action productive : l'historique du couplage structurel qui enacte (fait émerger) un monde.* » (1989b, p.112)
2) L'enaction constitue une autre façon de parler de la co-émergence sujet-monde. « Nous proposons... le terme d'enaction, dans le but de souligner la conviction croissante selon laquelle la cognition, loin d'être la représentation d'un monde prédonné, est l'avènement conjoint d'un monde et d'un esprit à partir de l'histoire des diverses actions qu'accomplit un être dans le monde. » (1993, p.35)

Ici, c'est la culture qui est omniprésente même si elle se reproduit tout en évoluant, puisqu'elle structure les interactions — on retrouve l'idée d'englobement, même si ce dernier a des spécifications quelque peu différentes d'une boucle à l'autre. Cela dit, dans le cas de la boucle action/perception, on pourrait dire aussi que la perception structure l'action.

II - Niveaux logiques et homologies des modélisations

II - 1 Niveaux logiques et autres niveaux

Pour Russel et Whitehead, comme nous l'avons déjà vu, la discrimination est simple : il ne faut pas confondre le niveau de l'élément et le niveau de la classe (de l'ensemble). Quand nous appliquons ce distinguo à l'individu (l'élément) et à la société (l'ensemble), nous sommes dans le droit fil de cette idée.

Il n'est pas sûr que tous les niveaux que l'on puisse discerner, dans les tentatives de modélisation de divers "objets", soient tous de niveaux logiques — ce qui n'enlève rien, *a priori*, à la pertinence de leur discrimination.

Reprenons l'exemple des niveaux d'apprentissage dont nous parle Bateson. Ce qui est clair, c'est qu'on passe d'un niveau d'apprentissage à l'autre (au suivant) par recadrage. Dans l'exemple pris en 1996[3] — celui d'un chien qui salive au son d'une cloche, qui sonne à l'habitude à l'heure de son repas (niveau 1 d'apprentissage), un recadrage consiste par exemple à prendre conscience d'un décalage entre le son de la cloche et l'heure du repas. On peut penser que dans le cas d'un humain ce recadrage est probable ; dans le cas du chien, il est difficile de l'interroger pour savoir ce qu'il pense. Mais ce qui nous intéresse maintenant est que ce recadrage ne correspond pas à un saut de niveau logique. On pourrait prendre d'autres exemples dans les apprentissages scolaires, mais ce n'est pas notre objet central.

Prenons le cas d'un emboîtement, comme nous le suggère l'exemple de la cellule. La membrane englobe les composants et sert de frontière, mais ne constitue point, du point de vue logique, l'ensemble des composants ou l'ensemble des processus. Si un ensemble peut être considéré comme un emboîtement, tous les emboîtements ne sont pas des ensembles. Partant, tous les recadrages ne constituent pas un saut de niveau logique. Encore une fois, ce n'est pas pour cela que discerner les deux niveaux n'est pas pertinent, ni que le recadrage (dans le cas d'un apprentissage ou d'une thérapie) n'est pas efficace.

[3] Sallaberry, 1996.

II - 2 Retour sur les boucles autopoiétiques précédentes

Boucle 'perception/action' : elle caractérise le (ou correspond au) couplage structurel, puisqu'il s'agit à l'évidence d'une prise en compte de l'environnement, et d'une adaptation.

Cette boucle est ainsi complémentaire de celle qui caractérise (sur l'exemple de la cellule) la clôture opérationnelle[4].

Boucle 'interactions/culture' (ou 'distribution des interactions/culture') : elle caractérise le "double mouvement". Elle est complémentaire du schéma en trois moments adapté à la culture [5]— ce schéma en trois moments qui fonctionne en boucle lui aussi, puisque ce qui émerge au troisième moment devient, à condition d'être institué, ce qui est "en place" au moment de l'universalité [6].

II - 3 Homologie des modélisations

La première boucle fonctionne au niveau logique individuel, la seconde au niveau logique collectif, car si une interaction (située) peut être considérée comme se trouvant au niveau logique individuel (ou au niveau logique de l'élément interaction), la distribution des interactions place clairement le fonctionnement de cette seconde boucle au niveau logique collectif (ou au niveau de l'ensemble des interactions).

Si l'on veut être plus précis en examinant plus avant la complémentarité de l'outil boucle 'perception/action' avec la description par clôture opérationnelle et couplage structurel, il faut tout d'abord reprendre le 'b' de la caractérisation du système autonome opérationnellement clos (§ I – 2, premier alinéa) : le système doit être "repérable" en tant qu' « unité reconnaissable dans le domaine où les processus existent ». Le système ici est le système nerveux d'un sujet humain, ou le sujet humain lui-même.

---

[4] *Cf. supra* chap IV.

[5] 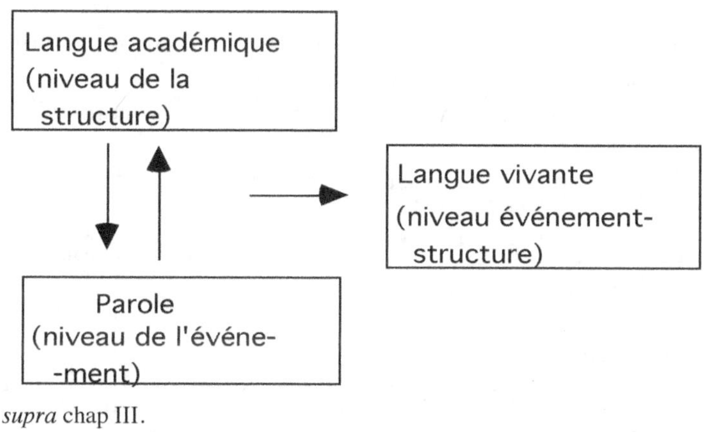

[6] *Cf. supra* chap III.

Pour préciser également le repérage du système correspondant à la boucle 'distribution des interactions/culture', il faut dire qu'il s'agit d'une société, munie de la culture qui lui est propre (qui la caractérise).
Ainsi, ces deux boucles modélisent, de manière analogue, pour l'une un fonctionnement situé au niveau logique individuel et pour l'autre un fonctionnement qui concerne (et qui caractérise) le niveau logique collectif. Cette homologie constitue dès lors une autre façon de comprendre le co-engendrement des éléments et de la forme, elle le modélise, de même que la réciprocité institutionnelle. Elle modélise également l'aspect paradoxal du sens.
Il faut aussi souligner que la boucle 'distribution des interactions/culture' non seulement est compatible avec une théorie du champ, mais appelle une théorie du champ : la centration sur l'interaction (et non sur un "objet" qui interagit) constitue une approche continue (*cf. supra* chap VI).
Ce choix d'une approche continue, bien que n'annulant pas la différence de perspective entre niveau de l'élément et niveau de l'ensemble, la nuance, comme le fait remarquer Barel (1979). Il commence, pour exposer « La relation paradoxale de la partie et du tout », par remarquer : « La stratégie de recherche fondée sur l'opposition ontologique de l'élément et du système est une des formes d'expression de ce que l'on pourrait appeler la vision "corpusculaire" du monde. » (p. 163) Puis il montre l'intérêt de considérer « un système comme un champ » (p. 166) Enfin il nuance l'opposition entre les deux niveaux logiques : « Tous les ingrédients du paradoxe fondamental se retrouvent dans le champ, et notamment cet état impossible-possible où les niveaux et méta-niveaux (ici la partie et le tout) à la fois se confondent et demeurent pourtant distincts. » (p. 169)

III - Propositions de modélisation et de définition de la complexité

III - 1 Travail de caractérisation

Le Moigne (1990) outille et caractérise la complexité à partir de l'opposition compliqué/complexe :

- on peut simplifier un système compliqué, pour découvrir son intelligibilité (processus d'explication)
- on doit modéliser un système complexe pour construire son intelligibilité (processus de compréhension),

ainsi que celle des deux processus décomposition/composition (ou disjonction/conjonction)[7] :

- le compliqué est décomposable, par décomposition ou disjonction, on obtient un « décomposé » simple

[7] Il mène également un important travail au niveau épistémologique, en fondant clairement une épistémologie constructiviste, englobant une épistémologie positiviste (1995).

- le complexe est indécomposable, par composition ou conjonction, on peut obtenir un « implexe » (qui est un « indécomposé »).

Morin (1990, pp. 98, 99, 100) mène lui aussi un travail de caractérisation important, en posant notamment les trois "principes" :

- principe dialogique (qui permet d'associer deux termes à la fois complémentaires et antagonistes),
- principe de récursion organisationnelle (un processus récursif est un processus où les produits et les effets sont en même temps causes et producteurs de ce qui les produit),
- principe hologrammatique (par exemple, chaque cellule d'un organisme biologique contient la totalité de l'information génétique de cet organisme).

Nous avons toujours envie d'ajouter, à ces trois principes, celui de non-séparabilité des variables.
Nous renvoyons bien sûr à l'impressionnant travail de ces deux auteurs, notre propos n'étant pas d'en faire l'économie. On peut considérer que tous deux mènent ainsi le travail de caractérisation nécessaire à toute tentative d'élaboration d'une définition[8].

III - 2 L'apport d'Atlan

Comme déjà signalé (chap I), Atlan parle surtout d'auto-organisation. Dans une première tentative de caractérisation, il note : "Si, sous l'effet de... perturbations aléatoires, le système, au lieu d'être détruit ou désorganisé, réagit par un accroissement de complexité et continue de fonctionner, nous disons alors que le système est auto-organisateur." (1979, p.167) Comme déjà dit, retenons l'appui à la notion de système, ainsi que le lien à celle de complexité. Malgré ce lien, il ne semble pas envisageable d'identifier, *a priori*, auto-organisation et complexité.

2 – 1 La question de l'entropie

a Pourquoi ces précisions ici

Atlan consacre bien des pages à la question de l'entropie, notamment à l'analogie posée entre le concept de la thermodynamique et l'entropie de la théorie de l'information[9]. C'est d'ailleurs, sans doute, suite à cette dernière que ce concept de la physique a acquis une notoriété telle que bien des auteurs, même éloignés de la physique (Watzlawick ou Luhmann par exemple), en parlent.

---

[8] Ils co-signent d'ailleurs un ouvrage commun sur la question, *L'intelligence de la complexité* (1999).

[9] Son ouvrage de 1972, *L'organisation biologique et la théorie de l'information*, y consacre une grande place, comme l'on pouvait s'y attendre.

Que ce soit à l'oral ou par écrit, on n'en finit pas de rencontrer des propositions qui associent "désordre" et "entropie" Prenons l'exemple de l'énoncé suivant, relevé dans un texte de travail : "La conjonction est celle de l'ordre et du désordre, qui renvoie à l'entropie..."
Ce type de phrase, de même que des propos prononcés à l'oral tels que "le désordre c'est l'entropie" ou des énoncés analogues appellent les remarques rapides suivantes :

- L'entropie est un concept difficile de la thermodynamique, il est souvent mal compris par la majorité des gens (non physiciens) qui en parlent.
- C'est seulement dans l'interprétation statistique qu'élabore Boltzmann qu'elle se retrouve liée à la propension d'un soluté[10] (colorant par exemple) à occuper tout l'espace offert : ce "désordre" pourrait fort bien être appelé un "ordre" — c'est une question de convention.
- La plupart des locuteurs confondent variation d'entropie et entropie (variation d'une grandeur et grandeur). C'est l'augmentation de l'entropie du système qui est liée à l'évolution vers le "désordre" précédent.
- L'entropie augmente, dans cette transformation, parce que cette dernière est irréversible — si cette évolution peut s'effectuer de manière réversible, l'entropie reste constante (cette propriété provient de la définition de l'entropie — du choix qui est fait dans la définition de cette "fonction d'état" du système). Cette augmentation d'entropie exprime donc surtout le caractère irréversible de la transformation.

Nous allons tenter d'apporter une pierre à la clarification de cette question de l'entropie, en renvoyant bien sûr à des ouvrages de physique, à ceux de Prigogine en particulier, pour plus de précisions.

b Définition classique de l'entropie

Nous sommes en plein XIXe siècle, les sociétés occidentales viennent de découvrir que l'on peut obtenir du travail mécanique à partir de la chaleur (de la combustion d'un composant qui brûle) — ce qui est nouveau, c'est le caractère massif de cette utilisation, car durant les années de la Révolution Française, Cugnot avait expérimenté un "véhicule à vapeur". Les physiciens formalisent une théorie qui modélise les phénomènes correspondants, la thermodynamique, et s'intéressent à une particularité de la chaleur. Alors que l'invariant qui caractérise le concept d'énergie est que cette dernière peut changer de forme tout en conservant sa valeur (sa quantité) — on peut ainsi transformer de l'énergie mécanique en énergie électrique ou vice-versa,

---

[10] Dans une solution le soluté (qui se dissout dans le solvant) est une espèce chimique qui intervient en moins grande quantité que le solvant.

de l'énergie mécanique en chaleur, lorsqu'on inverse cette dernière transformation (on va de la chaleur à l'énergie mécanique), une part de la chaleur reste "inutilisable" (ne se transforme pas en énergie mécanique). C'est pour caractériser, étudier cette part de chaleur que les chercheurs construisent le concept d'entropie, codé S.
Sa définition formelle ne facilite pas la représentation que l'on peut s'en former :

$$S = \int \frac{dQ}{T} \quad (1),$$

où dQ est la différentielle de la quantité de chaleur (quantité de chaleur infinitésimale) et T la température absolue, mesurée en degré Kelvin[11].
La définition de l'énergie libre F d'un système tout entier à la même température T par la formule F = U – TS, où U est l'énergie interne du système et S l'entropie, permet de mieux se représenter la notion d'entropie.
Un mot sur la fameuse augmentation d'entropie. Comme on peut montrer que la valeur de S donnée par la relation (1), calculée pour une suite de transformations *réversibles* (d'un système thermodynamique) formant un cycle est égale à zéro, un système isolé qui subit une transformation *irréversible* (l'amenant de l'état A à l'état B) verra son entropie passer de S(A) à S(B), avec S(B) > S(A). D'où la conclusion qu'un système thermodynamique isolé qui évolue *irréversiblement* voit son entropie augmenter. "La quantité d'entropie créée peut servir à caractériser le degré d'irréversibilité du phénomène." (Bruhat, p.111) Ce qui est souligné par Prigogine, qui propose de mettre le projecteur sur la liaison entropie-irréversibilité plutôt que sur le lien entropie-désordre (1979, p.135).

c L'apport de Boltzmann et de la théorie cinétique des gaz

« La première idée de la théorie cinétique des gaz est due à Daniel Bernoulli (1730). On admet dans cette théorie que les molécules d'un gaz sont animées de mouvements rapides et incessants, dont les directions et les vitesses sont fréquemment modifiées par les chocs des molécules entre elles ou sur les parois du vase qui les renferme. » (Bruhat, 1962, p.454) Maxwell, au XIXe siècle, établira une loi de distribution des vitesses (des molécules). Boltzmann retrouve cette loi, en partant de la notion de probabilité d'un état formé d'un très grand nombre de particules distribuées au hasard. Pour

---

[11] Par rapport à l'échelle Celsius, qui la précède pour les physiciens, l'échelle Kelvin se caractérise par l'adoption de la même unité (1°C = 1°K) et par un zéro (ce qui est nouveau, l'échelle Celsius n'étant qu'uné échelle de repérage) qui correspond à -273°C. La température devient une grandeur mesurable (ce qu'elle n'était pas) et avec l'interprétation de Boltzmann le zéro prend un sens, il correspond à l'agitation thermique minimum. Durant le XXe siècle, le degré Kelvin (°K) devient le kelvin (K).

[11] La fonction logarithme est caractérisée par le fait que le logarithme d'un produit est la somme des logarithmes :

revenir à un gaz, on suppose que les molécules sont discernables (numérotées par exemple) et qu'on peut repérer dans quel "domaine" elles se trouvent — un domaine étant caractérisé par les valeurs de six coordonnées (3 coordonnées spatiales et 3 coordonnées "vitesses" — plus précisément les quantités de mouvement sur chacun des trois axes). En définissant un état par le nombre de molécules dans chaque domaine et par les numéros de ces molécules, nous caractérisons une "complexion".
« Selon Boltzmann, un ensemble de molécules d'un gaz qui, à un instant donné, se trouve dans un état macroscopique de faible probabilité, a tendance à évoluer, à la suite de chocs incessants, vers un état macroscopique de plus grande probabilité. En effet, toutes les complexions étant supposées *a priori* également probables et se trouvant réalisées successivement au cours du temps, l'état macroscopique qui est le plus souvent réalisé est celui qui correspond au plus grand nombre de complexions. » (Bruhat, p. 492-493)
Comme par ailleurs l'état d'équilibre thermodynamique d'un système isolé correspond à un maximum de l'entropie S, un système pris dans un état quelconque évolue, de façon irréversible, vers cet état d'entropie maximum.
« Constatant ce parallélisme, Boltzmann a été amené à deviner une relation entre la notion thermodynamique d'entropie S et la notion statistique de probabilité W. » (ibid., p.493) W étant ici la probabilité d'un état du système.
Or l'entropie est une grandeur extensive, ayant comme propriété d'être additive (l'entropie d'un système comportant deux ou plusieurs parties est égale à la somme des entropies des parties). Tandis que la probabilité est, elle, une grandeur multiplicative. W_1 étant la probabilité pour qu'un système A soit dans un état 1 et W_2 la probabilité pour qu'un système B soit dans un état 2, la probabilité que A soit dans l'état 1 et B dans l'état 2 est :
$W = W_1 \times W_2$

« Pour qu'il soit possible de satisfaire, pour un système composé, aux relations $S = S_1 + S_2$ et $W = W_1 \times W_2$ il faut que la relation qui lie S et W soit de la forme S = k Log W (2), où k représente un facteur de proportionnalité[12]. *Boltzmann postule l'existence d'une telle relation entre entropie et probabilité.* » (ibid., p.493)

Si nous citons aussi longuement Bruhat, c'est pour souligner d'une part le travail du chercheur — avec à la fois ses fulgurances et ses interrogations, d'autre part le fait que le recours au logarithme est une solution technique

---

[12] La fonction logarithme est caractérisée par le fait que le logarithme d'un produit est la somme des logarithmes :
Log (ab) = Log a + Log b. Pour ce qui est du "facteur de probabilité" k (nommé constante de Boltzmann), nous y reviendrons plus loin.

qui s'adapte aux caractères différents de deux grandeurs (de deux concepts), l'entropie et la probabilité. Ce dernier point est important pour le lien entre "l'entropie thermodynamique" (entropie originaire) et "l'entropie informationnelle" de la théorie de l'information.
Prenons l'exemple d'une expérience simple, consistant à ajouter quelques gouttes d'encre (ou d'un autre colorant) à une quantité d'eau contenue dans un flacon. Les molécules de colorant, (le soluté), vont se disperser (irréversiblement) et occuper assez vite tout l'espace occupé par l'eau. Cet état d'équilibre (l'état final) est à la fois l'état le plus probable et l'état où l'entropie est maximum. Or, l'habitude a été prise de considérer que là était le désordre maximum – conséquence de la dispersion, alors que l'on pourrait très bien considérer qu'il s'agit-là d'un ordre, celui d'une équirépartition des molécules de colorant dans le volume imparti. Mais l'habitude a institué le lien entre augmentation du désordre et augmentation de l'entropie.

d *L'apport de la théorie de l'information*

Shannon définit la « quantité d'information d'un message x » par la formule :
$H(x) = - \Sigma_i\, p(i)\log_2 p(i)$, où p(i) représente la probabilité du symbole x_i.
Notons bien que cette construction théorique ne se préoccupe pas du sens — ce que souligne Atlan. Commandée par une entreprise de téléphonie, l'étude vise à quantifier l'information, pour envisager ensuite les problèmes de débit le long des lignes.
Shannon a nommé la fonction H entropie du message, par analogie avec une expression de la relation postulée par Boltzmann. Si on reprend la formule (2) en cherchant à exprimer la probabilité maximum (l'état du gaz qui correspond à l'équilibre statistique est celui dont la probabilité est maximum), nous allons écrire

$$W = \frac{N\,!}{N_1!\; N_2!\; N_3\,!....}$$

, où N_1 est le nombre de molécules dans le domaine 1 et N le nombre total de molécules. Ce qui s'écrit aussi $W = N\,! / \Pi_i N_i\,!$

Nous cherchons la répartition qui rend W maximum, donc LogW maximum.
Or $\mathrm{Log}W = \mathrm{Log}N\,! - \Sigma_i\, \mathrm{Log}N_i\,!$
En appliquant l'approximation de Stirling, qui s'écrit
$\mathrm{Log}N\,! = N(\mathrm{Log}\ N - 1)$, on obtient :
$\mathrm{Log}\ W = N\ \mathrm{Log}N - N - \Sigma_i\, N_i \mathrm{Log}N_i + \Sigma_i\, N_i$

Comme $\Sigma_i\, N_i = N$, la formule se simplifie : $\mathrm{Log}\ W = N\ \mathrm{Log}N - \Sigma_i\, N_i \mathrm{Log}N_i$

e La question de l'analogie entre les deux fonctions (entre les deux "entropies")

Atlan (1972) essaie de traiter la question de l'information transmise lors d'un développement biologique, à partir de la cellule œuf. Il s'appuie donc sur la théorie de l'information. La question du sens est également importante pour lui, puisqu'elle différencie complexité algorithmique (ou complication) et complexité (*cf. infra*).

Atlan s'intéresse à la question de l'analogie entre les deux "entropies" et développe les divers points de vue, en 1972 et en 1979. « Notons que Shannon avait appelé cette fonction H, l'entropie du message, et qu'à la suite de plusieurs auteurs nous renonçons à ce terme, à cause des confusions qui apparaissent quand on s'occupe des relations entre H et l'entropie d'un système au sens thermodynamique. » (1972, p.12)

Nous verserons simplement deux remarques à ce débat.

La première est que la constante de Boltzmann, k, n'est pas sans importance du point de vue de la physique. Une constante physique représente une propriété fondamentale de la matière, à l'instar de $\mathcal{G}$, la constante de la gravitation universelle. Plus précisément, toute constante physique, comme son nom l'indique, constitue un invariant — lié à une propriété de la matière, ou à un phénomène particulier, invariant d'un type ou d'un statut différent de celui qui est lié à un concept. De $\mathcal{G}$ à h (constante de Planck, que nous avons évoquée à propos de la physique quantique (chap I et II)), en passant par R, k et d'autres, ces constantes ponctuent les diverses lois et relations de la physique, accompagnant les invariants liés aux concepts.

$k = R/\mathcal{N}$, R étant la constante des gaz parfaits et $\mathcal{N}$ le nombre d'Avogadro. Il semble difficile d'estimer que la présence de k dans une formule n'a aucune signification.

La seconde est que Shannon, définissant une quantité (fût-elle d'information), se trouve devant une grandeur additive. Les probabilités étant multiplicatives (*cf. supra*), il a le même problème que Boltzmann, et le traite par la même astuce, le recours au logarithme. L'aspect "structural" de l'analogie (ou aspect "fondamental", pour le dire vite)[13] se réduit à ce problème des deux grandeurs aux caractéristiques différentes et au même outil pour le résoudre. C'est peut-être un peu mince pour pouvoir parler d'analogie structurale.

2 - 2 L'auto-organisation

Dans l'ouvrage de 1979, on a de prime abord l'impression qu'Atlan s'appuie beaucoup sur l'exemple des aimants de Von Foerster : ces aimants cubiques, tout d'abord en tas (en « amas », se retrouvent après agitation dans une

---

[13] Pour la notion d'analogie structurale, *cf.* Sallaberry 1996, p.73-74 et *cf. infra* (postface).

“construction“, ou un “édifice“ nettement plus organisé qu’avant l’agitation — *cf.* les figures de la p.84). Atlan commente ainsi cet exemple : « ... on voit se produire des formes — pour nous imprévisibles dans leurs détails — qui nous apparaissent comme plus complexes que l’*amas* informe de cubes dont nous étions partis... » (p. 83-85) Mais loin d’en rester à cet exemple — caractérisant « *la complexité (plutôt que l’ordre) par le brui*t » (p.83) — d’un système qui apparaît comme auto-organisateur, Atlan souligne que le fait que l’on connaisse le mécanisme de construction diminue la complexité.
Au fil de ses publications successives, Atlan précise ses conceptions. « Il s’agit de concevoir des modèles d’organisation capables de se modifier eux-mêmes et de créer des significations imprévues et surprenantes même pour le concepteur. La solution de ces paradoxes se trouve dans l’utilisation simultanée de deux ingrédients qui sont habituellement négligés dans la fabrication des modèles informatiques classiques : d’une part, une certaine quantité d’indétermination, de hasard dans l’évolution du modèles qui permet à du nouveau, non déterminé par le programme, de se produire, d’autre part, la prise en compte du rôle de l’observateur et du contexte dans la définition de la signification de l’information, grâce à quoi le nouveau, l’inattendu peuvent acquérir une signification et ne sont pas que du chaos et des perturbations aléatoires. Permettre au hasard d’acquérir *a posteriori* et dans un contexte donné une signification fonctionnelle, c’est cela qui résume, finalement, ce que peut être un processus auto-organisateur. » (1986 p.70 et 2011 p.13) L’introduction de la notion de signification est importante, car lorsqu’il parle directement de complexité (1991b, 2011), Atlan prend en compte la notion de complexité algorithmique (en rappelant (1991b p.20) qu’il a proposé de la désigner par le terme complication[14], pour remarquer (2011 p.61) que cette notion (complexité algorithmique) ne tient pas compte de la signification[15].
En 2011, en liant l’auto-organisation à l’émergence (« ... le couplage entre des constituants élémentaires au comportement relativement simple peut produire des propriétés globales émergentes. » (p.30)), il remarque que ces propriétés émergentes peuvent être *structurales* (des structures spatio-temporelles globales sont produites), ou, plus rarement, « produire des modèles d’auto-organisation *fonctionnelle,* où des fonctions ayant une signification, non programmées explicitement par le constructeur du modèle, sont des propriétés émergentes de telles interactions. » (p.31). Il rapproche

---

14 Atlan et Le Moigne (1990) nous semblent ici converger avec leurs propositions de distinction complication/complexité.

15 Atlan parle de ‘signification’. Pour les linguistes, cette notion peut s’affiner et se décomposer en quelque sorte entre signification (au sens strict) et sens. Sur l’exemple de l’énoncé “la marquise s’effondra sur le perron“, la signification (au sens strict) revient à dire que “l’objet marquise“ s’effondre. Le sens, lui, précise si cet “objet“ est une personne ou une sorte d’avant-toit bâti au dessus du perron.

ainsi l'auto-organisation de l'autopoïèse : « L'idée d'auto-organisation ainsi que d'autres notions voisines, comme celle d'autopoïèse de Maturana et Varela, furent rattachées à ce qui fut appelé « deuxième cybernétique »... » (p.24)

2 - 3 Le vivant post-génomique

Avec ce titre "programmatique", Atlan s'attaque à une vaste mise au point, vis-à-vis (justement) de la « métaphore du programme informatique » qu'il s'agit de recadrer, et plus largement sur l'état aujourd'hui des avancées de la biologie moléculaire. Il n'est pas question dans ce paragraphe de construire une note de lecture de cet ouvrage, mais simplement d'évoquer ce qui nous semble concerner fortement notre propos.

Sur la métaphore du programme informatique, « les découvertes sur le code génétique et la synthèse des protéines avaient donné naissance à une théorie générale, qu'on a appelé parfois le « dogme central de la biologie moléculaire », suivant laquelle le fonctionnement cellulaire et, par extension, le développement embryonnaire sont le résultat d'une transmission d'information génétique dans une direction unique : des ADN vers les protéines. Cette théorie, sous sa forme radicale... est comprise comme l'exécution d'un programme (au sens de programme d'ordinateur) inscrit dans les séquences nucléotidiques des ADN : le programme génétique. » (p. 48-49) Au passage, les notions « directement issues des théories des communications : information, codage, message, programme... se sont imposées comme faisant partie du « dogme central »... » (p. 40). Rappelant un article de Mayr (1961), qui utilise la notion de téléonomie pour désigner « une finalité mécanique non intentionnelle... comme dans l'exécution d'un programme d'ordinateur. » (p. 49), Atlan note que les ouvrages de Monod et Jacob (notamment ceux de 1970) reprennent ces notions, en les complétant par le « schéma néodarwinien de la théorie synthétique de l'évolution » (p. 50).

Sa remarque de fond est que dans cette métaphore du programme d'ordinateur (et il insiste sur le fait qu'il s'agit d'une métaphore), il a semblé convenu que le programme c'était l'ADN — et le programme opère sur des données et les traite. Or les « propriétés caractéristiques des organismes vivants ... apparaissent de plus en plus comme des conséquences d'interactions multiples entre espèces moléculaires différentes, constituant des systèmes dynamiques complexes, plutôt que de l'exécution d'un programme initial contenu tout entier dans l'ADN. » (p. 59)

Une alternative à l'hypothèse de l'ADN comme programme est celle des ADN comme données, la « machinerie cellulaire » jouant « le rôle de programme traitant ces données, à la façon non d'un programme linéaire classique écrit comme une suite d'instructions, mais d'un programme distribué sur un réseau d'unités — ici, le réseau biochimique intracellulaire — fonctionnant en parallèle. » (p. 63-64)

Autre mise au point, « la notion de gène est devenue dépendante du contexte, avec une signification différente suivant qu'il s'agit de structure moléculaire, de physiologie cellulaire ou d'unité fonctionnelle sur laquelle a pu agir éventuellement la sélection naturelle au cours de l'évolution. » (p.54)

« … l'information déterminant la structure d'une protéine et sa fonction de façon univoque est distribuée, d'une part, sur plusieurs séquences codantes d'ADN (exons) séparées par des séquences non directement codantes (introns) et, d'autre part, sur l'ensemble des mécanismes en cascades et en boucles qui en contrôlent l'expression… » (p. 55)

Pour revenir plus précisément à la question de la complexité, il faut rappeler qu'Atlan, dès 1972 (et comme rappelé au § 2-1), insiste sur ce que la théorie de l'information travaille sur les signes, mais hors signification — d'où l'idée de complexité sans signification (ou complication). Il rappelle en 2011 que la notion de sophistication se veut « mesure de complexité porteuse de signification »[16].

III - 3 Deux conceptions/définitions de la complexité (*cf.* 2011)

En physique, la méthode habituelle consiste, une fois qu'elle est caractérisée, à définir une grandeur. En ce qui concerne la complexité, une première tentative de conception/définition est due à Nicolis et Prigogine, une seconde à Castoriadis (à partir des travaux de Barel et Castoriadis). Conception/définition, parce qu'à partir d'une conception suffisamment précise, il n'y a qu'un pas pour tenter une définition (il suffit d'une reformulation).

3 - 1 Complexité et imprévisibilité (la complexité comme bifurcation sur la courbe représentative du système)

Si la complexité est référée par Nicolis et Prigogine à des phénomènes d'auto-organisation, sur des exemples comme celui des cellules de Bénard[17] ils parlent de rupture de symétrie (de l'espace)[18] et font remarquer que si

---

16 Rappelons que pour les linguistes la nuance entre sens et signification est la suivante : dans l'énoncé 'la marquise s'effondra sur le perron', la signification correspond au fait que 'l'objet marquise' s'effondre. Le sens, lui, précise si cet objet est un personnage ou un simple avant-toit. Nous pensons que dans le propos d'Atlan il est autant question de sens que de signification.

17 Il s'agit de cellules provoquées dans un fluide, limité par deux plaques planes, par des courants de convection. Atlan (2011) cite le « rôle pionnier de Turing et des tourbillons de Bénard » (p. 14)

18 L'exemple de la réaction « BZ » renvoie à une rupture de symétrie vis-à-vis du temps (Vidal, 1992).

l'apparition des cellules relève d'un déterminisme strict, on ne peut en revanche prévoir le sens de rotation d'une cellule. Ainsi, plusieurs solutions sont possibles pour un même ensemble de paramètres. En généralisant cette remarque, on pourra lier le caractère imprévisible de certains aspects d'un phénomène à l'existence d'une bifurcation sur la courbe représentative du système considéré dans l'espace des phases[19].

Une première conception de la complexité se caractérise ainsi par le constat ou l'hypothèse d'une imprévisibilité partielle du comportement d'un système, le critère utilisable étant l'existence (ou non) d'une bifurcation sur la courbe représentative dans l'espace des phases.

Si l'hypothèse d'une imprévisibilité partielle peut tout à fait participer à la caractérisation d'une situation de formation ou d'une autre situation sociétale, le critère de la bifurcation (associé à l'hypothétique possibilité d'une courbe représentative supposant des variables définies et séparées) semble plus difficile à concevoir — *cf. supra* chap I § II). Par ailleurs, la suggestion de Castoriadis permet un enrichissement des perspectives, tant au niveau théorique qu'au niveau épistémologique.

3 - 2 Complexité et co-engendrement éléments-forme (co-engendrement ou co-émergence éléments-forme comme critère de la complexité)

Revenons sur l'idée de co-engendrement des éléments et de la forme et à la collaboration entre Barel et Castoriadis. L'idée est que la *polis* "est impossible sans les *politai* — les citoyens — lesquels, pourtant, ne peuvent être fabriqués que dans et par la *polis*." C'est l'exemple de l'Athènes du Ve siècle avant Jésus Christ. Mais le phénomène est similaire pour les nouvelles cités qui émergent en Occident autour de l'an mille. Le bourg libre est inconcevable sans les proto-bourgeois, qui sont inconcevables en dehors du bourg.

Cette idée (cette hypothèse), qui se construit au fil des échanges entre les deux chercheurs, est énoncée et publiée en 1993 par Castoriadis (dans l'ouvrage collectif dédié à la pensée de Barel), qui en profite pour réfléchir à la complexité.

Pour employer une formulation rapide et précise, serait déclaré un complexe un système pour lequel on peut observer le co-engendrement des éléments et de la forme. Dans ce cas, l'état global dépend des états locaux, qui dépendent eux-mêmes de l'état global. Castoriadis (1993) insiste sur cette réciprocité et sur cette restructuration des états locaux par l'état global : « La combinaison d'éléments d'un niveau donné pourrait, sous certaines conditions, faire apparaître un niveau émergent — et l'on ne semble pas s'inquiéter outre mesure de la question des interactions entre ce niveau émergent et les niveau « antérieurs » (ou « inférieurs ») » (p. 57) ; et, plus

19 Espace comportant autant de dimensions que le système admet de variables descriptives.

loin (p. 58) « Il devrait donc y avoir action unique du « bas » vers le « haut », et jamais du « haut » vers le « bas »... Mais, évidemment, il y a action du « haut » vers le « bas » : vous m'injuriez et je vous gifle, une idée me vient et je l'écris. » Nous sommes bien dans l'idée que la forme qui émerge restructure l'ensemble du système — c'est en ce sens que l'on peut parler de forme.

Nuançons la formulation "rapide et précise" de l'alinéa précédent. Castoriadis, pour caractériser la complexité, après avoir préféré le terme de « création » à celui d' « émergence », rappelle (p. 59) que lors de la création d'une nouvelle forme, cette « apparition » a un « caractère « intrinsèquement circulaire », d'où l'impossibilité de la « produire » ou de la « déduire » d'éléments déjà donnés — car les « éléments » présupposent la forme, laquelle présuppose les « éléments ». » Il prend comme exemples le « cercle » ADN-protéines et la « création social-historique » de la *polis*. Il souligne (1993, p.70) que l'ouvrage de Barel (1975) « est sous-tendu, et tendu, par les deux questions majeures : qu'est ce qui tient une société ensemble et qu'est-ce qui en fait une société ; et comment et pourquoi y a-t-il émergence du nouveau dans l'histoire ? » Il poursuit en commentant le travail de Barel : « Le surgissement de la ville médiévale est reconnu comme « discontinuité majeure » (p.74 et p.165 *sq*), où l'on discerne l' « émergence d'éléments nouveaux » (p.169). Cette discontinuité se tisse avec une « continuité » (1.c. et p.505 et 574), puisqu'elle contient... des éléments hérités... Ces différents éléments n'entretiennent pas entre eux des relations simples : ni du point de vue de la « causalité » puisque, ici, la « causalité » est « circulaire »(p.76) ... et que cette circularité est en même temps une « genèse » (p.77) ; ni du point de vue de la signification, puisqu'il y a « indécidabilité » (*passim*. J'ajouterais : indécidabilité du point de vue ensidique[20] — et la raison en est le caractère magmatique des significations). Il y a « co-engendrement » (p.304 et 322). » (p. 70 et 71)

Il précise même sa position (p.61). « J'ai tenté de dire, jusqu'ici, pourquoi certaines des tentatives courantes de préciser le sens de la « complexité » ne me semblent pas satisfaisantes. Je dois maintenant énoncer ce qui me paraît être la raison de cet état de choses. Elle se trouve, je pense, en ceci que les phénomènes (ou objets) considérés comme « complexes » sont tels parce qu'ils relèvent d'une caractéristique plus profonde et plus générale de tout objet, et de l'être en général : leur caractère magmatique. Nous dirons qu'un objet est *magmatique* lorsqu'il n'est pas exhaustivement et systématiquement *ensidisable*. »

---

[20] Le qualificatif 'ensidique' est l'abréviation de "ensembliste-identitaire", qui renvoie en gros à la logique formelle : "Par logique ensidique, j'entends la logique qui ne connaît comme relations que l'appartenance, l'inclusion, l'implication entre propositions et la logique des prédicats du premier ordre)."(1993, p.57). Ce qui est ensidique s'oppose à ce qui est "magmatique" (l'humain, l'historique).

En résumé, un objet non ensidique (l'humain, le sociétal) apparaît complexe[21]. Or, un tel objet fonctionne par co-engendrement des éléments et de la forme. Il semble donc possible, sur la suggestion de Castoriadis, de formuler l'hypothèse que la complexité d'un "objet" humain et/ou sociétal est caractérisé par un fonctionnement au co-engendrement des éléments et de la forme.

Atlan précise (1986, p.63) « ...l'auto-organisation implique nécessairement des interactions entre différents niveaux d'intégration, qui sont en même temps des niveaux différents d'observation. » Avec le co-engendrement des éléments et de la forme, nous avons bien interaction entre deux niveaux différents — et une convergence supplémentaire entre complexité et auto-organisation.

Si l'on reprend cette hypothèse (du co-engendrement), de la même façon que la classe des systèmes autopoïétiques se spécifie de fonctionner à la clôture opérationnelle et au couplage structurel (*cf.* Varela) — on pourrait ajouter comme critère la boucle 'perception/action', la classe des systèmes autopoïétiques humains-sociétaux peut se concevoir comme spécifiée par le fonctionnement au co-engendrement des éléments et de la forme — on pourrait ajouter comme critère la boucle 'distribution des interactions/culture', et comme prolongement l'idée de concevoir/définir la complexité à partir de ce fonctionnement.

3 - 3 Bilan partiel et intervention des deux théories dans l'hypothèse

En reprenant les deux conceptions/définitions, nous pourrions dire que lorsqu'un système (ou une organisation, ou une situation) peut être caractérisé par une courbe représentative dans l'espace des phases (il est donc "ensidisable" pour Castoriadis), le critère de l'existence (ou non) d'une bifurcation sur la courbe est pertinent pour caractériser la complexité. Dans le cas contraire (impossibilité de concevoir une courbe représentative, et même un espace des phases, vu la vanité du recours à des variables au sens scientifique — donc "ensidique" — du terme), c'est le critère du co-engendrement des éléments et de la forme qui est pertinent.

Si l'hypothèse du co-engendrement des éléments et de la forme est liée à la théorie des systèmes par ce qu'elle théorise les relations entre un "tout" et des "parties", sa puissance tient dans le caractère réciproque de l'action instituante. Car, en fait, elle "fonctionne à l'institution" : les sujets instituent une forme et sont institués par elle en retour. Que l'on utilise l'exemple de la

---

[21] Au passage, Castoriadis "règle son compte" à la prétention d'un certain structuralisme à régenter les sciences humaines (*cf. supra* chap I et chap II) : « (Ce n'est pas un hasard si le « structuralisme », tentative illégitime de réduire à des relations ensidiques triviales le social, s'est presque exclusivement attaqué aux sociétés sauvages – qui, du fait à la fois de notre ignorance de leur histoire, et de leur historicité à rythme ultra-lent, lui offrent, à première vue, une certaine plausibilité.) » (p.64)

démocratie athénienne, celui de la ville médiévale ou que l'on applique l'idée à celui de la république française, la réciprocité est claire. Dès lors le co-engendrement des éléments et de la forme devient inséparable de la théorie de l'institution, et il devient nécessaire de repérer les avancées rendues possibles par la rencontre des deux théories[22].

3 – 4 Reprise de la question de l'invariant

Reprendre la question de l'invariant semble à nouveau pertinent. Ce que nous dit Castoriadis (ce qui n'est pas 'ensidique' nous apparaît complexe) pourrait s'entendre comme une difficulté (voire une impossibilité) à trouver un invariant. Au demeurant, le critère de bifurcation, entraînant une imprévisibilité, suffit à amener cette difficulté.

Pour faire le point, notons que nous avons fortement lié notre rappel sur le structuralisme et sur la théorie des systèmes (chap I § I) à cette question de l'invariant. Nous avons rappelé l'hypothèse de Vergnaud à propos du lien entre concept scientifique et invariant et nous en avons souligné la pertinence pour les concepts de la Physique.

Lorsqu'apparaît, avec la biologie, le concept (méga-concept) de vivant, il faut manifestement de nouveaux outils pour modéliser les nouveaux "objets" et les nouvelles situations. Ce n'est donc pas par hasard si les notions de structure, puis de système, voient le jour. Bien que les débuts du structuralisme n'y soient pas liés, les trois critères énoncés par Piaget "conviennent" trop bien à la cellule biologique pour que ce grand chercheur n'ait pas eu en tête cet exemple lors de ce travail (n'oublions pas que Piaget avait au départ une formation de biologiste, ni que sa première recherche a porté sur les limnées du lac Léman).

En reprenant une remarque de Guy Berger en réaction, lors d'un séminaire, à la proposition de Sallaberry (considérer que pour la structure comme pour le système, l'invariant est à repérer dans le fonctionnement — c'est le sens du critère d'autoréglage), on peut dire qu'avant ces trois critères de Piaget, « l'invariant c'était la substance ». Berger fait manifestement référence au concept d'élément chimique — sorte de méga-concept, déjà, puisqu'organisant toute la Chimie à partir de ce concept fondamental[23].

Donc, à partir du moment où le méga-concept de vivant apparaît, l'invariant se situe dans le fonctionnement. Il ne peut qu'en être de même pour la notion

---

[22] A propos de cette "rencontre", *cf.* Sallaberry 1999 et *cf. infra.*

[23] Le concept d'élément chimique est intimement lié à ce qui reste invariant au sein de la transformation manifeste qu'est une réaction chimique. Malgré les changements d'aspects, de formes, on peut discerner ce qui demeure, que l'on nommera élément. Ce n'est que plus tard que l'on caractérisera un élément par la structure du noyau du type d'atome qui lui correspond.(*cf.* Fleury 2012 et Sallaberry 2000). Enfin, avec la construction par Mendeleiev de la classification périodique des éléments, on peut considérer que les éléments (avec les "symboles" qui les représentent) constituent un système de signes (Sallaberry, 1993).

de complexité — pour un système complexe. Mais avec la précision énoncée au chapitre IV (§III–1) : ce fonctionnement (et donc cet invariant) est rigoureusement intérieur pour les systèmes autopoiétiques. Fonctionnement plus autonome, donc, mais sans confondre autoréférence et autonomie dès que l'on aborde l'humain et le sociétal — rappelons-nous Barel (*cf. supra* chap V § I – 4), l'autonomie consiste à équilibrer finement transcendance (ou hétéroréférence) et immanence (ou autoréférence).

Si nous reprenons l'idée de Castoriadis, s'il y a quelque chose de l'ordre de l'invariant pour la complexité — ce qui la caractérise, ce que l'on doit retrouver dans toute situation complexe (ce qui donc est constant…), ce quelque chose serait lié au fonctionnement par co-engendrement des éléments et de la forme (et/ou au fonctionnement à la boucle 'distribution des interactions/culture', ajouterions-nous). Nous retrouvons avec plaisir les trois 'principes/critères' de Morin — ce qui est rassurant :

- le critère (le principe) de récursivité (grâce à l'aspect boucle),
- le critère hologrammatique (la forme organise les éléments, qui font émerger la forme) ;
- quant au principe dialogique, nous sommes bien, avec ces outils de modélisation (et avec ces trois principes/critères), en train de traverser (justement)[24] les trois principes de la logique formelle (identité, non-contradiction, tiers exclus).

D'aucuns penseront que ce quelque chose de l'ordre de l'invariant est le contraire des invariants "habituels", ou classiques. Et si l'on peut à juste titre penser cela dès l'invariant de la structure et du système — invariant lié au fonctionnement, donc invariant dynamique, c'est à plus forte raison justifié pour ce "quelque chose de l'ordre de l'invariant pour la complexité" tel que nous venons de l'esquisser. Mais la complexité ne serait pas si l'on pouvait l'affubler d'un invariant classique.

Si nous avons repéré, à propos des sciences physiques notamment, des "types" d'invariant (*cf.* Fleury et Sallaberry), nous aurions affaire, avec les considérations précédentes, à des "classes" d'invariants. Nous avons vu que pour toute structure ou tout système, l'invariant est dans le fonctionnement (invariant dynamique). Pour un système allopoiétique, cet invariant dynamique peut avoir été prévu à la construction (il a pu être programmé si le système est informatisé). Pour un système autopoiétique, au contraire, il "fait partie du 'soi' du système". Pour un système "culturel", ou "sociétal", complexe au sens de Castoriadis, ce qui est "de l'ordre de l'invariant" — peut-on considérer qu'il s'agit d'une sorte de "méthode de construction", ou même de "processus de régulation" ? — est que l'élaboration d'une forme se fait par co-engendrement des éléments et de la forme. Les éléments font

---

[24] Le préfixe grec δια (*dia*) signifie 'à travers'.

émerger (instituent) une forme qui les structure, les transforme (les institue) en retour.

IV - Questions de compatibilité des modélisations

Les situations sont complexes

Nous partons bien sûr de l'hypothèse que dans le domaine de l'humain, du sociétal, les "objets" étudiés sont complexes — hypothèse confortée par tous les constats sérieux. Ce choix constitue une position épistémologique. Elle concerne et même caractérise la position du chercheur. Cette position est celle de l'acceptation de l'incomplétude : on ne saura jamais "tout" de l'objet que l'on étudie, et les outils théoriques que nous forgeons ne sont pas (et ne seront jamais) "tout puissants", infaillibles... On peut en revanche tenter "d'éclairer" de tels objets sous des angles différents, pour tenter de construire une modélisation pertinente. Cette idée de méthode correspond à la multiréférentialité proposée par Ardoino et peut aussi s'argumenter à partir du principe de complémentarité cher à l'École de Copenhague (l'une des équipes fondatrices de la physique quantique, autour de Niels Bohr[25] [26]). Que l'objet soit hors d'atteinte (comme par exemple les particules élémentaires) ou qu'il soit proche mais complexe (comme par exemple les objets culturels ou sociétaux), nous ne pouvons que tenter de le modéliser, à partir d'une telle approche plurielle (chaque éclairage apporte sa pierre (son aspect) au modèle),

Du principe à la vérification

Ce n'est pas parce que l'on a posé le principe de complémentarité qu'il faut "se reposer sur ses lauriers" et oublier de questionner, une fois le corpus expérimental exploité ou le travail de modélisation effectué, la pertinence de cette complémentarité convoquée *a priori*. C'est à ce travail que ce paragraphe est consacré.

Rencontre des deux paradigmes

La rencontre des deux paradigmes que sont la théorie des systèmes et la théorie de l'institution — rencontre évoquée et décrite par Sallaberry (1999) — peut être considérée comme inéluctable, puisque les deux théories modélisent des situations à interactions multiples — même si, au départ, les situations évoquées (ou choisies) par chacun des deux théories étaient (ou semblaient) éloignées. Le travail de réflexion sur cette rencontre a été largement amorcé par Barel et Castoriadis. À leur suite, nous reprenons ce

25 Bohr, N., 1958, (tr.fr.1961) *Physique atomique et connaissance humaine*, Paris, Gallimard, 1991.

26 Jacques Ardoino avait été étonné — et intéressé — de découvrir que sa proposition de multiréférentialité correspondait à ce principe de complémentarité énoncé par Böhr.

travail et nous le poussons un peu (un pas) plus loin, **en montrant que le schéma en trois moments,**
qui modélise le fonctionnement d'une forme, avec les précisions (ou compléments) apportés :

- sur la conception dynamique du troisième moment
- sur l'effet Mülhmann
- sur la réciprocité institutionnelle
- sur le caractère dynamique et grave des interactions
- sur la distribution des interactions qui reconstruit en permanence la culture
- sur la structuration de toute interaction par la culture,

a un fonctionnement de système autopoïétique.
L'hypothèse du co-engendrement des éléments et de la forme[27], à la réflexion, ressemble fort à ce que nous avons nommé le “double mouvement“, à la nuance près que la formulation du co-engendrement connote une discontinuité (une nouvelle forme émerge en même temps que les éléments qui la font émerger), tandis que le “double mouvement“ s'inscrit dans la continuité et la durée. Il en est de même pour la boucle ‘distribution des interactions/culture’, qui, en tant que boucle, suggère fortement et modélise une continuité. Mais cette inscription dans la continuité n'interdit pas un “saut“, une émergence de forme radicalement nouvelle, à l'instar du schéma en trois moments, qui n'est pas, tel quel, dessiné en boucle, mais dont le fonctionnement est bien bouclé (la forme qui émerge au troisième moment (Singularité), si elle est repérée, “conscientisée“, puis instituée, rejoint le déjà institué du premier moment (Universalité)). Nous avons déjà remarqué que la boucle ‘distribution des interactions/culture’ n'est qu'une autre façon de modéliser le fonctionnement décrit par le schéma en trois moments.
Quand ce fonctionnement “ronronne“ (aucune forme vraiment nouvelle n'émerge), cela correspond à ce que la théorie des systèmes repère comme le changement 1 (faux changement, toujours plus de la même chose). Lorsqu‘une forme (radicalement) nouvelle advient, c'est le changement 2, ou vrai changement — il y a restructuration (des habitudes, de l'organisation, du réel...). Il y a bien complémentarité des deux outillages théoriques, ainsi que de la modélisation construite grâce à eux.

---

[27] Nous avons parlé aussi de co-émergence éléments-forme (Sallaberry 1996, par ex.), en référence à Varela pais aussi à Barel, qui emploie la formulation co-émergence. Nous avons ici gardé la formulation du texte de Castoriadis (1993) qui énonce clairement et publie l'hypothèse.

Théorie des systèmes, théorie de l'institution et théorie du champ

On peut avoir l'impression que nous nous sommes éloignés, avec les développements de ce chapitre, de la théorie du champ (*cf. supra* chap VI). Sans prétendre identifier nos deux théories précédentes à la théorie du champ, on peut tout de même remarquer que l'une comme l'autre n'engagent pas une approche discontinue — une approche centrée sur des "objets" ou des "particules", mais explorent une autre voie. Que ce soit à partir de l'interaction de "moments", pour la théorie de l'institution, ou par la prise en compte de "l'aspect totalité" des systèmes pour la théorie du même nom, nous sommes à l'opposé de la centration sur un objet "élémentaire" ou de la recherche obsessionnelle d'une hypothétique "unité" — comme dans certains travaux structuralistes avec phonème, lexème… ou dans la quête d'une sorte de "brique élémentaire" de la « socialité » engagée par Luhmann (*cf. supra* chap V). Nous pensons ainsi pouvoir dire que ces deux théories sont du côté des approches continues, si ce n'est à la lettre (avec définition d'un champ, d'un potentiel), du moins dans l'esprit.

Conclusion

Nous avons présenté quatre grands “événements“, choisis comme marquants, dans l’évolution de la science au XXe siècle :

- le mouvement structuraliste (vu son importance de ce côté-ci de l’Atlantique), qui débouche sur la théorie des systèmes
- l’apparition de la physique quantique, qui bouleverse bien des conceptions admises de la physique
- la naissance et le développement des sciences cognitives (et des neurosciences), suite auxquels le substrat de la pensée et de la cognition cesse d’être une “boite noire“
- la complexité.

L’idée directrice étant que les sciences humaines et sociétales, au XXIe siècle, ne peuvent pas ne pas tenir compte de cette évolution de la science du XXe siècle.
Nous avons alors repéré des exigences correspondant à cette idée :

- La prise en compte du niveau logique individuel et du niveau logique collectif
- L’attention à tout ce qui peut articuler ces deux niveaux
- La question du sens (qui traverse et articule les deux niveaux, puisque ce qui “fait sens“ concerne à la fois tout le monde et tout un chacun).
- La prudence qui consiste à poser que les “objets“ étudiés par les sciences humaines et sociétales sont complexes

Nous avons poursuivi en utilisant la rencontre de deux grands paradigmes, la théorie de l’institution et la théorie des systèmes, complétées par l’apport de la cognitique, de la théorie des représentations et d’autres. Cela nous a permis d’explorer l’hypothèse selon laquelle l’articulation entre les deux niveaux logiques est assurée par des formes — une forme étant ce qui organise (la vie collective, notamment), la théorie de l’institution permettant de modéliser le fonctionnement d’une forme. Les notions avancées par le connexionnisme (comme l’émergence, la distribution), ainsi que celles proposées par apports plus récents (comme les systèmes autopoiétiques, les cartographies neuronales), nous ont amené à proposer l’idée des “deux mouvements“ pour caractériser le fonctionnement d’une culture : la distribution des interactions reconstruit en permanence la culture (autopoièse sociétale), mais simultanément la culture structure toute interaction. L’hypothèse du co-engendrement des éléments et de la forme (Barel-Castoriadis), résultat remarquable de la rencontre des deux grands paradigmes, avec comme corolaire la réciprocité institutionnelle, exprime

d'une autre manière les "deux mouvements". Elle permet aussi de recadrer l'aporie que constitue la priorité à l'un des deux niveaux logiques (est-ce la culture qui fait l'homme ou l'homme qui invente, qui bâtit la culture ?), ainsi que sa traduction en termes de priorité à la cognition individuelle ou à la cognition collective — on ne peut que les penser ensemble.
Nous avons au passage mené une réflexion sur la question du déterminisme et développé des contributions pour porter au concept la notion d'interaction sociale.
Après un apparent détour pour montrer à la fois les difficultés et une voie possible pour mener la représentation au concept (articulant les deux niveaux logiques, la représentation est une forme) — détour qui permet d'esquisser une théorie du champ, c'est-à-dire une approche continue, nous sommes revenus à une modélisation des systèmes autopoiétiques à l'aide de boucles étranges. La boucle 'action/perception' proposée par Varela suggère une boucle 'distribution des interactions/culture', installant une homologie de modélisation entre un système nerveux (individuel) et un système sociétal (ou culturel). C'est alors le moment de reprendre la question de la complexité, en rappelant le travail de caractérisation mené par Le Moigne et Morin, ainsi que la convergence avec l'auto-organisation (Atlan) et en abordant les deux tentatives de définition (Nicolis-Prigogine pour les systèmes "matériels", avec le critère de bifurcation, Castoriadis pour les systèmes "culturels", avec le critère de co-engendrement éléments-forme).

Il serait légitime de se demander, puisque nous nous sommes souvent référé à cette science, quels outils venus de la physique semblent fondamentaux (pour les sciences humaines et sociétales) :

- En ce qui concerne la physique du XIXe siècle, l'important est sans conteste l'irréversibilité. On pourrait nous objecter que dans le domaine humain et sociétal il est possible de "faire machine arrière". On peut révoquer une loi, améliorer ou supprimer une règle. Mais on ne peut pas faire que cela n'ait pas été. Même rétabli dans sa fonction et dans son grade, le capitaine Dreyfus n'a pu oublier ce qu'on lui a fait vivre. Réparation ne signifie pas effacement de la blessure. Dans un exemple plus quotidien, un élève qui a vécu un échec sérieux ne l'oublie pas à la faveur d'un succès. Ce souvenir peut d'ailleurs être bien vécu (et même gratifiant) dans certains cas (si l'échec n'a pas été trop blessant), mais peut aussi être ressenti comme irréparable.
- Pour la physique du XXe, c'est bien sûr la physique quantique, avec l'idée fondamentale que toute tentative de mesure constitue une interaction avec l'objet étudié, avec l'hypothèse de non-séparabilité, avec le critère de valeur de l'énergie de l'ordre de grandeur de h (Levy-Leblond et Balibar) — à questionner par une tentative d'évaluation de l'énergie engagée pour l'activation d'un neurone (ou d'une connexion).

On peut voir que ce que nous avons désigné par l'expression d'hypothèse ontologique (la réalité extérieure existe et est connaissable) est un peu “tarabustée“ par la physique quantique.

La question de l'invariant constitue l'un des “fils rouges“ de l'ouvrage. En reprenant l'hypothèse de Vergnaud (un concept scientifique est lié à un invariant — *cf. supra* chap I), on peut remarquer que dès les concepts de la physique on passe d'un invariant statique (l'invariant quantité de matière qui justifié le concept de masse) à un invariant dynamique (l'invariant flux de charge —dans un circuit électrique pas trop grand — pour le concept d'intensité de courant électrique). Nous avons signalé dès le chapitre I qu'en ce qui concerne structure ou système, l'invariant se situe dans le critère d'autoréglage et concerne donc le fonctionnement — cet invariant sera toujours, ainsi, dynamique. Mais s'il peut être prévu (et dans certains cas programmé) de l'extérieur pour les systèmes allopoiétiques, il “appartient“ aux systèmes autopoiétiques (il est géré à l'intérieur et de l'intérieur du système). Enfin, pour les systèmes autopoiétiques culturels (ou sociétaux), si l'on reprend la proposition de Castoriadis, leur caractère “non-ensidique“ — ou complexe — est lié à l'absence ou à l'impossibilité d'un invariant “classique“ — fût-il dynamique et intérieur. Ce qui dans ce dernier cas est caractéristique et constant (et donc tient la place de l'invariant) est de l'ordre d'un processus original (d'une méthode non repérable à l'avance), le co-engendrement des éléments et de la forme : les éléments font émerger (instituent) une forme, qui les structurent (le institue) en retour. Nous avons parlé à ce propos de réciprocité institutionnelle.

Quels mots d'ordre ou quels mots de passe (clin d'oeil à Baudrillard) ?

- Certainement pas le déterminisme ! Il constitue un obstacle épistémologique (dur, massif) à toute modélisation pertinente pour l'humain et le sociétal) — un obstacle épistémologique à tout travail sur, toute tentative de modélisation de la complexité.
- Mais plutôt celui de complexité, qui constitue, comme indiqué plus haut, la moindre des prudences.

Quant à l'idée (l'hypothèse) sous-détermination (énoncée par Atlan[1] (1991 et 2011), remarquée par Castoriadis (1993)), elle est bien sûr à prendre en considération. Mais elle ne doit pas fonctionner comme une concession au déterminisme lorsque l'on se trouve dans le domaine de l'humain et du sociétal — dans le domaine qui intéresse la physique classique, le déterminisme ne pose pas de problème.

---

[1] Il s'agit de « sous-détermination des théories par les faits » (1991, p. 131).

Pour les sciences humaines et sociétales, le contexte est ainsi celui de la complexité (des objets) et celui de l'incomplétude (du savoir). Impossibilité de tout savoir de "l'objet" étudié. Inexistence d'une position 'de surplomb', d'où il serait possible de tout voir. D'ailleurs, pour la science en général, c'est souvent le 'voir' qui devient le plus souvent impossible, puisque l'objet devient hors d'atteinte (infiniment petit, trop éloigné, voire complexe). La position qui reste au chercheur est celle de l'humilité : il lui faut admettre qu'il interagit avec l'objet qu'il veut connaître, qu'il ne saura ou ne verra jamais tout. Cette humilité peut d'ailleurs être acceptée avec humour – on songe à Saint Exupéry qui s'exclame : « je serai humble tant qu'on voudra, mais jamais modeste ! »... La position épistémologique du chercheur rejoint ici l'éthique.

Niveau épistémologique, sous-niveau méthodologie, l'outil principal est le principe de complémentarité (ou la multiréférentialité). Ce qui ne doit pas empêcher de réfléchir *a posteriori* à cette complémentarité, qu'il faut si possible vérifier, une fois les démarches de modélisation entamées.

Enfin, en sciences humaines et sociétales, les deux risques majeurs sont d'une part la tentation d'inventer un "objet concret" non défini (on pense à la pulsion positiviste qui investit le comportement (*behavior*) sans se poser sérieusement la question de la définition), d'autre part une sorte d'excès de confiance, qui fait courir le risque de toujours trouver ce que l'on cherche...

Au demeurant, la complexité des objets, avec comme perspective la tentative de modélisation, nous place du côté d'une science de la compréhension plutôt que d'une science de l'explication.

Post-face : TSGN et émission induite

I - À propos de l'analogie

Le physicien Maxwell accordait beaucoup d'importance aux analogies, qu'il qualifiait de « pauvres » ou de « riches », selon leur degré de sophistication — il nommait « métaphores scientifiques » les analogies utilisées par la physique[2]. « L'analogie pauvre » (qualifiée ici de *simple*) travaille sur une ressemblance perçue entre deux objets ou deux phénomènes, « l'analogie riche » met en jeu une ressemblance plus élaborée, concernant les relations entre objets — raison pour laquelle nous la qualifierons plutôt de *structurale*. "L'intuition" d'une similitude, qui constitue le démarrage de l'analogie, doit fonctionner sur la base d'une figure ou d'une ressemblance plus ou moins vague, donc sur une dynamique R1 [3]. Cela, même si la ressemblance concerne un aspect structural — même s'il s'agit d'une analogie riche. Essayons de repérer cette présence des R1, sur deux exemples.

1- Le "moteur" le plus immédiat de toute analogie est la ressemblance, que ce soit entre deux aspects imagés, entre deux mots ou expressions, entre deux idées...Si on en reste là, nous avons affaire à une analogie simple.

2- En physique, la généralisation de la notion d'oscillateur repose sur la vérification par une variable — caractéristique de l'objet — d'une équation différentielle de la forme :

$$(1)\quad \frac{d^2}{dt^2} + \omega^2 = 0 .$$

Cette équation s'écrit :

$$\frac{d^2x}{dt^2} + \omega^2 . x = 0$$

si la variable est x : on a alors un oscillateur mécanique, de type pendule élastique ; mais la variable peut être θ (pendule simple), ou i (circuit électrique oscillant), ou autre. Ce qui caractérise la notion d'oscillateur, qui accède alors au concept, c'est d'avoir une structure pouvant être décrite par une équation du type (1). D'où l'expression *d'analogie structurale*.

Une telle analogie semble bien rationnelle. Il suffit en effet qu'une variable vérifie l'équation. En fait, il y a une grande association du figuratif — on

---

[2] *Cf.* Hamamdjian, 1980.

[3] R1 ou représentation image. Ce terme fait référence à une catégorisation des représentations que l'on trouvera dans Sallaberry 1996 et 2015a. Les R1 ont pour caractéristique d'avoir des bords flous. La dynamique R1 est également une dynamique des bords flous. Au contraire, les R2 (ou représentations rationnelles) se fondent sur une dynamique d'affinement des bords — tentative de repérage de ce qui est 'a' (un objet, ou une idée...) et de ce qui n'est pas 'a'.

déplace pour remplacer — et de l'opératif — il s'agit d'une analogie portant sur une opération. Autrement dit, l'équation (1) devient un opérateur, qu'il suffit d'appliquer à différentes variables pour faire fonctionner l'analogie. L'aspect figuratif est constitué, justement, par ce mouvement de remplacement d'une variable par une autre : on rentre une nouvelle variable dans cette "boite" qu'est l'opérateur.
Bien entendu, dans les deux cas cités ici, la dynamique R2 fonctionne ensuite, en renforçant les connexions entre représentations, en augmentant la précision. Si bien que l'on est tenté de ne plus retenir que ce dernier aspect. Une observation plus fine repère pourtant que l'analogie, qu'elle soit simple ou structurale, fonctionne sur la base d'une coordination des deux dynamiques R1 et R2. La conséquence en est que les analogies de niveau élevé (structurales) sont proches de la pensée géométrique[4].

On peut s'appuyer sur la Physique pour trouver d'autres exemples d'analogie structurale, et même d'une sorte de systématisation de ce type d'analogie. L'hypothèse d'une modélisation "planétaire" de l'atome est fondée sur l'analogie structurale entre la loi de la gravitation universelle (2) et la loi de Coulomb (3) :

$$(2)\ F = F' = G\ .\ m.m'/r^2 \quad (3)\ F = F' = k\ .\ q.q'/\ r^2$$

Dans les deux cas, F et F' désignent les forces qui s'exercent en deux points où sont présentes deux masses m et m' pour (2), deux charges électriques q et q' pour (3), r étant la distance entre les deux points [5].
Cette analogie structurale concerne de fait, sinon l'ensemble, du moins de grands pans de la mécanique et de l'électricité. En effet, outre ces deux équations fondamentales, ces sont des pans entiers de ces deux grands champs conceptuels[6] qui sont construits en analogie :
- depuis les vecteur champs : $g = F/\mathrm{m}$ et $E = F/\mathrm{q}$ (les vecteurs sont en *ital*), ces champs dérivant d'un potentiel (de type altitude pour la gravitation, potentiel électrique pour l'électricité)
- jusqu'à la modélisation des phénomènes d'oscillation que l'on vient d'évoquer, mais en ajoutant par exemple l'identité de forme des équations de propagation, ainsi que la reprise en mécanique, avec l'impédance acoustique, du concept d'impédance (électrique)...

---

[4] Pensée la plus puissante, qui associe non seulement les R1 et les R2, mais aussi la dynamique R1 et la dynamique R2 (*cf.* 1996 et 2015a)

[5] $\mathcal{G}$ est la constante de gravitation universelle, k est un coefficient de proportionalité égal à $1 / 4\,\pi\,\varepsilon_0$

[6] Pour cette notion de champ conceptuel, *cf.* Vergnaud (1991)

II - Émission de lumière par un atome

II -1 Principe de l'émission

D'après le modèle planétaire de l'atome, un électron peut occuper certaines orbites vis-à-vis du noyau, et seulement certaines orbites [7]. L'électron peut éventuellement "sauter" d'une orbite à une autre. Sa distance par rapport au noyau va alors varier, ainsi que l'énergie de l'atome. Les modélisations succesives de l'atome (Bohr, puis volumes de probabilité de présence d'un électron vis-à-vis du noyau) vont abandonner l'idée d'orbite, mais non celle d'états "discrets" (seuls certains états sont possibles), ni celle d'énergie (chaque état correspond à un niveau d'énergie).

Si un électron passe du niveau 1 au niveau 2, l'énergie de l'atome va passer de E_1 à E_2(fig.1), il aura fallu "fournir" à l'atome la quantité d'énergie E_2 - E_1 — on parle d'absorption, l'énergie fournie pouvant être lumineuse (cela exigera alors la fréquence ν) ou d'une autre forme. En sens inverse, si l'électron passe du niveau 2 au niveau 1 (fig.2), l'atome va perdre la même quantité d'énergie, en émettant de la lumière, de fréquence ν telle que :

$E_2 - E_1 = h.\nu$ (h est la constante de Planck).

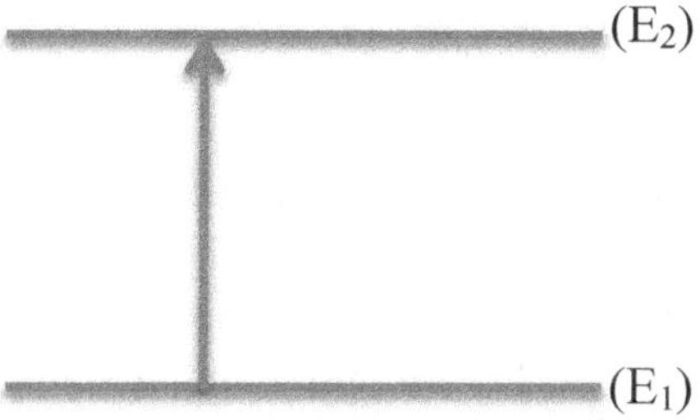

(fig.1)

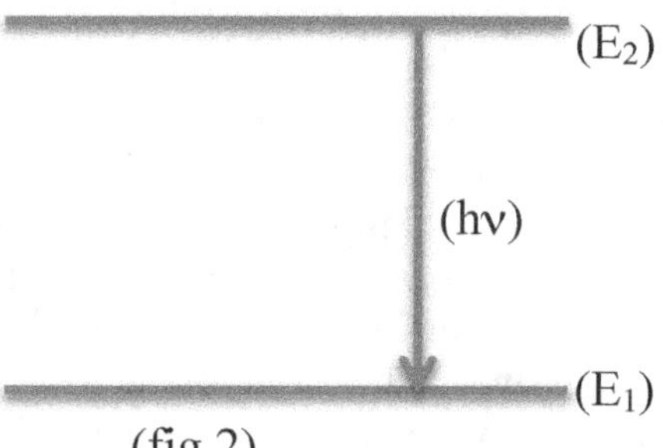

(fig.2)

Une émission de lumière correspond ainsi à une perte d'énergie pour l'atome — qui va se retrouver à un état énergétique "moins excité".

[7] Cette quantification est rendue nécessaire pour interpréter les spectres de raies (*cf. infra*)

II - 2 Émision spontanée et émission induite

Le processus d'émission lumineuse qui vient d'être brièvement décrit est qualifié de spontané.

Lorsqu'un atome se trouve dans un état "excité", il peut émettre de la lumière, ce qui le laisse dans un état d'énergie moindre — l'état d'énergie minimum étant qualifié de fondamental [8].

La modélisation du phénomène proposée par la physique fait intervenir un coefficient d'émission spontanée ($A_{2,1}$ pour la transition prise comme exemple), exprimant la probabilité d'une émission spontanée.

Lorsque plusieurs atomes voisins se trouvent dans un état excité (E_2 par exemple), l'émission de lumière (fréquence ν) par l'un des atomes peut déclencher celle des atomes voisins. On parle alors d'émisison induite. La probabilité, pour un atome, d'enclencher une telle émission est exprimée par le coefficient $B_{2,1}$, coefficient d'émission induite.

Les "lasers" (L.A.S.E.R., Ligth Amplification by Stimulated Emission of Radiation) exploitent l'émission induite — *cf.* par exemple Jalali, 2007.

Au cours d'une émission spontanée, pendant l'intervalle de temps Δt, Δn' atomes passent du niveau d'énergie E_2 au niveau d'énergie E_1. $\Delta n' = n_2.A_{2,1}.\Delta t$, où n_2 est le nombre d'atomes au niveau d'énergie E_2 et $A_{2,1}$ la probabilité d'émission spontanée.

Le mécanisme d'émission induite est provoqué, comme l'absorption, par la présence d'un rayonnement de fréquence ν. Pendant Δt, Δn" atomes passent du niveau d'énergie E_2 au niveau d'énergie E_1 :

$\Delta n'' = n_2.B_{2,1}.\rho_\nu \Delta t$, où ρ_ν est la densité spectrale d'énergie par unité de volume et $B_{2,1}$ la probabilité d'émission induite.

III - Possibilité d'une analogie avec le fonctionnement neuronal

Edelman envisage un fonctionnement neuronal conjoint à partir des notions de « groupe neuronal » et de « cartographie neuronale » (*cf. supra* chap IV §III - 2). Dans le premier type d'association, la "logique" est celle de la proximité ; lorsqu'un neurone est activé, ses voisins aussi. Dans la seconde modalité, la "logique" est fondée sur la fonctionnalité ; une cartographie neuronale, par l'activation simultanée des neurones qui la composent, assure une fonction. Dans un cas comme dans l'autre, on pourrait considérer qu'il

---

[8] Ces modélisations sont le résultat de travaux de spectroscopie. Si on disperse (à l'aide d'un prisme ou d'un réseau) la lumière émise par un atome, on obtient un spectre de raies, ce qui signifie que seules certaines fréquences lumineuses sont émises (on parle de quantification des fréquences). Donc, seules certaines transitions de type (E_2 - E_1) sont possibles (ou permises), d'où la conclusion que seuls certains états (ou niveaux) énergétiques sont permis (quantification des niveaux d'énergie).

s'agit d'activation induite, par opposition relative à l'activation spontanée d'un neurone, qui doit rester envisageable, fût-ce par hypothèse.
Une telle modélisation pourrait être outillée par un coefficient A (exprimant la probabilité de l'activation (ou excitation) spontanée), qui, si on se réfère au principe de Hebb, dépend des états précédents. Pourquoi qualifier de "spontané" ce coefficient ? Parce que le principe de Hebb élargi exige d'envisager un autre coefficient. Si une cartographie déjà activée a une probabilité plus grande d'être reproduite, cela signifie que l'activation d'un neurone précis ou d'une connexion précise dépend aussi de celle des autres neurones (ou des autres connexions) participant de la cartographie. Il faut alors introduire un "coefficient d'activation induite" B (chargé d'exprimer la probabilité d'activation induite).
Varela parle de configuration plutôt que de cartographie, avec un sens peut-être plus général. Il évoque aussi la possibilité de degrés dans l'excitation (ou l'activation) — sans préciser s'il envisage une échelle continue ou discontinue (discrète).

Dans un premier temps, on peut penser que l'analogie s'arrête à la notion de probabilité (d'émission dans un cas, d'excitation ou d'activation dans l'autre). Dans un second temps, en rappelant la notion de groupe neuronal, on peut travailler l'hypothèse que le "signal" peut "passer" par une connexion ou une de ses voisines — ou par plusieurs connexions à la fois, dans un processus qui peut se modéliser comme une percolation. Alors, l'idée qu'un certain nombre de neurones (ou de connexions) peuvent être concernés (n_2) et qu'une partie d'entre eux ($\Delta n'$ ou $\Delta n''$) pourraient être activés (ou excités) n'est pas à repousser *a priori*. Les coefficients A et B, exprimant les probabilités d'activation (ou d'excitation) — respectivement spontanée et induite — sont d'autant plus dignes d'intérêt.
Si l'on veut être rigoureux jusqu'au bout, il faudrait peut-être distinguer un coefficient B pour les cartographies et un coefficient B' pour les groupes neuronaux, à moins d'envisager, à propos des groupes, d'utiliser une notion de densité (neuronale), que l'on pourrait désigner par ρ.

A partir de cette même analogie, on pourrait envisager de modéliser également le fonctionnement de certains réseaux booléens, tel que les décrit Atlan. (*cf.* Atlan, 2011, p. 201)

Références

Abribat, JP., 2016a, *Scène privée dans la scène de l'Histoire – Entretiens avec Jean-Paul Abribat, Bordeaux*, Éditions des nouvelles de Bordeaux et du Sud-Ouest.

Abribat, JP., 2016b, Rogers, Lacan et quelques autres, in *L'Année de la recherche en sciences de l'éducation*, n° 2016, p.147-158.

Aillaud G., Bailly JC, Grüber K M, 1989, *La Medesima strada*, Paris, Bourgois

Andler D., 1992, Calcul et représentation : les sources, in *Introduction aux sciences cognitives*, s/d Andler, Paris, Gallimard.

Ansart, P., 1990, *Les sociologies contemporaines*, Paris, Seuil

Ardoino, J., 1977, *Education et politique – Propos actuels sur l'éducation II*, Paris, Gauthier-Villars.

Ardoino J., 1990, L'analyse multiréférentielle des situations sociales, in *Psychologie Clinique*, n°3.

Ardoino J. & Lourau R. (1994), *Les pédagogies institutionnelles*, Paris, PUF

Ariès P., 1975, *Essai sur l'histoire de la mort en Occident*, Paris, Seuil.

Ariès P., 1979, *Un historien du dimanche*, Paris, Seuil.

Aspect, A., 1984, Au crible de l'expérience, *Le monde quantique*, s/d Deligeorges, Paris, Seuil, p.129-140

Atlan H., 1972, *L'organisation biologique et la théorie de l'information*, Paris, Hermann

Atlan, H., 1979, *Entre le cristal et la fumée*, Paris, Seuil

Atlan, H., 1986, *A tort et à raison – Intercritique de la science et du mythe*, Paris, Seuil

Atlan, H., 1991, *Tout non peut-être*, Paris, Seuil

Atlan, H., 1991b, L'intuition du complexe et ses théorisations, in *Les théories de la complexité* – Colloque de Cerisy, s/d Fogelman Soulié Françoise, p.9-42, Paris, Seuil.

Atlan, H., 2011, *Le vivant post-génomique – ou qu'est-ce que l'auto-organisation ?* Paris, Odile Jacob.

Bagur T. &Portocalli G., 2017, L'individu et l'interaction, entre rôle social et identité, in *Revue européenne de Coaching*, n°2, Avril 2017.

Bailly, J.C., 1997, *L'apostrophe muette*. Paris : Hazan.

Barel, Y., 1975, *La ville médiévale – système social, système urbain*, Grenoble, PUG.

Barel, Y., 1979, *Le paradoxe et le système*. Grenoble : PUG. (re-éd. 1989).

Barel, Y., 1987, *La quête du sens*. Paris : Seuil.

Barel, Y., 1993, *Système et paradoxe (Autour de la pensée d'Yves Barel)*. Paris : Seuil.

Bateson G. (1972), *Vers une écologie de l'esprit*, tr.fr. Paris, Seuil, Tome 1, 1977.

Bateson G. (1972), *Vers une écologie de l'esprit*, tr.fr. Paris, Seuil, Tome 2, 1980.

Benveniste, É., 1966, *Problèmes de linguistique générale*, Paris, Gallimard

Benveniste, É., 1974, *Problèmes de linguistique générale II*, Paris, Gallimard

Bernoussi M. & Florin A., 1995, La notion de représentation : de la psychologie générale à la psychologie sociale et la psychologie du développement, *Enfance*, n° 1/1995, p.71-87.

Bertalanffy, L., von,1968, *Théorie générale des systèmes*, tr. fr. 1973, Paris, Dunod.

Bignalet-Cazalet, D., 2015, Représentation et forme, les structurations d'un groupe, *L'année de la recherche en sciences de l'éducation*, n° 2015, p. 93-114.
Blondel, C., 1924, *Introduction à la psychologie collective*, Paris, Armand Colin.
Bohr, N. (1958) (tr. fr. 1961). *Physique atomique et connaissance humaine*, Paris, Gallimard, 1991.
Boucheron, P., 2012, *L'entretemps – Conversations sur l'histoire*, Paris, Verdier.
Boucheron, P., 2013, *Conjurer la peur, Sienne 1338 — Essai sur la force politique des images*, Paris, Seuil.
Bourdieu P. 1972, *Esquisse d'une théorie de la pratique*, Genève et Paris, Droz.
Boysson-Bardies B., de, *Comment la parole vient aux enfants*, Paris, Odile Jacob.
Brassens, G., 1973, *Poèmes et chansons*, Paris, Éditions musicales.
Bresson (François),1987, Les fonctions de représentation et de communication, in *Psychologie*, s/d Piaget, Mounoud, Bronckart, Paris, NRF (Encyclopédie La Pléiade).
Bronkart, JP., 1985, Vygotsky, une oeuvre en devenir, in *Vygotsky aujourd'hui*, s/d Sneuwly & Bronckart, Lausanne, Delachaux & Niestlé.
Bruhat, G., 1962, *Cours de Physique générale — Thermodynamique* (remaniée par Kastler A. et Vichnievsky R.), Paris, Masson
Bruhat, G., 1967, *Cours de Physique générale — Mécanique* (revue et complétée par Foch A.), Paris, Masson
Bruner, JS., 1958, Les processus de préparation à la perception, in *Études d'épistémologie génétique* s/d J.Piaget, tome VI *Logique et Perception*, Paris, PUF.
Bruner J.S., 1983, *Le développement de l'enfant, savoir faire savoir dire*, Paris, P.U.F.
Bruner J.S., 1987, *Comment les enfants apprennent à parler,* Paris, Retz.
Bruner J.S., 1990, ... *Car la culture donne forme à l'esprit*, tr.fr. 1991, Paris, Eshel.
Bruner J.S., 1996, *L'éducation, entrée dans la culture*, Paris, Retz.
Cardan, P., 1965, Marxisme et théorie révolutionnaire, in *Socialisme ou Barbarie*, n°39 (mars-avril) et 40 (juin-août).
Castoriadis, C. (1975). *L'institution imaginaire de la société*. Paris : Seuil.
Castoriadis, C. (1978). *Les carrefours du labyrinthe*. Paris : Seuil.
Castoriadis, C. (1993). Complexité, magmas, histoire. In *Système et paradoxe*. Paris : Seuil.
Changeux JP. (1983), *L'homme neuronal*, Paris, Fayard.
Changeux JP. (2002), *L'homme de vérité*, Paris, Odile Jacob.
Chartier, R. (1989). Le monde comme représentation. *Annales ESC*, nov-dèc 1989, n°6, 1505-1520.
Cheney D.L. & Seyfarth R.M., 1990, *How Monkeys See the World*, Chicago, Chicago University Press.
Claverie, B., 2005, *Cognitique*, Paris, L'Harmattan (Cognition et Formation)
Codol, JP, 1984, *Semblables et différents : recherches sur la quête de la similitude et de la différenciation sociale*, Thèse, Un. Lille III.
Combet, M., 2015, *Voyage sur les bords du Rhin — fait en 1792 par Guillaume Gonthier de Biran et l'abbé Pierre Lespine*, St Quentin de Baron, Eds de L'entre-deux-Mers

Copeland, B.J.(ed.), 2004, *The Essential Turing*, Oxford, Clarendon Press
Copeland, B. J., & Proudfoot, D. (1996). On Alan Turing's anticipation of connectionism. *Synthese*, 108(3), 361-377.
Crescenzo de L., 1988, *Les grands philosophes de la Grèce antique*, Paris, Julliard.
Cuny, X., 1982, *La fonction sémique dans le travail*, th., Un. Bx II.
Damasio, A.R., 1999, *Le Sentiment même de soi*, Paris, Odile Jacob 2002.
Delacroix C., Dosse F., Garcia P., 1999, *Les courants historiques en France — 19e-20e siècle*, Paris, Armand Colin.
Deleau, M., 1983, Présentation de , *Le développement de l'enfant, savoir faire savoir dire*, Paris, P.U.F.
Denis, M., 1979, *Les images mentales*, Paris, P.U.F.
Denis, M., 1989, *Image et cognition*, Paris, P.U.F.
Doise, W., 1985, Les représentations sociales : définition d'un concept, in *Connexions*, n° 45 (Le changement en question).
Doise, W., 1989, Cognition et représentations sociales, in *Les représentations sociales* s/d D.Jodelet, Paris, P.U.F.
Doise W., Deschamps J.C., Mugny G., 1978, *Psychologie sociale expérimentale*, Paris Armand Colin.
Duby, G., 1961, « L'histoire des mentalités », in *L'Histoire et ses méthodes*, Samaran C. (dir.), Paris Gallimard
Dupuy, JP, 1991, Sur la complexité du social, in *Les théories de la complexité — Colloque de Cerisy*, s/d Fogelman Soulié Françoise, p.394-409, Paris, Seuil.
Dupuy, JP, 1992, *Introduction aux sciences sociales*, Paris, Ellipses.
Dupuy, JP, 1993, Les paradoxes de l'ordre conventionnel, in *Système et paradoxe*, Seuil.
Dupuy, JP, 1994, *Aux origines des sciences cognitives*, Paris, La découverte.
Dupuy, JP. 2002, *Pour un catastrophisme éclairé*. Paris : Seuil.
Dupuy, JP. 2008, De l'œil du cyclone au point fixe endogène. In *Dans l'œil du cyclone* (pp. 297-319), s/d Mark Anspach. Paris : Carnets Nord.
Durkheim, E., 1895, *Les règles de la méthode sociologique*, Paris, PUF (ed.1990)
Durkheim, E., 1960, *Les formes élémentaires de la vie religieuse*, Paris, PUF (éd.1998)
Eco, U., 1984, *Sémiotique et philosophie du langage*, tr.fr; 198, Paris, PUF.

Edelman G.M. , 1992, *Biologie de la conscience*, tr.fr. Paris, Odile Jacob
Espagnat, B. d', 1984, La non-séparabilité ou l'insaisissable réalité, *Le monde quantique*, s/d Deligeorges, Paris, Seuil, p.141-146
Farr, R.M.,1984, Les représentations sociales, in *Psychologie sociale*, s/d S.Moscovici, Paris, P.U.F.
Flament, C., 1989, Structure et dynamique des représentations sociales, in *Les Représentations sociales*, s/d D. Jodelet, Paris P.U.F.
Faucheux, C., &Moscovici, S., 1971, *Psychologie sociale théorique et expérimentale*, Paris, Mouton.
Fleury, P., 2012, *Repérage d'invariants et construction des concepts scientifiques — le cas du concept d'élément chimique en sciences physiques*, Thèse, Un. Victor Segalen Bordeaux 2
Fleury, P., 2015, « Représenter pour qui — Pourquoi représenter » — les représentations images et la construction d'un concept scientifique, *L'année de la recherche en sciences de l'éducation* n° 2015, p. 131-146

Fodor J & Pylyshyn, Z., 1988, Connectionism and cognitive architecture : a critical analysis, *Cognition*, 28, 3-71
Freud, S., 1968, *Métapsychologie*, Paris, Gallimard (Idées)
Freud, S., 1970, *La naissance de la psychanalyse*, Paris, Gallimard.
Freud, S., 1976, *Totem et tabou*, Paris, Payot
Frontisi-Ducroux F. & Vernant JP., 1997, *Dans l'œil du miroir*, Paris, Odile Jacob
Furet, F., 1978, *Penser la Révolution française*, Paris, Gallimard
Galifret-Granjon, N., 1981, *Naissance et évolution de la représentation chez l'enfant,* Paris, P.U.F.
Gaulejac, V. de, 1997,Psychosociologie et sociologie clinique, in *L'aventure psychosociologique*, Aubert N., Gaulejac V. de & Navridis K. coord., Paris, Desclée de Brouwer.
Gazzaniga, M., 1987, *Le cerveau social*, tr. fr. Paris, Robert Laffont.
Gazzaniga, M., 1998, Le cerveau divisé; *Pour la science*, n° 251, sept 1998, p.72-79.
Ginzburg, C., 1991, Représenation : le mot, l'idée, la chose, in *Annales*, 46e année, n°6, nov-décembre1991, p.1219-1230.
Girard, R., 1961, *Mensonge romantique et vérité romanesque*, Paris, Grasset.
Girard, R., 1972, *La violence et le sacré*, Paris, Grasset
Girard, R., 1978, *Des choses cachées depuis la fondation du monde*, Paris, Grasset
Goffmann, E., 1973, *La mise en scène de la vie quotidienne*, Paris, Minuit
Goffman E., 1993, "La communication en défaut", *Actes de la recherche en sciences sociales*, Volume 100, n° 1, p/ 66-72
Halbwachs M., 1925b, *Les cadres sociaux de la mémoire*, Paris, Alcan.
Hamamdjian, P.G., 1980, Les concepts de métaphore scientifique et de système de métaphores scientifiques de Maxwell, in *Analogie et connaissance (Séminaire interdisciplinaire du Collège de France)* s/d A. Lichnerowicz et all., Paris, Maloine.
Herslich, C., 1972, La représentation sociale. In S.Moscovici (dir.) *Introduction à la psychologie sociale*, Paris : Larousse.
Hatzfeld, J., 2003, *Une saison de machettes*, Paris, Seuil.
Hatzfeld, J., 2007, *La stratégie des antilopes*, Paris, Seuil.

Hebb, D.O., 1949, *The Organization of Behavior*, Wiley, New York.
Hofstadter, D., 1985, *Godël-Escher-Bach*, Paris, Interéditions.
Homère, 2007, *Odyssée*, texte établi et traduit par Victor Bérard, Paris, Les Belles Lettres.
Illich I., 1971, *Une société sans école*, Paris, Seuil.
Jacob, F., 1970, *La Logique du vivant*, Paris, Gallimard
Jacob, F. & Monod, J., 1961, « On the regulation of gene activity », *Cold Spring Harbor Symposia on Quantitative Biology*, 26, p. 193-211.
Jalali, B., 2007, Making silicon laser, *Scientific American*, fev ; 2007, pp.58-67.
Jodelet, D., 1984, Représentation sociale : phénomène, concept et théorie, in S.Moscovici (dir.) *Psychologie sociale*, Paris : P.U.F.
Jodelet, D., 1989, Représentations sociales, un domaine en expansion, in D.Jodelet (dir.), *Les représentations sociales*, Paris : P.U.F .
Johnson-Laird, P. N., 1993, La théorie des modèles mentaux, in *Les modèles mentaux, approche cognitive des représentations*, coord. M.F. Ehrlich et all., Paris, Masson
Kaës, R., 1976, *L'appareil psychique groupal*, Paris, Dunod (Psychimes).
Kerbrat-Orecchioni, C., 1990, *Les interactions verbales*, Paris, Armand Colin, reéd. 1998
Kuhn, T.S., 1962, *La structure des révolutions scientifiques*, tr.fr. 1983, Paris, Flammarion.
Landau, L. & Lifchitz, E., 1966, *Théorie du champ*, Moscou, Éd. MIR
La Borderie, R., 1994, *Vingt facettes du système éducatif*, Paris, Nathan.
Ladrière, J., 1975, Représentation, in *Encyclopédia Universalis*, Paris
Lagache, D., 1949, *L'unité de la psychologie*. Paris : PUF.
Leclaire, S., 1975, *On tue un enfant*, Paris, Seuil
Lefebvre, H., 1971, *L'idéologie structuraliste*, Paris, Anthropos.
Lefebvre, H., 1980, *La présence et l'absence*, Paris, Casterman
Lefebvre, H., 1985, *Qu'est-ce que penser ?*, Paris, Publisud.
Le Goff, J., 1974, « L'histoire des mentalités. Une histoire ambiguë », in *Faire de l'histoire*, Le Goff J. & Nora P. (dir.), Paris, Gallimard
Le Goff J., 1985, *L'imaginaire médiéval*, Paris, Gallimard
Le Goff, J., 2005, *Héros et merveilles du Moyen Âge*, Paris, Paris, Seuil.
Le Goff J., & Vernant JP., 2014, *Dialogue sur l'histoire*, Paris, Bayard.
Le Moigne, JL., 1990, *La modélisation des systèmes complexes*, Paris, Dunod.
Le Moigne, JL., 1995, *Les épistémologies constructivistes*, Paris, PUF (Que sais-je?)
Le Moigne, JL. & Morin E., 1999, *L'intelligence de la complexité*, Paris l'Harmattan (Cognition et Formation)
Lenoir, R., 2007, Structuralisme génétique, in *Dictionnaire de sociologie*, Paris, Encyclopedia Universalis et Albin Michel
Le monde quantique, 1984, s/d Stéphane Deligeorges , Paris, Seuil
Le Ny, JF., 1985, Comment (se) représenter les représentations. *Psychologie Française*, n° spé. "Les représentations"
Le Ny, JF., 1989, *Science cognitive et compréhension du langage*, Paris P.U.F.
Lerbet G., 1986, *De la structure au système*, Maurécourt, Ed.Universitaires.
Lerbet G., 1993, *Système personne et pédagogie*, 2e éd. Paris, ESF
Lerbet G., 1995, *Bio-cognition, formation et alternance*, Paris, L'Harmattan (Alternances et Développements)

Levy-Bruhl, L., 1922, *La mentalité primitive*, Paris, Alcan.
Levy-Leblond, JM & Balibar F., 1984, *Quantique*, Paris, Interéditions et CNRS – réed Masson, 1997.
Levi-Strauss, C., 1958, *Anthropologie Structurale*, Paris, Plon, 1974.
Levi-Strauss, C., 1973, *Anthropologie Structurale deux*, Paris, Plon, 1996.
Lewin, K., 1959, *Psychologie dynamique*, Paris, PUF.
Locke, J., 1751, *Essai sur l'entendement humain*, Jean Nourse, Londres, tr.fr. 1994, Vrin.
Lourau R., 1970, *L'Analyse institutionnelle*, Paris, Ed. de Minuit.
Lupasco, S., 1979, *L'Univers psychique*, Paris, Denoël/Gonthier
Maisonneuve, J., 1968, *La dynamique des groupes*, Paris, PUF
Marc, E. & Picard, D. , 1989, *L'interaction sociale*, Paris, PUF
Marcadet, JC., 1975, intro couverture à *Le formalisme et le futurisme russes devant le marxisme*, trad., commentaires et préface de Gérard Conio, Lausanne, Ed. L'âge d'homme.
Marin, L., 1968, Présentation, in *Structure et fonction dans la société primitive*, Radcliffe-Brown, tr.fr. Paris, Minuit
Marin, L., 1994, *De la représentation*, Paris, Gallimard/Seuil.
Marin, L. 2005, *Politiques de la représentation*, Paris, Kimé
Maturana, HR. & Varela, FJ., 1994, *L'Arbre de la connaissance*, Paris, Éd. Addison-Wesley France.
Meletinski, E., 1965, L'étude structurale et typologique du conte, in *Morphologie du conte*, Paris, Seuil.
Mead, GH., 1934, *L'Esprit, le soi et la société*, Paris PUF 1963
Merle, R., 1980, *Fortune de France — Tome III : Paris, ma bonne ville*, Paris, Plon — Poche 1992.
Minsky, M., 1988, *La société de l'esprit*, Paris,InterEditions
Monod, J., 1970, *Le hasard et la nécessité*, Paris, Seuil.
Montmollin, G. de, 1977, *L'influence sociale*, Paris, PUF
Morin, E., 1990, *Introduction à la pensée complexe*, Paris, ESF
Moscovici, S., 1984, Le domaine de la psychologie sociale. In S. Moscovici (dir.) *Psychologie sociale*, Paris : P.U.F.
Moscovici, S., 1989, Des représentations collectives aux représentations sociales. In D.Jodelet (dir.), *Les représentations sociales*, Paris : P.U.F .
Mülhmann W., 1961, *Messianismes révolutionnaires du Tiers Monde*, tr.fr. Gallimard, 1968.
Newel A. & Simon H-A, 1972, *Human Problem Solving*, Prentice Hall, Englewood Cliffs, N.J.
Nicolescu, B. 1985, *Nous, la particule et le monde*, Paris, Editions Le Mail
Nicolis G. & Prigogine I., 1992, *A la rencontre du complexe*, Paris, PUF.
Nizet J. &Rigaux N., 2005, *La sociologie de Erving Goffman*, Paris, La Découverte
Peirce, C.S., 1885, *Ecrits sur le signe*, tr. fr. Paris, Seuil, 1978.
Piaget, J., 1926, *La représentation du monde chez l'enfant*, réed 1993, Paris, PUF.
Piaget, J., 1945, *La formation du symbole chez l'enfant,* Paris, 1989, Delachaux & Niestlé.
Piaget, J., 1955, *De la logique de l'enfant à la logique de l'adolescent*, Paris, PUF.
Piaget J., 1968 a, *Le structuralisme*, Paris, PUF.
Piaget J., 1970, *L'épistémologie génétique*, Paris, PUF.

Piaget J. & Morf A., 1958, Les isomorphismes partiels entre les structures logiques et les structures perceptives, in *Études d'épistémologie génétique* s/d J.Piaget, tome VI *Logique et Perception*, Paris, PUF.

Piaget, J. & Inhelder B., 1966, *L'image mentale chez l'enfant,* Paris, P.U.F. (1991).

Pichette, H., 1952, *Nucléa, tragédie des temps modernes*, Paris, TNP

Prigogine I. & Stengers I., 1979, *La nouvelle alliance : métamorphose de la science*, Paris, Gallimard,

Prochiantz, A., 1989, *La construction du cerveau*, Paris, Hachette

Prochiantz, A., 1995, *La biologie dans le boudoir*, Paris, Odile Jacob.

Propp, V., 1928, *Morphologie du conte*, tr. fr. Paris, Seuil, 1965

Puech, C., 2007, Stucturalisme, in *Dictionnaire de sociologie*, Paris, Encyclopedia Universalis et Albin Michel

Radcliffe-Brown A.R., 1968 (tr.fr.), *Structure et fonction dans la société primitive* , Paris, Minuit

Reuchlin, M., 1977, *Psychologie*, Paris, PUF.

Rey, A., 1916, *Leçons de psychologie et de philosophie*, Paris, Rieder et Cie.

Richard, J-F., 1990, *Les activités mentales*, Paris, Armand Colin.

Richelle, M., 1968, *Pourquoi les psychologues ?*,Bruxelles, Mardaga.

Richelle, M., 1993, *Du nouveau sur l'esprit ?*, Paris, PUF.

Rimé, B., 1984, Langage et communication, in *Psychologie sociale*, s/d Moscovici, Paris, PUF

Roux J. & Sallaberry JC, 2013, Les troubadours et la mutation de l'amour aux XIIe et XIIIe siècles, in *L'amour au château*, s/d Cocula A-M. & Combet M., Pessac, Ausonius, p. 143-148.

Sallaberry JC, 1986, *Atelier-création sonore et sémiologie*, Thèse, Un. Victor Segalen Bordeaux 2

Sallaberry JC, 1993, Écriture chimique et sémiologie, *2d E.C.R.I.C.E.* - Pise, 11 au 14 IX 1993 - *Actes*, pp.419 à 424.

Sallaberry JC, 1996, *Dynamique des représentations dans la formation*, Paris, L'Harmattan (Cognition et Formation).

Sallaberry JC, 1998, *Groupe, création et alternance*, Paris, L'Harmattan (Cognition et Formation).

Sallaberry JC, 1999, " Théorie des systèmes et théorie de l'institution : la rencontre de deux paradigmes ", *L'année de la recherche en sciences de l'éducation* - 1999 , p.5-25.

Sallaberry JC, 2000, "Coordination des représentations image et des représentations rationnelles dans la construction du concept d'élément chimique", *Didaskalia*, n°17 – 2000, p.67-87.

Sallaberry JC, 2002, Le statut de la représentation et l'articulation du niveau logique individuel et du niveau logique collectif, in *Les représentations sociales – Balisage du domaine d'étude*, s/d C. Garnier et W. Doise, Montréal, Editions Nouvelles, p.265-278.

Sallaberry JC, 2003, Théorie de l'institution et articulation individuel-collectif, in *Actualité de la théorie de l'institution*, s/d Ardoino, Boumard, Sallaberry, Paris, L'Harmattan, (Cognition et Formation), p.75-110.

Sallaberry JC, 2004, *Dynamique des représentations et construction des concepts scientifiques*, Paris, L'Harmattan, (Cognition et Formation).

Sallaberry JC, 2004b, Pratique du groupe et pensée critique, in *La pensée critique en éducation* — Actes du Colloque international de l'AFIRSE, St Jacques de Compostelle nov. 2004, Un. de Santaigo de Compostela, publicacions, p.254-261.

Sallaberry JC, 2006a, La représentation et le geste — pragmatique et représentation, Spirale, HS4 "Représentations en formation 2", p. 5-33.

Sallaberry, JC., 2007, Représentation et théorie du champ, in *Cognitiques* n°11, "La cognitique en séminaire interlabo", p.11-22.

Sallaberry JC, 2010, L'émergence des formes dans les groupes, in *L'émergence des formes d'organisation dans les groupes de formation*, s/d Sallaberry JC & Vannereau J, Paris, L'Harmattan (Cognition et Formation), p. 17-48.

Sallaberry JC, 2011, La carte et le territoire — question pour les concepts comme pour les paradigmes, préface de *Le darwinisme dans la littérature de science-fiction*, CLERMONT, Philippe, Paris, L'Harmattan (Cognition et Formation).

Sallaberry JC, 2012, Pédagogies nouvelles : quelles conditions de possibilité ? , *L'Année de la recherche en sciences de l'éducation*, n° 2012, p.63-86.

Sallaberry JC, 2013, Représentations et "contexte culturel", *Contextualisations didactiques — approches théoriques*, s/d Anciaux F., Forissier T. &Prudent L F., Paris, L'Harmattan (Cognition et Formation), p.225-247.

Sallaberry JC, 2014, A la recherche du temps perdu, *L'Année de la recherche en sciences de l'éducation*, n° 2014, p.223-232.

Sallaberry JC, 2015a, Les R1 et l'imaginaire — hommage à Bachelard, *L'Année de la recherche en sciences de l'éducation*, n° 2015, p.69-92.

Sallaberry JC, 2015b, La représentation : une synthèse (un concept) possible ? — Note de synthèse, *L'Année de la recherche en sciences de l'éducation*, n° 2015, p.213-256.

Sallaberry JC, 2015c, Réflexion critique sur la représentation, *L'Année de la recherche en sciences de l'éducation*, n° 2015, p.297-301.

Sallaberry JC, 2016, Évanescence ou survie des processus, *L'Année de la recherche en sciences de l'éducation*, n° 2016, p. 19-42.

Sallaberry JC, 2017, « L'hypothèse de l'autonomisation des grands sous-systèmes et les risques pour la démocratie », *Revue française des sciences de l'information et de la communication* [En ligne], 10 | 2017, mis en ligne le 01 janvier 2017, consulté le 30 janvier 2017. URL : http://rfsic.revues.org/2823 ; DOI : 10.4000/rfsic.2823

Saussure, F., 1915, *Cours de linguistique générale*, tr.fr. Paris, Payot, 1972.

Searle, J.R., 1983, *L'intentionnalité*, tr.fr. Paris, Minuit, 1985.

Simon, H-A, 1969, *The Sciences of the Artificial*, tr.fr. *Sciences des systèmes, sciences de l'artificiel*, (tr. Le Moigne JL), 1991, Paris, Dunod (Afcet Systèmes)

Simon, H. & Newell, A., 1972, *Human problem solving*, Prentice Hall, Englewood Cliffs

Smolensky, P., 1992, IA connexionniste, IA symbolique et cerveau, in *Introduction aux sciences cognitives*, s/d Andler, Paris, Gallimard.

Sperber D. & Wilson D.,1986, *La pertinence — Communication et cognition,* Paris, Minuit.

Teuber H-L., 1969, Perception et mouvement, aspects neurophysiologiques et psychophysiologiques, *Studium Generale*, 22, 1135-1178.
Turing, A.M., 1996, Intelligent Machinery, A Heretical Theory, *Philosophia Mathematica* (3) vol.4, p.256-260.
Turing, A.M., 1950, Computing Machinery and Intelligence, *Mind*, New Series, vol. 59, n°236 (oct. 1950), Oxford University Press, p. 433-460.
Ullmo, J., 1967, Les concepts physiques, in *Logique et connaissance scientifique*, s/d Piaget, Paris, Gallimard (Encyclopédie de La Pléiade)
Varela F.J., 1989, *Autonomie et connaissance*, Paris, Seuil.
Varela, F.J., 1989 b, *Connaître les sciences cognitives*, Paris, Seuil.
Varela F.J., Thompson E. & Rosch E., 1993, *L'inscription corporelle de l'esprit*, Paris, Seuil.
Varela F.J., 1995, Connaissances et représentations, in Dossier : Les Sciences de l'homme, B.I.C. (*Bulletin d'Information des Cadres*, EDF-GDF) n° 27, mars 1995, pp.78 à 88.
Vergnaud, G., 1985, Concepts et schèmes dans une théorie opératoire de la représentation, in *Psychologie Française*, n°.spécial "Les représentations".
Vergnaud, G., 1991, La théorie des champs conceptuels, in *Recherches en didactique des mathématiques*, 10, pp.133-170
Vergnaud, G., 1995, Théorie et concepts fondamentaux, in *Apprentissages et Didatiques, où en est-on ?* coord. G.Vergnaud, Paris, Hachette.
Vernant JP., 1966, *Mythe et pensée chez les Grecs. Études de psychologie historique*, Paris, p.251-264 (« Figuration de l'invisible et catégorie psychologique du double : le colossos »)
Vernant JP., 1989, *L'individu, la mort, l'amour – soi-même et l'autre sn Grèce ancienne*, Paris, Gallimard.
Vernant JP., 1990, *Mythe et religion en Grès ancienne*, Paris, Seuil.
Vernant, JP. & Vidal-Naquet, P., 1965, La Grèce ancienne —T1 Du mythe à la raison, Paris Maspero, reéd 1990, Seuil.
Vidal, C., 1992, La réaction chimique créatrice de rythmes et de formes, *BUP* n° 742 (mars 1992), p. 341-362
Vygotsky LS., 1985, *Pensée et langage*, Paris, Messidor/Editions Sociales
Vygotsky LS., 1985, Le problème de l'enseignement et du développement mental à l'âge scolaire, in *Vygotsky aujourd'hui*, s/d Sneuwly & Bronckart, Lausanne, Delachaux & Niestlé.
Vygotsky LS., 1998, *Traité des émotions*, Paris, L'Harmattan (Cognition et Formation).
Wallon, H., 1928, *De l'acte à la pensée*, Paris, Flammarion, 1970.
Watzlawick, P., Helmick Beavin, J. & Don Jackson, D. (1972). *Une logique de la communication*. Paris : Seuil.
Watzlawick, P., Weakland, J, 1977, (s/d) , 1977, *Sur l'interaction*, Paris, Seuil 1981
Watzlawick, P., Weakland, J. & Fisch, R. (1981). *Changements, paradoxes et psychothérapie*. Paris : Seuil.
Whitehead, A.N. & Russel, B., 1910, *Principia Mathematica*, Cambrige, Cambridge Mathematical Library
Wittgenstein L., 1922, *Tractatus logico-philosophicus !*, London, Routledge & Kegan Paul

Table des matières

Introduction p.9

Première partie

Chapitre premier : Le contexte scientifique du XXe siècle

I – Structuralisme et science des systèmes (structure et invariant, système et invariant) p.15
I – 1 L'apport de Propp, les critères de Piaget p.16
I – 2 L'apport des autres travaux sur la structure p.19
I – 3 Interprétation structurale d'un texte p.23
I – 3 Interprétation structurale d'un texte p.25
I – 5 Le point sur l'invariant p.27

II Physique quantique
II – 1 La mesure et l'interaction p.28
II – 2 La question de la détermination p.29
II – 3 Séparabilité et non-séparabilité p.30
II – 4 La question de l'invariant p.31

III Sciences cognitives, science de la cognition, cognitique
III – 1 Apprentissage : les premiers paradigmes du XXe siècle p.32
III – 2 Les nouveaux paradigmes de la cognition p.37

IV Complexité
IV – 1 Travail de caractérisation p.40
IV – 2 La question de la définition p.41
IV – 3 L'apport d'Atlan p.41

Chapitre II : Conséquences en termes de modélisation (pour les SHS)

I – La question du déterminisme
I – 1 La présence des termes — donc de l'idée — en SHS p.43
I – 2 La contradiction pour les SHS p.44
I – 3 L'exemple de Bourdieu p.45

II – La représentation p.47

III – La question de l'interaction p.48
III – 1 Interaction en Physique p.49
III – 2 Conception de l'interaction en SHS p.52

IV - Exigences pour la modélisation
IV – 1 Les deux niveaux logiques p.60
IV – 2 L'articulation des niveaux p.60
IV – 3 La question du sens p.60
IV – 4 La complexité p.60

Seconde partie

Chapitre III : Les formes et l'articulation des deux niveaux logiques

I - L'articulation des deux niveaux logiques
I - 1 Les hypothèses de la forme p.65
I – 2 Premiers exemples de formes p.66
I – 3 Les formes "générales"
(les macro-formes, les formes élémentaires) p.67

II - Fonctionnement d'une règle p.68

III - Généralisation à l'institution, retour sur le troisième moment
III - 1 La notion d'institution p.71
III - 2 Les deux interprétations du troisième moment p.72
III - 3 Les deux interprétations de l'interaction instituant-institué p.73

IV – Généralisation à la langue et à la culture p.74

Chapitre IV : L'apport de la théorie des systèmes et de la cognitique

I - Quelques rappels sur la théorie des systèmes p.77

II - L'apport de la cognitique
II - 1 Le cognitivisme et le connexionnisme p.82
II - 2 Le monisme et le dualisme p.90

III - Systèmes autopoiétiques et développements récents
III - 1 Varela et les systèmes autopoiétiques p.91
III - 2 Edelman p.94
III - 3 Changeux p.95
III - 4 La cognitique p.96

Chapitre V : Modélisations au niveau du domaine sociétal

I - Varela, Luhmann, le problème de la culture
I - 1 Varela p.99
I - 2 Luhmann p.100
I - 3 Baudrillard et l'hypothèse d'autonomisation des grands systèmes p.109
I - 4 Barel et le sens p.110
I - 5 Les "deux mouvements" qui caractérisent la culture p.111

II - Théorie des systèmes, cognitique et théorie de l'institution
II - 1 Système autopoiétique et boucle étrange p.112
II - 2 Retour sur le schéma en trois moments p.113
II - 3 Co-engendrement des éléments et de la forme,
réciprocité institutionnelle p.120

Conclusion p.122

Chapitre VI : Représentation et théorie du champ p.125

A - La figure de l'absence (approche "fonctionnelle")
I - Premiers repérages
I - 1 L'apport de la philosophie (et de la littérature) p.126
I - 2 Les quatre axes de complexité p.128

II - La question de la possibilité d'un concept
II - 1 Possibilité du concept p.132
II - 2 Proposition de concept p.133
II - 3 Intervention de l'histoire p.134

III - Représentation et articulation individuel-collectif
III - 1 Les deux niveaux logiques p.136
III - 2 L'apport de la théorie de l'institution p.137

Conclusion partielle — Contributions à une théorie des Représentations p.140

B - La figure du geste (approche structurale)

I - La représentation et le geste p.140
I - 1 Geste et représentation du geste p.141
I - 2 Edelman et les cartes neuronales p.142
I - 3 Varela et les systèmes autopoiétiques p.142
I - 4 Représentation et émergence p.143

II - Localisation et distribution
II - 1 Rappel sur la notion de distribution p.144
II - 2 La notion d'interaction distribuée p.145

III - Une théorie du champ ?
III - 1 Prolégomènes p.146
III - 2 Représentation et théorie du champ p.149

Conclusion partielle : vers une modélisation plus exigeante p.154
Conclusion p.154

Chapitre VII : Le point sur les possibilités de modélisation

I - "Double mouvement" et boucles autopoiétiques
I - 1 Le "double mouvement" p.157
I - 2 Boucles autopoiétiques p.158

II - Niveaux logiques et homologies des modélisations
II - 1 Niveaux logiques et autres niveaux p.160
II - 2 Retour sur les boucles autopoiétiques précédentes p.161
II - 3 Homologie des modélisations p.161

III - Propositions de modélisation et de définition de la complexité
III - 1 Travail de caractérisation p.162
III - 2 L'apport d'Atlan p.163
III - 3 Deux conceptions/définitions de la complexité p.171

IV - Questions de compatibilité des modélisations p.177

Conclusion p.181

Post-face : TSGN et émission induite

I - À propos de l'analogie p.185

II - Émission de lumière par un atome
II -1 Principe de l'émission p.187
II - 2 Émision spontanée et émission induite p.188

III - Possibilité d'une analogie avec le fonctionnement neuronal p.188

Références p.191

Table des matières p.201

Cognition et Formation

Collection créée par Georges Lerbet et Jean-Claude Sallaberry, dirigée par Jean-Claude Sallaberry et Jean Vannereau.
Les situations de formation sont complexes. Elles s'appuient sur des processus cognitifs eux aussi complexes. Appréhender ces situations et ces processus signifie que les sujets (chercheurs, formateurs, "apprenants"...), leurs milieux et leurs relations sont considérés comme des systèmes autonomes en interactions. Cela conduit à mettre l'accent sur une nouvelle pragmatique éducative, développée au fil des volumes de la collection.

L'OEUVRE DU TRAVAIL
Contribution à une science nouvelle du travail
Jean-Philippe Gillier

LA LÉGENDE DU RÉEL ET DE LA VIE
André De Peretti

FORMATION CLINIQUE DS ENSEIGNANTS À LA POSTURE RÉFLEXIVE
Enjeux épistémologiques et dispositifs de recherche action formation
Sous la direction de Christiane Montandon

SE FORMER PAR UN TRAVAIL DE MODÉLISATION
Une expérience collective à l'oeuvre
Sous la direction de Jean-Philippe Gillier

CONTEXTUALISATIONS DIDACTIQUES
Approches théoriques
Sous la direction de Frédéric Anciaux, Thomas Forissier et Lambert-Félix Prudent

DU PAYSAGE AU TERRITOIRE DE L'ALTERNANCE
Une intelligence collective à l'oeuvre
Grégory Munoz, Marion Rousseau, Christian Gérard - Coordinateurs

DARWINISME ET LITTÉRATURE DE SCIENCE-FICTION
Philippe Clermont - Préface de Jean-Claude Sallaberry

L'HOMME AUGMENTÉ
NéOtechnologies pour un dépassement du corps et de la pensée
Bernard Claverie

L'ÉMERGENCE DES FORMES D'ORGANISATION DANS LES GROUPES DE FORMATION
Jean-Claude Sallaberry, Jean Vannereau

MANAGEMENT ET COGNITION
Pilotage des organisations : questions de représentations
Sous la direction de Bernard Claverie, Jean-Claude Sallaberry, Jean-François Trinquecoste

L'ÊTRE TECHNOLOGIQUE
Une discussion entre un chercheur et un pilote d'essai
Jean Pinet, Guy Boy

L'IMPLICATION DANS LES SCIENCES HUMAINES
Une clinique de la complexité
Max Pages

L'ACCUEIL DE L'EXPÉRIENCE
Formation et vécu dans le cheminement individuel
Mylène Anquetil-Callac - Préface de Frédérique Lerbet-Sereni

COGNITIQUE
Science et pratique des relations à la machine à penser
Bernard Claverie

LA CONSTRUCTION PARADOXALE DE L'AUTONOMIE EN FORMATIONS ALTERNÉES
Franck Vialle

THÉORISATION DES PRATIQUES
Posture épistémologique et méthode,
Statut des modèles et des modélisations
Coordonné par Franc Morandi et Jean-Claude Sallaberry

ACTUALITÉ DE LA THÉORIE DE L'INSTITUTION
Hommage à René LOURAU
Coordonné par Jacques Ardoino, Patrick Boumard et Jean-Claude Sallaberry

DYNAMIQUE DES REPRÉSENTATIONS ET CONSTRUCTION DES CONCEPTS SCIENTIFIQUES
Perspectives pour la didactique des sciences physiques
Jean-Claude Sallaberry

RELATION PÉDAGOGIQUE ET MÉDIATION DE LA VOIX
Yvette Vavasseur

SAVOIRS-ENSEIGNES
Martine Beauvais

SE FORMER PAR LA RECHERCHE EN ALTERNANCE
Coordinateurs : Christian Gérard et Jean-Philippe Gillier, Préface de Jean Clénet,

COMPETENCES SOCIALES ET RELATIONS A AUTRUI
Bernard Roudet

AU BONHEUR DES MATHS
De la résolution à la construction des problèmes
Christian Gérard

ÉNERGÉTIQUE PERSONNELLE ET SOCIALE
André De Peretti

L'INTELLIGENCE DE LA COMPLEXITÉ
Edgar Morin, Jean-Louis Le Moigne

L'AUTONOMIE MASQUÉE
Georges Lerbet

GROUPE, CRÉATION ET ALTERNANCE
Jean-Claude Sallaberry

THÉORIE DES ÉMOTIONS
Etude historico-psychologique
Lev Vygotsky - Traduit du russe par Nicolas Zavialoff et Christian Saunier

FORMATIONS D'ENSEIGNANTS ET ALTERNANCES
Sous la direction de Dominique Violet

LES REGULATIONS DE LA RELATION PEDAGOGIQUE
Frédérique Lerbet-Séréni - Préface d'André de Peretti

DYNAMIQUE DES REPRÉSENTATIONS DANS LA FORMATION
Jean-Claude Sallaberry

PARADOXES, AUTONOMIE ET RÉUSSITES SCOLAIRES
Dominique Violet

Éducation et Formation aux éditions L'Harmattan

Dernières parutions

PEUT-ON ENSEIGNER AUTREMENT ?
Une expérience de formation d'enseignants
Fabre Michel, Fleury Bernadette - Préface de Jean Houssaye
Un enseignant peut-il transformer radicalement sa pratique pédagogique ? Telle est bien l'une des questions cruciales de la formation des maîtres. La présente recherche vise à poser quelques repères pour comprendre et accompagner des parcours d'enseignants. Elle s'adresse aux pédagogues, aux formateurs d'enseignants et aux enseignants désireux d'éclairer, de perfectionner, voire de changer leurs pratiques.
(Coll. Pédagogie : crises, mémoires, repères, 25.00 euros, 234 p.)
ISBN : 978-2-343-12568-8, ISBN EBOOK : 978-2-14-004190-7

CONSEILLER PRINCIPAL D'ÉDUCATION
Repères pour une histoire (1945-1993) – Acteurs et évènements
Rémy Régis
Le CPE (conseiller principal d'éducation) : un métier méconnu. Quelles sont ses origines, dans quel contexte est-il apparu ? Pourquoi est-il devenu un professionnel de l'accompagnement et du dialogue avec les collégiens, les lycéens et les familles ? Comment a-t-il pris place dans la massification du second degré ?
(Coll. Évaluer, 21.50 euros, 210 p.)
ISBN : 978-2-343-12449-0, ISBN EBOOK : 978-2-14-004313-0

LE NUMÉRIQUE ET L'ÉDUCATION
L'intégration des technologies de l'information et de la communication dans les pédagogies actives
Sous la direction de Youness Belahsen et Mounia Touiaq
Aujourd'hui, l'éducation au numérique et par le numérique constitue le grand défi des sociétés contemporaines, ainsi que le fondement des nouvelles pédagogies. Cet ouvrage collectif donne l'état des réflexions et des actions consacrées au développement des TICE et du numérique à travers des projets ambitieux et innovants. Les auteurs abordent ces questions sous des angles disciplinaires, didactiques, mais aussi pédagogiques et institutionnels.
(20.00 euros, 194 p.)
ISBN : 978-2-343-11446-0, ISBN EBOOK : 978-2-14-004081-8

JE-TU-NOUS-VOUS
Apprendre à construire la vie ensemble
Janner-Raimondi Martine, Ruolt Anne
La pluridisciplinarité de ces contributions comme la diversité des ancrages culturels et géographiques des contributeurs élargit les frontières et renouvelle l'action en faveur du vivre ensemble. Quel projet de société viser pour former les hommes et citoyens de demain ?
(Coll. Pédagogie : crises, mémoires, repères, 21.50 euros, 208 p.)
ISBN : 978-2-343-12216-8, ISBN EBOOK : 978-2-14-004265-2

RÉFORMER L'ÉCOLE
L'apport de l'éducation comparée – Hommage à Louis Porcher
Sous la direction de Groux Dominique, Langouët Gabriel, Voulgre Emmanuelle, Combemorel Christelle
Peut-on réellement réformer l'École française ? Repenser la façon dont l'élève apprend et celle dont l'enseignant enseigne ? Apprendre autrement, à son rythme, avec bienveillance, responsabiliser, développer l'estime de soi, mais aussi apprendre avec plaisir, réduire les inégalités... Comment réduire les inégalités scolaires liées aux inégalités sociales ? Faut-il choisir entre l'excellence et la réussite pour le plus grand nombre ?
(Coll. Éducation comparée, 45.00 euros, 652 p.)
ISBN : 978-2-343-12722-4, ISBN EBOOK : 978-2-14-004386-4

LES ÉCOLES ET PÉDAGOGIES «DIFFÉRENTES» : APPROCHES INTERNATIONALES
Revue française d'éducation comparée 15
Rédacteur en chef : Dominique Groux – Coordonné par : Marie-Anne Hugon et Marie-Laure Viaud
Ce numéro est consacré aux pédagogies et/ou écoles différentes dans le monde, c'est-à-dire aux classes et aux écoles qui, à tous les niveaux scolaires, sont repérées dans le paysage éducatif comme alternatives, expérimentales et/ou se réclamant du courant des pédagogies nouvelles. L'ensemble des articles vise à donner un premier aperçu de l'état des écoles différentes aujourd'hui (dans le monde, en Europe, hors de l'Europe).
(21.50 euros, 210 p.)
ISBN : 978-2-343-12367-7, ISBN EBOOK : 978-2-14-004074-0

L'APPROCHE PÉDAGOGIQUE PAR COMPÉTENCES DANS L'ENSEIGNEMENT DES LANGUES VIVANTES
Contribution à l'épistémologie de la didactique de la langue et culture italiennes au Cameroun
Bikitik Mathias Hyppolite - Préface de Félix Nicodème Bikoi
Cet ouvrage se focalise sur la mise en en œuvre de l'approche par les compétences dans l'enseignement-apprentissage des langues étrangères en général, et de l'italien au Cameroun en particulier. À travers une description des objets et des lieux d'une didactique des langues-cultures adossée à une logique de développement des compétences, ce livre démontre qu'une telle approche, dans le système éducatif camerounais, doit permettre aux acteurs de l'éducation de renouveler, d'améliorer, de prolonger et de contextualiser leurs méthodes et pratiques pédagogiques.
(24.50 euros, 242 p.) ISBN : 978-2-343-12292-2, ISBN EBOOK : 978-2-14-003964-5

PRÉPARER L'ENFANT AU MONDE DE DEMAIN
Actes de l'Université d'été 2016 de l'AIGS
Association Interrégionale de Guidance et de Santé, et de l'IEM, Institut d'Études Mondialistes
Sous la direction de Marc Garcet et Serge Dalla Piazza
Nous sommes envahis d'informations qui rendent notre perception du monde incertaine. Dès lors, il s'agit, pour les parents, les professionnels de santé et les professionnels du social, d'appréhender la réalité dans sa complexité. Cet ouvrage compile donc les réflexions d'un nombre important de chercheurs, concernés par une politique d'actions éducatives organisées. Quatre journées d'études sont ici rassemblées, autour des thèmes de l'enfance, de l'adolescence, de l'avenir des familles dans un contexte d'inégalités sociales et de multiculturalité.
(Coll. Au carrefour du social, 24.50 euros, 228 p.)
ISBN : 978-2-343-11685-3, ISBN EBOOK : 978-2-14-003707-8

LA RÉFORME DE L'ÉCOLE MATERNELLE
Pour éradiquer l'illetrisme
Lugand-Ciacci Franca
En France, l'échec scolaire est imputable aux rapports avec l'oral. L'école maternelle doit donc assurer son rôle et être indépendante de l'école primaire (domaine de l'écrit). Aussi, la formation

des institutrices et des instituteurs doit être revue. Les enfants sont l'avenir d'un pays : leur éducation est donc importante, et le personnel enseignant doit constituer un corps d'élite.
(11.50 euros, 84 p.)
ISBN : 978-2-343-10727-1, ISBN EBOOK : 978-2-14-003590-6

LA CANTINE
Ventre de l'école ?
Rosset Pierre – Préface de Philippe Crognier – Postface de Guy-Noël Pasquet
S'appuyant sur une riche bibliographie, l'auteur défend l'idée qu'un enfant qui mange avec plaisir est un enfant qui vit et apprend bien. Ainsi, du *Banquet* de Platon à aujourd'hui, il prend le repas comme pivot de son analyse d'une éducation conduisant au savoir et à la la vie sociale, au respect de l'autre et à la citoyenneté par la gastronomie.
(Coll. Les Écrits de BUC Ressources, 23.50 euros, 222 p.)
ISBN : 978-2-343-11894-9, ISBN EBOOK : 978-2-14-003678-1

PRENDRE EN CHARGE LES TROUBLES DES APPRENTISSAGES
Petit guide pour les enseignants
Grand Claire
Les troubles des apprentissages (dyslexie, dysphasie, dyspraxie...) sont fréquents, mais, si le sujet est à la mode, il reste encore trop peu connu. Chacun s'accorde à dire qu'il faut différencier le travail, adapter la pédagogie aux spécificités des élèves à besoins particuliers, mais peu d'enseignants sont réellement à l'aise pour prendre en charge ces élèves. Ce petit guide a donc pour but de dispenser ces connaissances de base, de façon simple, rapide et pratique.
(Coll. Enfance éducation et société, 15.50 euros, 140 p.)
ISBN : 978-2-343-11945-8, ISBN EBOOK : 978-2-14-003589-0

PRÉVENIR ET SURMONTER LES DIFFICULTÉS D'APPRENTISSAGE DANS LES PREMIERS CYCLES SCOLAIRES
Cristina Coggi, Paola Ricchiardi et Emanuela M. Torre
Cet ouvrage propose un modèle novateur de « prévention secondaire » de l'insuccès, applicable de la maternelle au collège et qui est à la base du projet FENIX, que les auteures détaillent ici. Celui-ci s'appuie sur des facteurs tels que la motivation, la stimulation du potentiel cognitif et la réduction d'obstacles émotionnels afin d'obtenir des résultats positifs tant dans l'apprentissage fondamental scolaire que dans l'intégration sociale et, à long terme, améliorer la résilience d'enfants défavorisés. Cristina Coggi, Paola Ricchiardi et Emanuela M. Torre enseignent la pédagogie expérimentale à l'Université de Turin.
(Coll. Enfance éducation et société, 28.50 euros, 204 p.)
ISBN : 978-2-336-31203-3, ISBN EBOOK : 978-2-14-003783-2

RÉUSSIR L'ÉCOLE INCLUSIVE
En partenariat avec les parents, l'Éducation nationale et les structures médico-sociales
L'exemple de la scolarisation de collégiens sourds ou malentendants
Galle Patrice - Préface de Charles Gardou
À travers l'exemple de la scolarisation de collégiens sourds ou malentendants, cet ouvrage interroge les conditions d'un partenariat effectif entre les collégiens, leurs familles, les collèges et les structures médico-sociales. Cette modalité collaborative contribue au développement des pratiques inclusives dans la mesure où elle permet de créer des passerelles entre les acteurs, clé de voûte de la réussite des projets de scolarisation des élèves en situation de handicap.
(Coll. Enfance éducation et société, 33.00 euros, 320 p.)
ISBN : 978-2-343-12104-8, ISBN EBOOK : 978-2-14-003815-0

ENSEIGNER ET ÉTUDIER EN LYCÉE PROFESSIONNEL AUJOURD'HUI
Éclairage sociologique pour une pédagogie réussie
Jellab Aziz
Qu'est-ce qu'enseigner et étudier en lycée professionnel aujourd'hui ? Quels enseignements théoriques et pratiques peut-on dégager de l'expérience des élèves et de celle des enseignants ?

L'accueil d'élèves issus majoritairement des milieux populaires, plus jeunes et aux profils hétérogènes, contribue à faire émerger de nouvelles interrogations autour des manières d'enseigner, d'évaluer et d'assurer les parcours de formation réussis. Voici une démarche qui est partie prenante de la démocratisation scolaire.
(Coll. Enfance éducation et société, 24.00 euros, 234 p.)
ISBN : 978-2-343-12018-8, ISBN EBOOK : 978-2-14-003716-0

VIVRE ET PENSER L'ALTERNANCE
Se professionnaliser en santé
Sous la direction de Jean-Noël Demol et Catherine Guillaumin
Préface de Richard Wittorski / Postface de Louis-Marie Bougès
L'alternance en formation ne se décrète pas, ne supporte pas la copie de modèles déjà là. Alors, qu'en est-il de son ingénierie renouvelée, de sa qualité réinterrogée, du couple expérience-professionnalisation ? Des professionnels, chercheurs-auteurs, interrogent des évidences, les problématisent et ouvrent des perspectives pragmatiques. Cet ouvrage concerne le secteur de la santé et plus globalement un large lectorat en quête de compréhension et de renouvellement d'ingénieries et de pratiques.
(Coll. Ingénieries et formations, 24.50 euros, 232 p.)
ISBN : 978-2-343-12012-6, ISBN EBOOK : 978-2-14-003702-3

L'UNIVERSITÉ 2.0
La réussir - y réussir
Dupeux Michel
Comme toute la société française, l'Université est actuellement confrontée à la révolution numérique. Cet ouvrage dresse un état des lieux critique mais constructif de l'enseignement supérieur à l'heure des écrans omniprésents, tantôt indispensables, tantôt encombrants. Adressé aux étudiants (nouveaux ou actuels) et aux enseignants, il adresse un message optimiste et fournit des références documentaires précises.
(Coll. Questions contemporaines, 15.00 euros, 130 p.)
ISBN : 978-2-343-12192-5, ISBN EBOOK : 978-2-14-003812-9

ÉVALUATION, FORMATION ET SYSTÈMES DE RÉFÉRENCE IMPLICITES
Un référentiel, pour quoi faire ?
Bélisson Christian
Cette recherche puise son origine dans les préoccupations de professionnels confrontés à l'essor des Référentiels d'évaluation dans les pratiques d'enseignement et de formation. Voici une analyse de la littérature scientifique sur l'évaluation, en référence aux préoccupations des professionnels, et une approche empirique qui se confronte à l'approche théorique des observations. Les axes de recherche linguistiques et épistémologiques feront l'objet d'autres publications.
(Coll. Pédagogie : crises, mémoires, repères, 21.50 euros, 202 p.)
ISBN : 978-2-343-11866-6, ISBN EBOOK : 978-2-14-003801-3

LA FORMATION EN TROIS TEMPS ET TROIS MOUVEMENTS
L'accompagnement médiactif en action
Serizel Jacques
Il s'agit d'essayer de comprendre l'articulation des modalités d'accompagnement, en se calant avec la plus récente «révolution industrielle» dans laquelle nous a emporté Internet et les outils qui y sont liés. Il faut prendre de la distance avec les nouveaux moyens techniques inventés par l'Homme, car ils peuvent être parfois mal maîtrisés. L'accompagnement médiactif est un vecteur d'action qui propose des dimensions, des regards, des écoutes de l'autre, avec les avantages et inconvénients d'une remise en cause permanente.
(Coll. Interfaces et transdisciplinarités, 26.00 euros, 258 p.)
ISBN : 978-2-343-11999-1, ISBN EBOOK : 978-2-14-003701-6

Structures éditoriales du groupe L'Harmattan

L'Harmattan Italie
Via degli Artisti, 15
10124 Torino
harmattan.italia@gmail.com

L'Harmattan Hongrie
Kossuth l. u. 14-16.
1053 Budapest
harmattan@harmattan.hu

L'Harmattan Sénégal
10 VDN en face Mermoz
BP 45034 Dakar-Fann
senharmattan@gmail.com

L'Harmattan Cameroun
TSINGA/FECAFOOT
BP 11486 Yaoundé
inkoukam@gmail.com

L'Harmattan Burkina Faso
Achille Somé – tengnule@hotmail.fr

L'Harmattan Guinée
Almamya, rue KA 028 OKB Agency
BP 3470 Conakry
harmattanguinee@yahoo.fr

L'Harmattan RDC
185, avenue Nyangwe
Commune de Lingwala – Kinshasa
matangilamusadila@yahoo.fr

L'Harmattan Congo
67, boulevard Denis-Sassou-N'Guesso
BP 2874 Brazzaville
harmattan.congo@yahoo.fr

L'Harmattan Mali
Sirakoro-Meguetana V31
Bamako
syllaka@yahoo.fr

L'Harmattan Togo
Djidjole – Lomé
Maison Amela
face EPP BATOME
ddamela@aol.com

L'Harmattan Côte d'Ivoire
Résidence Karl – Cité des Arts
Abidjan-Cocody
03 BP 1588 Abidjan
espace_harmattan.ci@hotmail.fr

L'Harmattan Algérie
22, rue Moulay-Mohamed
31000 Oran
info2@harmattan-algerie.com

L'Harmattan Maroc
5, rue Ferrane-Kouicha, Talaâ-Elkbira
Chrableyine, Fès-Médine
30000 Fès
harmattan.maroc@gmail.com

Nos librairies en France

Librairie internationale
16, rue des Écoles – 75005 Paris
librairie.internationale@harmattan.fr
01 40 46 79 11
www.librairieharmattan.com

Librairie l'Espace Harmattan
21 bis, rue des Écoles – 75005 Paris
librairie.espace@harmattan.fr
01 43 29 49 42

Lib. sciences humaines & histoire
21, rue des Écoles – 75005 Paris
librairie.sh@harmattan.fr
01 46 34 13 71
www.librairieharmattansh.com

Lib. Méditerranée & Moyen-Orient
7, rue des Carmes – 75005 Paris
librairie.mediterranee@harmattan.fr
01 43 29 71 15

Librairie Le Lucernaire
53, rue Notre-Dame-des-Champs – 75006 Paris
librairie@lucernaire.fr
01 42 22 67 13

www.ingramcontent.com/pod-product-compliance
Lightning Source LLC
LaVergne TN
LVHW010929061026
849535LV00007B/2309